Heidelberger Taschenbücher Band 137

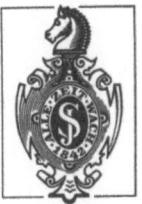

Karl Bartmann

Antimikrobielle Chemotherapie

Mit 7 Abbildungen und 64 Tabellen

Springer-Verlag
Berlin · Heidelberg · New York 1974

Professor Dr. med. Karl Bartmann
Labor-Abteilung der Klinik Aprath,
Wülfrath

ISBN-13: 978-3-540-06379-7   e-ISBN-13: 978-3-642-65660-6
DOI: 10.1007/978-3-642-65660-6

Das Werk ist urheberrechtlich geschützt. Die dadurch begründeten Rechte, insbesondere die der Übersetzung, des Nachdruckes, der Entnahme von Abbildungen, der Funksendung, der Wiedergabe auf photomechanischem oder ähnlichem Wege und der Speicherung in Datenverarbeitungsanlagen bleiben, auch bei nur auszugsweiser Verwertung, vorbehalten.
Bei Vervielfältigungen für gewerbliche Zwecke ist gemäß § 54 UrhG eine Vergütung an den Verlag zu zahlen, deren Höhe mit dem Verlag zu vereinbaren ist.
Die Wiedergabe von Gebrauchsnamen, Handelsnamen, Warenbezeichnungen usw. in diesem Werk berechtigt auch ohne besondere Kennzeichnung nicht zu der Annahme, daß solche Namen im Sinne der Warenzeichen- und Markenschutz-Gesetzgebung als frei zu betrachten wären und daher von jedermann benutzt werden dürften.
© by Springer-Verlag Berlin · Heidelberg 1974.
Softcover reprint of the hardcover 1st edition 1974
Herstellung: Konrad Triltsch, Graphischer Betrieb, 8700 Würzburg.

Maxwell Finland, Boston,
gewidmet
in Verehrung und Verbundenheit

Inhaltsverzeichnis

Vorwort XV
Verzeichnis der Abkürzungen XVIII
Abkürzungen der Gattungsnamen XIX

Erster Teil. Allgemeine Chemotherapie 1

  I. Wirkungsbedingungen der Chemotherapie . . . 1
    A. Beziehungen zwischen Makro- und Mikroorganismus 2
    B. Beziehungen zwischen Medikament und Mikroorganismus 5
    C. Beziehungen zwischen Medikament und Makroorganismus 18
  II. Beurteilungsgrundlagen für Chemotherapeutica . . 26
  III. Anwendungsprinzipien 28
    A. Gezielte Chemotherapie 28
    B. Weitere Gesichtspunkte bei der Auswahl der Medikamente 29
    C. Applikationsform, Dosierung, Therapiedauer . 29
    D. Kontrollierte Chemotherapie 30
    E. Kombinierte Chemotherapie 30
    F. Zusätzliche therapeutische Maßnahmen . . . 31
    G. Chemoprophylaxe und präventive Chemotherapie 31
    H. Steuerung des Chemotherapeutica-Gebrauches in Krankenhäusern 32

Zweiter Teil. Die Chemotherapeutica 33

  I. β-Lactam-Antibiotica (Penicilline (P), Cephalosporine (C)) 33
    A. Penicilline 34
      1. Penicillin G, Oralpenicilline, Ciclacillin . . 35
      2. Azidocillin (AZC) 48
      3. Staphylokokken-Penicillinase-resistente Penicilline: Methicillin, Isoxazolyl-Penicilline . 49

    4. Ampicillin (AC) 56
       Amoxycillin (AMC) 60
       Pivampicillin 61
       Kombination von Ampicillin mit Isoxazolylpenicillinen 63
    5. Hetacillin 64
    6. Carbenicillin (CBC) 65
       Indanyl-Ester des Carbenicillin (Carindacillin, CDC) 69
       Carbenicillin (CBC) in Kombination mit Gentamicin (GM) 70
       Carbenicillin (CBC) in Kombination mit Isoxazolyl-P. 71
 B. Cephalosporine (C) 71
       Cephaloridin (CED), Cephalothin (CET), Cephalexin (CEX), Cephradin (CEP), Cephazolin (CEZ)

II. Tetracycline (T) 82
       Tetracyclin (TC), Chlortetracyclin (CTC), Oxytetracyclin (OTC), Rolitetracyclin (PMTC), Demethyltetracyclin (DMTC), Methacyclin (MOTC), Doxycyclin (DOOTC), Minocyclin (MITC)

III. Sulfonamide (Sulfanilamide; SA) 91
 A. Sulfonamide für allgemeine, systemische Anwendung 91
 B. Sulfonamide für spezielle Anwendungszwecke . 98
 C. Kombination von Sulfonamiden mit anderen Chemotherapeutica 100
       Co-Trimoxazol (Sulfamethoxazol + Trimethoprim) 100
       Kombination mit Pyrimethamin 104

IV. Nitrofurane 104
 A. Nitrofurantoin (NF) 105
       Fixe Kombination von NF mit Sulfonamiden . 107
 B. Hydroxymethyl-Nitrofurantoin 108
 C. Nifurprazine (NFP) 108
 D. Nifuratel (NFT) 108

V. Chemotherapeutica mit Wirkung vorwiegend gegen grampositive Keime 109
 A. Makrolide allgemein, Novobiocin 109
 B. Erythromycin (EM) 109
 C. Lincomycin (LM), Clindamycin (CLM) . . . 115

D. Fusidinsäure (FS) 120
E. Vancomycin (VCM) 121
F. Peptolid-Antibiotica 121

VI. Chemotherapeutica mit Wirkung vorwiegend gegen gramnegative Keime 122

A. Aminoglykoside 122
  1. Streptomycin (SM) und Dihydrostreptomycin (DHSM) 123
  2. Kanamycin (KM) 127
  3. Gentamicin (Gentamycin, GM) 131
  4. Spectinomycin (SPM) 135

B. Chloramphenicol, Thiamphenicol 136
  1. Chloramphenicol (CAP) 136
  2. Thiamphenicol (TAP) 142

C. Polymyxine (Polymyxin B, Colistin POM) . . 143

D. Nalidixinsäure (NA) 148

VII. Chemotherapeutica zur lokalen Anwendung . . . 150

1. Bacitracin (BAC) 151
2. Tyrothricin (TYR) 151
3. Amphomycin 152
4. Neomycin (NM), Framycetin 152
5. Paromomycin (PRM) 153
6. Nifurprazine (NFP) 154
7. Xanthocillin 154

VIII. Antimykotica 154

A. Systemisch anwendbare Antimykotica 155
  1. Amphotericin B (AMT-B) 155
  2. 5-Fluorcytosin (5-FC) 158
  3. Griseofulvin (GF) 159
  4. Clotrimazol (CTM) 162

B. Topisch angewendete Antimykotica 163
  1. Gegen Faden- und Sproßpilze wirksam . . 163
    a) Clotrimazol 163
    b) Miconazol (MNZ) 163
  2. Nur gegen Fadenpilze wirksam 163
    a) Tolnaftat (TN) 163
    b) Variotin (VT) 164
  3. Nur gegen Sproßpilze wirksam 164
    a) Nystatin (NT) 164
    b) Pimaricin (Natamycin, Pimafucin (PIM)) 165

IX. *Antituberkulotica* 165
   1. Capreomycin (CM) 165
   2. Cycloserin (CS) 167
   3. Ethambutol (EMB) 169
   4. Isoniazid (INH) 171
   5. Kanamycin (KM) 174
   6. Paraaminosalicylsäure (PAS) 175
   7. Pyrazinamid (PZA) 178
   8. Rifampicin (RMP) 179
   9. Streptomycin (SM) 182
  10. Tetracyclin 182
  11. Thioamide (Ethionamid (ETH), Prothionamid (PTH)) 182
  12. Thiocarlid (DATC) 185
  13. Viomycin (VM) 186

X. *Chemotherapeutica bei Niereninsuffizienz* . . . 188

XI. *Chemotherapeutica bei Leberschaden* 191

XII. *Chemotherapeutica in der Schwangerschaft und Perinatalzeit* 191

Dritter Teil. Chemotherapie von Infektionen und Infektionskrankheiten 197

I. *Sepsis* 197
   A. Initiale Chemotherapie 198
   B. Gezielte Weiterbehandlung 198

II. *Endokarditis* 199

III. *Perikarditis und Mediastinitis purulenta* 201

IV. *Prophylaxe des rheumatischen Fiebers* 201

V. *Meningitis und andere Infektionen im Schädelbereich* 203
   A. Meningitis purulenta 203
   B. Meningitis serosa 205
   C. Hirnabsceß, subduraler Absceß, Osteomyelitis des Schädels 205

VI. *Infektionen des Embryo, Fetus und Neugeborenen* 206
   A. Infektionen des Embryo und Fetus 206
   B. Infektionen des Neugeborenen 206

VII. *Infektionen des Auges* 208
   A. Lidinfektionen 209
   B. Conjunctivitis 210
   C. Keratitis 211
   D. Intraoculäre Infektionen 211
   E. Chemoprophylaxe 211

VIII. Infektionen im Bereich von Hals, Nase, Ohren . 212
    A. Lippen- und Nasenfurunkel 212
    B. Stomatitis 212
    C. Parotitis 213
    D. Mundbodenphlegmone (Angina Ludovici), Paratonsillarabsceß 213
    E. Pharyngitis, Tonsillitis (Angina) 214
    F. Ozaena 215
    G. Sinusitis 215
    H. Otitis externa, Gehörgangfurunkel 215
    I. Otitis media 216
    J. Begleit-Otitiden 217

IX. Infektionen des Respirationstraktes 217
    A. Akute Laryngitis, Tracheitis, Bronchitis . . . 217
    B. Chronische Laryngitis 218
    C. Akute Epiglottitis 218
    D. Akute Bronchiolitis 218
    E. Chronische Bronchitis, Bronchiektasen 218
    F. Pneumonie 219
    G. Lungenabsceß, Lungengangrän 220
    H. Pleuraempyem 221

X. Infektionen des Intestinaltraktes 221
    A. Leberabsceß 221
    B. Cholangitis, Cholecystitis 221
    C. Pankreatitis 222
    D. Enteritis 222
        Durch:
        1. Escherichia coli 222
        2. Shigellen 222
        3. Salmonellen 223
        4. Staphylokokken 223
        5. andere Bakterien 224
        6. Hefen 224
        7. Viren 224
        8. Protozoen 224
        9. Reisediarrhoe 224
        10. Enteritis necroticans 224
        11. Colitis ulcerosa und Enteritis regionalis . . 224
    E. Pseudotuberkulose 224
    F. Appendicitis 225
    G. Peritonitis 225

XI. Infektionen des Urogenitaltraktes 226
    A. Infektionen der Niere und ableitenden Harnwege 226

      1. Akuter Infekt und akuter Schub eines chronischen Infekts 227
      2. Chronischer Infekt 228
      3. Harnwegsinfekte in der Schwangerschaft . . 228
      4. Nierentuberkulose 228
      5. Nicht-gonorrhoische Urethritis 229
         a) Bakterielle Urethritis 229
         b) Hefe-Urethritis 229
         c) Trichomonas-Urethritis 229
         d) Einschlußkörperchen-Urethritis 229
         e) Mycoplasmen-Urethritis 229
         f) Urethritis ohne Erregernachweis 229
  B. Prostatitis, Epididymitis, Orchitis 230
  C. Geschlechtskrankheiten 230
      1. Gonorrhoe 230
      2. Syphilis (Lues) 232
      3. Ulcus molle 233
      4. Granuloma inguinale 234
      5. Lymphogranuloma venereum 234

XII. Infektionen in der Gynäkologie 234

  A. Bartholinitis 234
  B. Vulvitis 234
  C. Kolpitis (Vaginitis) 235
  D. Infektionen des inneren Genitale und der angrenzenden Gewebe (Endo-, Peri- und Parametritis uteri, Salpingitis, Oophoritis, Douglas-Absceß, Peritonitis) 236
  E. Septischer Abort und Puerperalfieber 236
  F. Wundinfekte 237
  G. Verzögerte Geburt, vorzeitiger Blasensprung . 237
  H. Mastitis 237

XIII. Infektionen in der Chirurgie 238

  A. Weichteilinfektionen 238
      1. Furunkel, Karbunkel, Schweißdrüsenabsceß, Panaritium, Tendovaginitis purulenta, Phlegmone, Lymphangitis, Lymphadenitis . . . 238
      2. Gangrän 238
  B. Traumatische Infektionen 238
  C. Wundinfektionen 239
      1. Postoperative Wunden 239
      2. Gelegenheits-, Biß- und Schußwunden . . . 239
  D. Verbrennungen 240
  E. Osteomyelitis 241

1. Akute hämatogene Osteomyelitis 241
2. Posttraumatische und postoperative Osteomyelitis 242
3. Chronische Osteomyelitis 243
F. Arthritis purulenta 243
G. Chemoprophylaxe vor und nach Operationen . 243

XIV. *Infektionen der Haut* 244

  A. Pyodermien und Erythrasma 245
    1. Durch Staphylokokken oder Streptokokken . 245
    2. Durch gramnegative Stäbchen 245
    3. Erysipel 245
    4. Absceß, Furunkel, Karbunkel, Phlegmone, Gangrän, Panaritium, Schweißdrüsenabsceß . 245
    5. Erysipeloid 245
    6. Diphtherie der Haut 246
    7. Erythrasma 246
    8. Akne 246
  B. mit Bakterien superinfizierte Virusinfektionen . 246
  C. Sekundär bakteriell infizierte Dermatosen . . 246

XV. *Verschiedene Infektionskrankheiten* 247

  A. Grampositive Kokken 247
    Scharlach 247
  B. Grampositive Stäbchen 247
    1. Botulismus 247
    2. Diphtherie 247
    3. Gasödeminfektionen 247
    4. Listeriose 248
    5. Milzbrand (Anthrax) 248
    6. Rotlauf (Erysipeloid) 249
    7. Tetanus 249
  C. Gramnegative Stäbchen 249
    1. Bartonellose (Oroya-Fieber, Carrionsche Krankheit) 249
    2. Brucellosen 250
    3. Keuchhusten (Pertussis) 250
    4. Melioidose 251
    5. Pasteurellose 251
    6. Pest 252
    7. Pseudotuberkulose 252
    8. Rotz (Malleus) 252
    9. Tularämie 253
    10. Typhus 253
  D. Vibrionen 254
    1. Cholera asiatica 254
    2. Vibriose 254

E. Spirillen 254
   1. Rattenbißfieber (Sodoku) 254
F. Treponematosen 255
   1. Frambösie (Yaws, Pian) 255
   2. Pinta 255
   3. Beyel 255
   4. Rückfallfieber 255
   5. Infektionen mit Borrelia vincenti und Fusobacterium fusiformis 256
G. Leptospirosen 256
H. Mykobakteriosen 256
   1. Tuberkulose 256
   2. Infektionen durch atypische Mykobakterien . 259
   3. Lepra 259
I. Strahlenpilze 260
   1. Nocardiose 260
     a) Nocardiose der Lunge 260
     b) Nocardia-Actinomycetom 261
   2. Aktinomykose 261
J. Sproß- und Fadenpilze 261
   1. Oberflächliche Mykosen 261
     a) Dermatophytosen und Dermatomykosen . 262
     b) Pityriasis versicolor 263
   2. Tiefe und generalisierende Mykosen . . . 263
K. Rickettsiosen 264
L. Chlamydiosen 265
M. Virus-Infektionen 265
   1. Herpes simplex 265
   2. Pocken und Vaccinia 265
N. Protozoen 266
   1. Amöbiasis 266
   2. Balantidiasis 267
   3. Giardiasis (Lambliasis) 267
   4. Leishmaniasen 267
   5. Malaria 268
   6. Toxoplasmose 269
   7. Trypanosomiasen 270
     a) Schlafkrankheit (Afrikanische Trypanosomiasis) 270
     b) Chagas-Krankheit (Südamerikanische Trypanosomiasis) 271
   8. Pneumocystitis carinii-Pneumonie 271

XVI. Synopsis 271

Sachverzeichnis 273

Anhang: Tabellen 41—64 zum klinischen Teil 283

Vorwort

Dieses Buch ist für den Arzt in Klinik und Praxis, aber ebenso für den Studenten geschrieben. Es basiert auf einer zwanzigjährigen, klinischen, bakteriologischen und experimentellen Beschäftigung mit dem Gebiet der antibakteriellen Chemotherapie, sowohl unter dem Gesichtspunkt der Entwicklung neuer Mittel als auch unter dem der besten Nutzung des Vorhandenen. Den Kern bilden Vorlesungen und Fortbildungs-Vorträge, in denen versucht wurde, die inzwischen etwas unübersichtlich gewordene antimikrobielle Chemotherapie so einfach darzustellen, wie es der Stand unseres Wissens noch erlaubt.

Das Buch soll ein stets bereiter Helfer bei der praktischen Anwendung der Chemotherapie sein. Dazu mußten zwei Voraussetzungen erfüllt werden, die einander widersprechen: im Format mußte es buchstäblich ein Taschenbuch bleiben, im Inhalt durfte es sich trotzdem nicht auf mehr oder weniger vage Angaben beschränken, sondern hatte aus leicht auffindbaren, möglichst genauen Informationen und konkreten Hinweisen zu bestehen. Um beiden Forderungen einigermaßen gerecht zu werden, mußte ein Preis gezahlt werden: Stichworte statt ganzer Sätze, Auswahl statt Vollständigkeit. Der Leser darf formal von diesem Buch nicht mehr erwarten als von einem leidlich übersichtlichen Nachschlagewerk. Die Tabellen 41—64 zum klinischen Teil sind am Schluß zusammengefaßt. Sie sind perforiert, damit sie im Bedarfsfall herausgetrennt und stets griffbereit aufbewahrt werden können. Die Auswahl des Inhalts ist ganz unter dem Gesichtspunkt der therapeutischen Anwendung getroffen. An Theorie wurden nur die Dinge berücksichtigt, die zu einer kritischen Beurteilung der einzelnen Mittel und ihrer sinnvollen Nutzung notwendig sind. Die Bedeutung eines Mittels kann dann nur bedingt das Maß für die Ausführlichkeit seiner Darstellung abgeben. Bestimmend wirken sich pragmatische Gesichtspunkte aus: Probleme der Applikation und Dosierung, besonders auch die Vermeidung von Nebenerscheinungen. Infektionen, die auf die Tropen begrenzt sind, sind soweit behandelt, wie der Bewohner gemäßigter Klimazonen mit ihnen als Reisender in Berührung kommt. Spezifische Chemotherapeutica sind dabei nur in Teil III erwähnt. Leser, die sich mehr im Detail über Fragen der Chemotherapie informieren wollen, seien auf folgende deutschsprachige zusammenfassende Darstellungen verwiesen: Brunner, R. und Machek, G. (Hrsg.): Die Antibiotica. Bd. I—III. Nürnberg: Hans Carl 1962—1970; Ehrhart, G. und Ruschig, H. (Hrsg.): Arzneimittel. Bd. 4 u. Bd. 5: Chemotherapeutica. 2. Aufl. Weinheim: Verlag Chemie 1972; Walter/Heilmeyer: Antibiotika-Fibel. Bearb. von Plempel, M. und Otten, H. 3. Aufl. Stuttgart: Thieme 1969.

Zur Bewertung der verschiedenen Mittel wie der Chemotherapie bestimmter Infektionen wurden soweit wie möglich Maß und Zahl herangezogen. Trotzdem enthält meine Beurteilung wie die jedes anderen ein beträchtliches Stück Subjektivität, auch wenn man unpräzise klinische Angaben ausscheidet. Es ist verblüffend, wie stark die Therapieempfehlungen internationaler Fachleute voneinander abweichen können. Dies hat vor allem folgende Ursachen:

1. Die persönliche Kenntnis einzelner Medikamente bzw. Medikamentgruppen bildet die Vergleichsbasis für die Beurteilung von Neuentwicklungen. Jemand, der in der Handhabung schwieriger Medikamente sicher geworden ist, wird bei Neuentwicklungen den Faktor ihrer Sicherheit nicht so hoch einschätzen, wie jemand, der sich diese Sicherheit im Umgang mit den vorhandenen Mitteln nicht erworben hat.
2. Unabhängig von der persönlichen Erfahrung kann zwischen verschiedenen Beurteilern die Priorität unter den einzelnen Parametern, die zur Einordnung eines Chemotherapeuticums zur Verfügung stehen, variieren. Das ist möglich, weil wir uns hier am Rande des gesicherten Wissens bewegen.
3. Psychologische Faktoren spielen eine nicht zu unterschätzende Rolle. Erstens gibt es temperamentsmäßig verschiedene Haltungen. Vereinfachend kann man sagen: Dem einen liegt mehr am therapeutischen Effekt, dem anderen mehr an der Vermeidung von Nebenerscheinungen. Zweitens ist auch das wissenschaftliche Denken nicht frei von Modeströmungen, die u. U. regional verschiedene Tendenzen zeigen.

Die Chemotherapie einiger in Mitteleuropa seltener Infektionen ist ebenfalls — wenn auch sehr kurz — beschrieben, weil sich die Beispiele dafür mehren, daß im Zeitalter der Luftfahrt geographische Grenzen durchlässig werden.

Bei den Therapieempfehlungen wurde nur angegeben, was zur Zeit als wirksam erprobt ist. Das ist natürlich keineswegs immer identisch mit dem denkbar Besten. Doch durfte, dem Charakter eines Therapie-Leitfadens entsprechend, nur die Empirie zählen. Für Häufigkeitsangaben über Nebenerscheinungen wurden nur Publikationen herangezogen, in denen zu dieser Frage ausdrücklich Stellung genommen wurde. Auch dieses Buch wird nicht frei von Fehlern sein. Damit sie bei späteren Auflagen ausgemerzt werden können, werden alle Hinweise begrüßt.

Das Schrifttum ist bis Ende 1972, gelegentlich bis Anfang 1973, berücksichtigt. Die Darstellung basiert auf weit mehr Originalliteratur als zitiert ist. Meist sind nur solche Originalarbeiten angegeben, die entweder eine bleibende Bedeutung haben oder für die aktuelle Beurteilung besonders wichtig sind, weil ihre Befunde noch nicht in zusammenfassende Berichte eingegangen sind. Aus Übersichten sind nur Angaben übernommen, die aufgrund einer Überprüfung als repräsentativ gelten können.

Dieses Buch will dem Leser zeigen, daß die Chemotherapie keine intuitive Kunst, sondern eine Sache des Wissens ist.

Aprath, im September 1973 *K. Bartmann*

Verzeichnis der Abkürzungen

DMF	= Dimethylformamid
DMSO	= Dimethylsulfoxid
DZK	= Deutsches Zentralkomitee zur Bekämpfung der Tuberkulose
(E)	= Dosierung bei Erwachsenen
E	= Einheiten
g	= Gramm
I.E.	= Internationale Einheiten
i.m.	= intramuskulär
i.v.	= intravenös
J	= Jahre
(K)	= Dosierung bei Kindern
kg	= Kilogramm
µg	= Mikrogramm = 1 µg = 10^{-6} g
1 Mega E	= 1 Million E
mg	= Milligramm = 10^{-3} g
min oder Min.	= Minuten
ml	= Milliliter = 10^{-3} Liter
MHK	= minimale Hemmkonzentration
MBK	= minimale bactericide Konzentration
R, S	= als Index: X_S, X_R im Zusammenhang mit Parallelresistenz: die Keime sind für das Medikament X sensibel (S) bzw. resistent (R)
Std.	= Stunden
tgl.	= täglich
$t_{1/2}$	= Halbwertzeit (vgl. S. 21)
Ü	= kennzeichnet bei den numerischen Literaturangaben die Gruppe der Übersichtsarbeiten

Abkürzungen der Gattungsnamen

Penicilline (P):
    Penicillin G   = PCG
    Penicillin V   = PCV
    Pheneticillin   = PHC
    Propicillin   = PC
    Ciclacillin   = CCC
    Azidocillin   = AZC
    Oxacillin   = OC
    Cloxacillin   = CC
    Dicloxacillin   = DCC
    Flucloxacillin   = FCC
    Methicillin   = MC
    Ampicillin   = AC
    Amoxycillin   = AMC
    Hetacillin   = HC
    Carbenicillin   = CBC
    Carindacillin   = CDC

Cephalorsporine (C):
    Cephaloridin   = CED
    Cephalothin   = CET
    Cephalexin   = CEX
    Cephradin   = CEP
    Cephazolin   = CEZ

Tetracycline (T):
    Tetracyclin   = TC
    Chlortetracyclin   = CTC
    Oxytetracyclin   = OTC
    Rolitetracyclin   = PMTC
    Demethyltetracyclin = DMTC
    Methacyclin   = MOTC
    Doxycyclin   = DOOTC
    Minocyclin   = MITC

Sulfonamide (SA):
    Sulfamethoxazol   = SMZ

Trimethoprim   = TMP

Nitrofurane:
- Nitrofurantoin = NF
- Nifurprazine = NFP
- Nifuratel = NFT

Chemotherapeutica für grampositive Keime:

Makrolide:
- Erythromycin = EM
- Oleandomycin = OM
- Spiramycin = SRM

Novobiocin = NB

Lincomycin = LM

Clindamycin = CLM

Fusidinsäure = FS

Vancomycin = VCM

Chemotherapeutica für gramnegative Keime:

Aminoglycoside (A):
- Streptomycin = SM
- Kanamycin = KM
- Gentamicin = GM
- Spectinomycin = SPM

Chloramphenicol = CAP
Thiamphenicol = TAP

Polymyxine = POM
- Polymyxin B = POMB
- Colistin = COL

Nalidixinsäure = NA

Chemotherapeutica zur lokalen Anwendung:
- Bacitracin = BAC
- Thyrothricin = TYR
- Neomycin = NM
- Paromomycin = PRM

Antimykotica
- Amphotericin B = AMT-B
- 5-Fluorcytosin = 5-FC
- Griseofulvin = GF
- Clotrimazol = CTM
- Miconazol = MNZ
- Pimaricin = PIM

Tolnaftat	=	TN
Variotin	=	VT
Nystatin	=	NT

Antituberkulotica

Capreomycin	=	CM
Cycloserin	=	CS
Ethambutol	=	EMB
Isoniazid	=	INH
p-Aminosalicyls.	=	PAS
Pyrazinamid	=	PZA
Rifampicin	=	RMP
Ethionamid	=	ETH
Prothionamid	=	PTH
Thiocarlid	=	DATC
Thiosemicarbazon	=	TSC
Viomycin	=	VM

Literatur
1. Rössle, R., in: Pathologische Anatomie, Bd. I. (Aschoff, L., Hrsg.), 8. Aufl., „Innere Krankheitsbedingungen". Jena: Fischer 1936.
2. Dubos, R. J., Schaedler, R. W.: J. exp. Med. 108, 69 (1958).
3. Prigge, R.: Z. Hyg. Infekt.-Kr. 119, 186 (1937).
4. Jespersen, A.: Acta path. microbiol. scand. 38, 203 (1956).
5. Bürger, M.: Altern und Krankheit. 3. Aufl., S. 50. Leipzig: Thieme 1957.
6. Felty, A. R., Bloomfield, A. L.: J. exp. Med. 40, 703 (1924).
7. Burrows, T. W.: Brit. med. Bull. 18, 69 (1962).
8. Bartmann, K.: Fortschr. Tuberk.-Forsch. 10, 127 (1960).
9. Dubos, R. J.: Biochemical determinants of microbial disease. Harvard University Press 1954.
10. Auersbach, K., Bartmann, K., Kaufmann, G. W., Krebs, A., Schütz, I., Steinbrück, P.: Fortschr. Tuberk.-Forsch. 11, 122 (1961).

B. Beziehungen zwischen Medikament und Mikroorganismus

(s. rechte Seite der Abb. 1, S. 2)

Bakterien-resistenz Die Erreger können den Effekt der Chemotherapeutica auf die Keimzahl durch Entwicklung einer Chemoresistenz zunichte machen.
Definition der Resistenz Resistenz, Unempfindlichkeit gegen ein Chemotherapeuticum, ist stets ein relativer Begriff, der teils biologisch, teils klinisch definiert wird.
biologisch **Biologisch** kann man einzelne Zellen innerhalb einer Zellpopulation oder einzelne Stämme innerhalb einer Species resistent nennen, wenn zur Hemmung dieser Zellen bzw. Stämme Konzentrationen benötigt werden, die am Rande oder oberhalb der statistischen Verteilung der hemmenden Konzentrationen liegen.
klinisch **Klinisch** dagegen interessiert nicht die Lage eines Stammes im statistischen Kollektiv, sondern nur, ob die Empfindlichkeit so groß bzw. so niedrig ist, daß mit einem therapeutischen Erfolg gerechnet bzw. nicht gerechnet werden kann. In diesem Buch wird der Resistenzbegriff nur im klinischen Sinne verwendet. Es wird die international für die Tuberkulose eingebürgerte Gepflogenheit für alle Erreger übernommen, diejenigen Konzentrationen als **kritische Konzentrationen** zu bezeichnen, die im Reihenverdünnungstest darüber entscheiden, ob ein Stamm im klinischen Sinne sensibel, mäßig sensibel oder resistent zu nennen ist. Die kritische Konzentration sollte streng genommen durch den Therapeuten empirisch ermittelt werden, und zwar durch den Vergleich des therapeutischen Ergebnisses mit der Hemmkonzentration *in vitro*. Bei vielen Medikamenten liegen derartige Untersuchungen nicht vor. Man muß sich dann näherungsweise mit der am Ort der Infektion vermuteten Konzentration an nicht gebundener Substanz begnügen. Als Orientierungswert bietet sich die Konzentration im Plasmawasser nach

Ablauf des halben Dosierungsintervalls unter Berücksichtigung eines Sicherheitsfaktors an. Als **sensibel** gilt eine Kultur, wenn sie unter Standardbedingungen durch die kritische Konzentration für Sensibilität oder weniger gehemmt wird, als **resistent**, wenn sie durch die kritische Konzentration für Resistenz nicht gehemmt wird, als **mäßig sensibel**, wenn die Hemmkonzentration zwischen den beiden kritischen Konzentrationen liegt. Bei toxischen Chemotherapeutica entfällt oft der Bereich der mäßigen Empfindlichkeit, weil die Höherdosierung, die diese Keime benötigen, nicht möglich ist.

Natürliche Resistenz Primär-, Sekundär-, Parallelresistenz

Wenn alle Stämme einer Species resistent sind, die Art also nicht in das Wirkungsspektrum des betreffenden Medikamentes fällt, spricht man von **natürlicher Resistenz**. Bei an sich sensiblen Species wird eine Resistenz als „**primär**" bezeichnet, wenn sie vor einer Behandlung festgestellt wird, als „**sekundär**", wenn sie im Verlauf der Behandlung auftritt. Häufig ist die Primärresistenz das Selektionsergebnis einer früheren Therapie. Unter „**Parallelresistenz**" (oft auch „Kreuzresistenz" genannt) versteht man das gleichzeitige Eintreten einer Resistenz gegen Mittel, die nicht auf den Erreger eingewirkt haben. Die Parallelresistenz kann einseitig sein oder fakultativ bzw. obligat reziprok. Parallelresistenz entwickelt sich gegen Präparate, die mit der eingesetzten Substanz chemisch verwandt sind oder mit ihr den Wirkungsmechanismus gemein haben.

Selektion von Mutanten

Welches sind nun die maßgeblichen Faktoren der **Resistenzentwicklung**? Für alle Chemotherapeutica, die man daraufhin untersucht hat, gilt folgendes:

1. In der Bakterienpopulation finden sich bereits vor dem Kontakt mit dem Medikament einzelne resistente Zellen (oft 1 auf 10^6—10^7), und 2. diese Resistenz ist genetisch fixiert. Je größer die Bakterienpopulation, desto größer die Zahl der primär resistenten Zellen, desto schneller auch die Umwandlung einer sensiblen Bakterienpopulation in eine resistente. Das Medikament wirkt rein selektierend; es unterdrückt die sensiblen Zellen, die resistenten können sich vermehren und überwuchern die empfindlichen Keime. In resistenten Zellen kann bisweilen das Medikament einen höheren Grad der Resistenz induzieren. Bis vor einigen Jahren waren nur Resistenzen bekannt, deren genetische Determinanten im Chromosom lokalisiert waren. Diese Resistenz entsteht durch Spontanmutation einzelner Gene in einer Zelle und wird an die Nachkommenschaft weitergegeben.

Extrachromosomale, übertragbare (infektiöse) Resistenz

In Japan hat man 1959 eine andere Form der Resistenz entdeckt. Es handelt sich um extrachromosomale, im Zellplasma liegende genetische Determinanten, welche wie das Chromosom aus Desoxyribonucleinsäure bestehen. Man unterscheidet zwei Arten solcher Elemente. Beide können sich autonom im Plasma reduplizieren, und zwar schneller als die Chromosomen, woraus sich unter anderem ihre extrachromosomale Lokalisation ergibt. Die eine Art kann

Plasmid sich jedoch nur im Plasma reduplizieren und wird „**Plasmid**"
genannt. Die zweite Art kann außerdem in das Chromosom inte-
Episom griert werden; sie wird als „**Episom**" bezeichnet. Die Herkunft der
Plasmide und Episome ist nicht bekannt. Es wird angenommen,
daß Plasmide und Episome das Resistenzgen aus dem Chromosom
übernehmen. Plasmide und Episome gehen auf die ungeschlechtliche
Nachkommenschaft durch Teilung über; sie können aber auch durch
direkten Kontakt, durch Konjugation, auf andere Zellen übertragen werden. Diese Übertragung erfordert neben den eigentlichen
Resistenzfaktoren einen Resistenz-Transfer-Faktor. Der **Transfer-
Faktor** verursacht die Bildung von feinen Tubuli, den sogenannten
Pili, durch die das genetische Material in die andere Zelle übergeht.
Die besondere Bedeutung dieser durch Konjugation, aber auch
durch Phagen übertragbaren, sogenannten infektiösen Resistenz
liegt darin, daß 1. die Verbreitung in einer Bakterienpopulation
schneller vor sich geht als bei der chromosomalen Resistenz, 2. oft
Resistenz gleich gegen mehrere Mittel übertragen wird, auch gegen
solche, mit denen gar nicht behandelt wurde, und 3., daß Übertragung nicht nur innerhalb einer Species, sondern in der ganzen
Gruppe der Enterobakterien (nicht aber auf grampositive Keime)
möglich ist. Die infektiöse Resistenz kann also von Coli auf
Salmonellen oder Proteus u. a. übergehen oder umgekehrt wandern
und dabei auch verschiedene Wirte, Tier wie Mensch, durchlaufen.
Die infektiöse Resistenz ist ubiquitär. Die Zahl der Stämme, die in
den verschiedenen Species als Spender bzw. Empfänger fungieren
kann, ist hoch (50—100%) sowohl bei Gesunden als auch bei
Kranken. Es drängt sich die Frage auf, warum nicht inzwischen
alle Enterobakterien gegen alle Mittel resistent geworden sind. Das
ist ja nicht der Fall. Man sieht ein gewisses Auf und Ab im Laufe
der Jahre. Der Grund dafür, daß die übertragbare Resistenz nicht
alle infektanfälligen Keime erfaßt hat, liegt darin, daß diese Art
der Resistenz relativ schnell wieder verlorengeht; die Produktion
der Resistenzfaktoren wird von einem Teil der Keime wieder ein-
gestellt, und die Integration in das Chromosom ist so selten wie
chromosomale Mutationen. Nach 5 bis 10 Wochen sind Keime mit
transferierbarer Resistenz wieder aus dem Darm verschwunden [2].
Bei Staphylokokken ist ebenfalls eine nicht-chromosomale Resistenz
von Plasmid-Charakter bekanntgeworden [Ü 1].
Die Geschwindigkeit, mit der sich unter dem Einfluß eines Chemotherapeuticums aus einer normal empfindlichen Bakterienpopulation eine resistente entwickelt, hängt neben der Keimzahl auch von
dem Medikament selbst und außerdem auch von der Bakterien-
species ab. Dafür seien als Beispiele aus der klinischen Chemotherapie nur die praktisch nicht existierende Resistenz von Pneumokokken und der Spirochaeta pallida gegen Penicillin einerseits, das
häufige Resistentwerden von Staphylokokken andererseits angeführt sowie die rasche Resistenzentwicklung von Tuberkulose-

Muster der Resistenzentwicklung

bakterien gegen Streptomycin oder Isoniazid und die relativ seltene Resistenz gegen PAS oder Thiosemicarbazon. *In vitro* findet man ähnliche Unterschiede [1]. Man kann zwei verschiedene **Typen der Resistenzentwicklung** unterscheiden, zwischen denen es Übergangsformen gibt: einmal das **Vielschrittmuster** („multiple step pattern"), bei dem die Resistenz im Laufe der Passagen bzw. der Therapie treppenförmig ansteigt, zum anderen das **Einschrittmuster** („one step pattern"), bei dem schon während des ersten Kontaktes eine Population von hoher Resistenz entsteht. Das Einschrittmuster findet man für sich allein oder fakultativ neben dem Vielschrittmuster. Die verschiedenen Bakterienarten und ihre einzelnen Stämme werden in der Regel gegen ein bestimmtes Chemotherapeuticum nach dem gleichen Muster resistent. Maßgebend für das Resistenzmuster sind die Mutationsraten bzw. Transferquoten für hohe Resistenzgrade. Sind hohe Resistenzgrade selten, kann sich in Populationen von der Größe, wie wir sie im Reagenzglas oder in Herden beobachten, die Resistenz nur nach dem Vielschrittmuster entwickeln.

Die Mutationsrate eines bestimmten Stammes für ein bestimmtes Medikament ist unter gleichen Versuchsbedingungen offenbar eine recht konstante Größe, die auch innerhalb einer Species von Kultur zu Kultur keine großen Abweichungen zeigt. Die Mutationshäufigkeit kann jedoch für das gleiche Medikament von Species zu Species und für den gleichen Stamm von Medikament zu Medikament erheblich variieren.

Die Mutationsrate liegt häufig in der Größenordnung von 1×10^{-6} bis 1×10^{-10} pro Bakterium und Zellgeneration. Sie ist keine absolute Größe, sondern von verschiedenen Faktoren abhängig, die auch *in vivo* wirksam sein können. Deutliche Abhängigkeiten von der Zusammensetzung des Nährmilieus sind beschrieben [3]. Ferner ist der Stoffwechselzustand der Keime wichtig. Bei sich vermehrenden Bakterien treten Mutationen 400mal häufiger auf als bei nicht proliferierenden Keimen [4]. Schließlich ist auch die Möglichkeit in Betracht zu ziehen, daß das Medikament selbst die Zahl der Mutationen beeinflußt. Streptomycin steigert anscheinend bei Chlamydomonas die Mutationsrate von nichtchromosomalen Genen [5].

Physikochemische Grundlagen der Resistenz

Die **physiko-chemischen Grundlagen** der Resistenz sind in den letzten Jahren für einige Chemotherapeutica und Erreger aufgeklärt worden [Ü 4, Ü 5; 6]. Drei **Grundtypen** wurden gefunden:

1. **Reduzierte Aufnahme:** z. B. Chloramphenicol, Tetracyclin
2. **Inaktivierung des Moleküls**
   Hydrolyse: β-Lactam-Antibiotica
   Acetylierung: Aminoglykoside, Chloramphenicol
   Phosphorylierung: Aminoglykoside

3. Resistenz ribosomaler Untereinheiten
bei Mitteln, welche die Proteinsynthese hemmen: Aminoglykoside

Neben den rein quantitativen Differenzen in der Mutationsrate spielen aber auch die **qualitativen Veränderungen** der Bakterienzelle, die durch die Mutation ausgelöst werden, eine Rolle. Nicht selten ist die Vitalität der resistenten Zellen verändert. Von der Vitalität hängt aber das Tempo der Selektion ab. Die Vermehrungsgeschwindigkeit der resistenten Keime ist manchmal größer, häufiger geringer als die der Parentalzellen. Die Virulenz kann abnehmen. Regelmäßig ist dies bei hoch Isoniazid-resistenten Tuberkulosebakterien zu beobachten. Relativ häufig scheint Virulenzverlust auch bei Penicillin-resistenten Staphylokokken und Streptokokken einzutreten. Resistente Populationen weisen manchmal andere Mutationsraten auf als der sensible Ausgangsstamm. Die Resistenzentwicklung gegen weitere Medikamente kann deshalb bei einer Population, die gegen ein bestimmtes Medikament schon resistent geworden ist, anders verlaufen als bei dem Ausgangsstamm [7].

Die Entstehung chemoresistenter Keime durch Mutation erklärt die große **Bedeutung der Keimzahl** für die Resistenzentwicklung. Ist die Bakterienpopulation vor Therapiebeginn bereits auf einen genügenden Umfang angewachsen, enthält sie resistente Mutanten, die nur noch selektioniert zu werden brauchen. Ist die Population zu Beginn klein, können Mutationen höchstens während der Therapie eintreten. Wachstumsgehemmte Keime haben aber, wie wir sahen, eine geringere Mutationsrate. Dadurch wird die Chance des Resistentwerdens verringert. Noch kleiner wird sie natürlich, wenn das Chemotherapeuticum die Keimzahl reduziert. Die Keimzahl, die während der Therapie erhalten bleibt, hängt auch von der durchschnittlichen Empfindlichkeit der Population ab. Diese variiert je nach Bakterienart und Medikament. Zu dieser Frage kann man natürlich nur solche Untersuchungen berücksichtigen, in denen mit kleinen Inocula ohne primär resistente Mutanten gearbeitet wurde und die zu einer Zeit durchgeführt wurden, als die Medikamente noch nicht allgemein in Gebrauch waren, die geprüften Stämme also nicht vorher mit dem Mittel in Kontakt gekommen sein konnten. Es ergibt sich dann, daß die für Penicillin-resistentesten Staphylokokkenstämme 15—16mal unempfindlicher waren als die sensibelsten, bei den Penicillinasebildnern sogar 67mal unempfindlicher. Für Streptokokken und Pneumokokken betrug das Verhältnis nur 1:5 bis 1:8. Bei den Sulfonamiden variierte die durchschnittliche Empfindlichkeit von Streptokokken um den Faktor 10 [8—10].

Eine resistente Population wird sich besonders rasch entwickeln, wenn ein rein bacteriostatisches Medikament mit oszillierenden

Gewebskonzentrationen auf große Keimzahlen trifft, die eine geringe durchschnittliche Empfindlichkeit aufweisen.
Bestimmt man die Empfindlichkeit der Erreger im Reagenzglas, liegt der Hemmtiter in der Regel um so höher, je größer die Bakterienpopulation ist, die man einsät. Dieser sogenannte **Inoculum-Effekt** beruht einmal darauf, daß wir mit größer werdendem Inoculum schließlich auch resistente Mutanten einimpfen. Er kann aber auch andere Ursachen haben. Je größer die Populationsdichte, desto weniger Medikament kann von jeder Bakterienzelle gebunden werden und desto eher kann es zu einer direkten oder indirekten, durch Milieuveränderungen bedingten Inaktivierung des Medikamentes kommen. Ein Beispiel hierfür sind die Penicillinasebildner [10]. Wurde bei Penicillinase-negativen Staphylokokken die Einsaat von 9×10^2 auf 9×10^6 Keime vergrößert, stieg der Hemmtiter im Durchschnitt auf das Vierfache an. Die gleiche Vergrößerung der Einsaat führte bei Penicillinase-positiven Staphylokokken zu einem Anstieg auf das 124fache, weil die Zahl der eingeimpften Keime nun genügte, um die Penicillinkonzentration wirksam zu senken.

Resistenz-bestimmung, Notwendigkeit

Da der Makroorganismus für die verschiedenartige Resistenzentwicklung nicht maßgebend ist, sondern die Dynamik in erster Linie durch den Mikroorganismus und das Medikament determiniert wird, ist die Empfindlichkeit bei bestimmten Mitteln und Erregerarten mit großer Wahrscheinlichkeit vorauszusagen, z. B. für Penicilline bei hämolytischen Streptokokken oder Pneumokokken. Leider wird das immer seltener möglich. So kann heute auch bei Pneumokokken Tetracyclinresistenz beobachtet werden. Für die meisten Species und die meisten Mittel muß heute die Empfindlichkeit des speziellen Erregers getestet werden.

Methodik Reihenver-dünnungs- und Diffusionstest

Im Prinzip stehen zwei Techniken zur Verfügung: der **Reihenverdünnungstest** in flüssigem oder auf festem Medium sowie der **Diffusionstest**, meist als radialer Diffusionstest mit Blättchen oder Tabletten. Diese Techniken werden zunehmend standardisiert, gefördert von der WHO [11]. In Deutschland wird das Problem vom Fachnormenausschuß Medizin bearbeitet. Beim **Reihenverdünnungstest** wird eine Serie Nährmedium enthaltender Röhrchen oder Platten mit abgestuften Konzentrationen des Medikamentes beschickt, am besten in geometrischer Folge (Reihe ist mathematisch hier nicht korrekt). Aus arbeitstechnischen und statistischen Gründen ist am günstigsten eine Folge: ← 0,25, 0,5, 1, 2, 4 → µg/ml. Diese Konzentrationen dienen auch zur Angabe der „kritischen Konzentration". Abgelesen wird nach geeigneter Bebrütungszeit. Als **minimale Hemmkonzentration** (MHK, englisch: MIC) gilt die niedrigste Konzentration, die für das bloße Auge keine Vermehrung erkennen läßt. Die Ergebnisse sind mit ± einer Verdünnungsstufe reproduzierbar. Beim **Diffusionstest** wird eine Agarplatte mit dem zu testenden Keim gleichmäßig beimpft. Dann wer-

Korrelation zwischen Reihenverdünnungs- und Diffusionstest

den Blättchen mit einem bestimmten Chemotherapeuticagehalt aufgelegt. Anschließend wird die Platte bebrütet. Während dieser Zeit diffundiert das Medikament ins Medium und verhindert das Wachstum in einem bestimmten Umkreis, dessen Durchmesser von der Empfindlichkeit des Stammes abhängt. Durch vergleichende Testung einer Reihe von Stämmen kann man die Korrelation zwischen Reihenverdünnungstest und Diffusionstest bestimmen, die sich im halblogarithmischen Raster meist als Gerade darstellt. Anhand derartiger Regressionslinien wird es möglich, die Hemmhofdurchmesser anzugeben, die den kritischen Konzentrationen entsprechen. Für den Routinebetrieb drängt sich der Diffusionstest auf. Er hat aber auch in erfahrener Hand eine erheblich größere Fehlerbreite als der Reihenverdünnungstest. Gleich, welche der beiden Methoden benutzt wird, die Bedingungen müssen sehr sorgfältig standardisiert sein, wenn reproduzierbare Ergebnisse erzielt werden sollen.

Bei schweren Systeminfektionen kann auch die Bestimmung der minimalen bactericiden Konzentration (MBK) erforderlich werden. Sie kann nur im Reihenverdünnungstest ermittelt werden. Im Anschluß an die Bestimmung der MHK wird von denjenigen Röhrchen bzw. Platten abgeimpft, die keine Vermehrung zeigten. Die geringste Konzentration, die in der Abimpfung keine Vermehrung ergibt, ist die MBK. Diese Methode ist jedoch nicht geeignet zur Bestimmung des Wirkungstyps (s. S. 12).

Diskrepanzen zwischen Resistenztest und klinischem Ergebnis

Trotz guter Technik sind Diskrepanzen zwischen dem Ergebnis der Resistenzbestimmung und dem therapeutischen Ergebnis möglich. Zusammenfassend ist zu sagen, daß die Entwicklung einer resisten-

Tabelle 1. Ursachen für Diskrepanzen zwischen Resistenzbestimmung und klinischem Ergebnis

---

a) Der richtige Erreger nicht isoliert:
   Falsche Entnahme, langer Transport (Keimverschiebungen), Verwechslungen des Materials, nicht optimale Nährböden usw.
b) Der richtige Erreger isoliert:
   1. Abwehrkraft des Organismus und Virulenz des Erregers unberücksichtigt.
   2. Individuelle Unterschiede in der Pharmakokinetik.
   3. Unzureichende Konzentration im Körper durch Unterdosierung.
   4. Unzureichende Konzentration am Erreger aufgrund pathologischer Besonderheiten.
   5. Hohe Konzentrationen am Erreger aufgrund des speziellen Ausscheidungsmodus (z. B. Galle, Harn).
c) Erregerwechsel. Ersatz des sensiblen Erregers durch einen resistenten der gleichen oder einer anderen Species
d) Rückfälle durch persistierende Keime

---

ten Bakterienpopulation seitens der Erreger abhängt von der Mutations- bzw. Transferrate, welche das Resistenzmuster bedingt, von der durchschnittlichen Empfindlichkeit der Zellen, von der Keimzahl und von der Vitalität der resistenten Keime. Damit ist einer der Faktoren besprochen, die für die Keimreduktion bedeutsam sind. Die übrigen Faktoren sind das Medikament und der Makroorganismus.

Wirkungstyp Hier wären zunächst Wirkungstyp und Wirkungsintensität des Chemotherapeuticums zu nennen. Mit dem Begriff **Wirkungstyp** wird die Art der Vitalitätsschädigung gekennzeichnet, welche Bakterien durch einen antimikrobiellen Stoff erleiden. Wir kennen heute drei Wirkungstypen: den bacteriostatischen, den degenerativen und den bactericiden. Die Unterschiede gehen aus der Tabelle 2 hervor. **Bactericide** Substanzen töten Keime, die nicht

Tabelle 2. Definition der Wirkungstypen

Stoffwechsel-zustand der Bakterien	Wirkungstyp		
	Bakteriostatisch	Degenerativ	Bactericid
Ruhe	Kein Absterben	Kein Absterben	Absterben, Rate konzentrations- abhängig
Wachstum	Kein Absterben, konzentrations- abh. Vermeh- rungshemmung	Absterben, Rate *nicht* konzen- trationsabh. *	Absterben, Rate konzentrations- abhängig

* Nach Überschreiten eines schmalen Konzentrationsbereichs oberhalb der vermehrungshemmenden Dosis.

wachsen, die einen sogenannten Ruhestoffwechsel aufweisen, ab. Gleichfalls töten sie wachsende Keime ab. Die Absterberate ist konzentrationsabhängig. **Bacteriostatische** Substanzen hemmen nur die Vermehrung. Sie beeinflussen ruhende Keime daher natürlich überhaupt nicht und reduzieren die Zahl lebender Keime unter Wachstumsbedingungen nicht. **Degenerativ** wirkende Substanzen beeinflussen ruhende Keime kaum. Sie gleichen hierin den bacteriostatischen Mitteln. Wachsende Keime dagegen töten sie ab. Sie ähneln unter diesen Bedingungen den bactericiden Stoffen, unterscheiden sich von ihnen aber darin, daß die Absterberate nach Überschreiten einer unteren Grenzkonzentration nicht mehr konzentrationsabhängig ist. **Kurvenmäßig** sieht das folgendermaßen aus (Abb. 2, S. 13): Die Zahl lebender Keime fällt unter dem Einfluß steigender Konzentrationen einer bactericiden Substanz A unter Ruhe- (links) wie unter Wachstumsbedingungen (rechts) immer steiler ab. Die degenerativ wirkende Substanz C zeigt keine Wirkung auf ruhende Zellen. Wachsende Zellen dagegen sterben ab. Die Steigerung der Konzentration wirkt sich dahin aus, daß die Latenzzeit bis zum Beginn des Absterbens verkürzt wird. Die Absterbegeschwindigkeit jedoch bleibt unverändert, die Kurven verlaufen daher im ab-

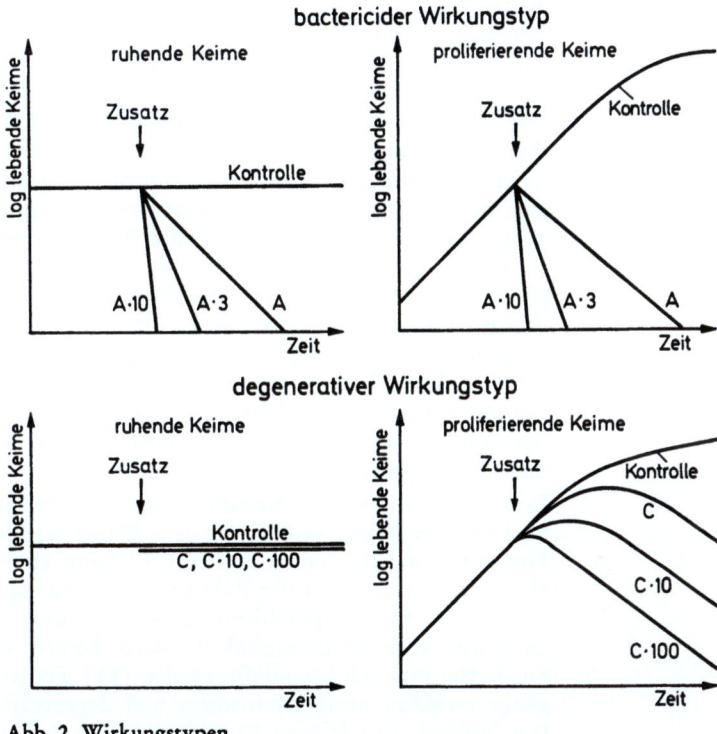

Abb. 2. Wirkungstypen

steigenden Teil parallel. Wodurch ist dieser eigentümliche Kurvenverlauf bedingt? Hirsch hat ihn erstmalig beim Penicillin gefunden. Seine Interpretation ist durch spätere Untersuchungen bestätigt worden. In allgemeinster Form kann man vielleicht sagen, daß degenerativ wirkende Mittel zu einer Desintegration des Stoffwechsels der wachsenden Bakterienzelle führen, die den Zelltod zur Folge hat. Die Zellen wachsen sich förmlich zu Tode. Die Erhöhung der Konzentration kann nur die Entgleisung des Stoffwechsels beschleunigen. Dies drückt sich in einer Verkürzung der Latenzphase aus, die verstreicht, bis das Absterben beginnt. Die Erhöhung der Konzentration kann sich aber nicht auf die Absterbegeschwindigkeit, also auf die Neigung der Kurven auswirken, nachdem das Absterben begonnen hat. Denn der Absterbevorgang selbst ist etwas Sekundäres. Er verläuft eigengesetzlich. Das Medikament hat auf ihn keinen direkten Einfluß, weil sich seine Wirkung auf die Störung der Stoffwechselharmonie beschränkt.

Es ist klar, daß Substanzen mit **degenerativem** Wirkungstyp einen **größeren therapeutischen Wert** haben als rein bacteriostatische Mittel. Wenn das Medikament nur die Vermehrung der Erreger hemmt, wird ihre Vernichtung völlig dem Makroorganismus überantwortet. Wenn jedoch die wachsenden Keime unter seinem Einfluß absterben, hat der Organismus nur die ruhenden Keime zu vernichten, die aufgrund ihres Stoffwechselzustandes weitgehend therapiefraktär sind. Dies ist nur ein kleiner Bruchteil der Bakterienpopulation, der aber therapeutisch genügend Probleme aufgibt. Wir verfügen heute über verschiedene degenerativ wirkende Mittel. Ob die Arsenderivate bei den Spirochätosen nur degenerativ oder sogar bactericid wirken, ist noch ungeklärt. Die Aminoglykoside jedoch wirken bei Kokken und Stäbchen in beträchtlichem Umfange bactericid. Die von Hirsch [12] erarbeitete Differenzierung zwischen degenerativem und bactericidem Wirkungstyp hat sich nicht allgemein eingebürgert. Meist werden auch Substanzen mit degenerativem Wirkungstyp als bactericid bezeichnet, mit dem Zusatz: nur bei proliferierenden Keimen. So wird auch in diesem Buch verfahren.

Doch bedarf diese grobe **Klassifizierung** gewisser Einschränkungen. So kann der Wirkungstyp mit dem Milieu wechseln, in dem der Hemmstoff auf die Keime einwirkt. Er kann von der Temperatur abhängig sein und von der Bakterienart. Pneumokokken z. B., die ja allgemein recht empfindlich sind, werden durch Gramicidin rasch aufgelöst, während Enterokokken durch höchste Konzentrationen nur bacteriostatisch beeinflußt werden [13]. Ferner sind die Übergänge zwischen bacteriostatischem und degenerativem Wirkungstyp fließend. Langfristige Bacteriostase kann schließlich auch zum Zelltod führen. Unzureichende Dosen degenerativ wirkender Mittel verhindern nur eine Zunahme der Zellzahl. Dies sind die Gründe, warum neben dem Wirkungstyp auch die Intensität betrachtet werden muß, mit der sich der Wirkungstyp im Einzelfall realisiert. Dazu muß die Absterbekinetik im Detail gemessen werden, und als Vergleichsmaßstab sind die Penicilline oder Aminoglykoside heranzuziehen, die innerhalb weniger Generationszeiten mit Konzentrationen knapp über der MHK die Zahl züchtbarer Keime auf 10^{-3} bis 10^{-4} abfallen lassen.

Immunität und Chemotherapie Mit dem Wirkungstyp eng verknüpft ist die Bedeutung der durch die Infektion ausgelösten **Immunität** für den Erfolg der **Chemotherapie**. Bei der Therapie mit **bacteriostatischen** Mitteln muß der Organismus die Vernichtung aller Keime besorgen. Das ist dem

Körper nur möglich **mit Hilfe der Immunität.** Wenn die Therapie frühzeitig einsetzt, entwickelt sich keine ausreichende Infektionsimmunität. Die bis dahin gebildete Antigenmenge ist zu gering, und ihre weitere Zunahme wird durch die Therapie unterbrochen. Die Krankheitserscheinungen verschwinden zwar rasch, doch treten nach Therapieende Rückfälle auf, und zwar um so häufiger, je früher die Therapie begonnen hat. Am deutlichsten geht dies aus Untersuchungen mit Tetracyclin bei Personen mit Q-Fieber hervor [14]. Zur Heilung der manifesten Krankheit genügte eine Therapie von 5—6 Tagen mit insgesamt 20 g. Wurde bei künstlich infizierten Personen diese Behandlung sofort nach der Infektion durchgeführt, trat die Krankheit hinterher unverändert und regelmäßig auf. Wurde die Therapie jedoch erst am Ende der Inkubation begonnen, war sie voll wirksam, weil sich inzwischen eine Immunität entwickelt hatte. Ähnliche Erfahrungen hat man bei der Malaria, beim Tsutsugamushi-Fieber und anderen Infektionen gemacht, sowohl im Experiment als auch beim Menschen.

Unter dem Einfluß **degenerativ wirkender** Mittel sterben die wachsenden Keime ab. Es überleben nur die ruhenden. Deren Zahl ist um so kleiner, je frischer die Infektion ist. Infolgedessen ist hier der therapeutische **Effekt** um so **besser, je früher die Therapie beginnt.** Im Experiment läßt sich z. B. die Lues durch eine frühzeitige Behandlung mit Arsenderivaten [15] oder Penicillin [16] beseitigen, ohne daß Immunität auftritt. Mit Pneumokokken infizierte Kaninchen überstehen die an sich tödliche Infektion, ohne eine Immunität zu erwerben, wenn sie früh mit Penicillin behandelt werden [17]. Das gleiche gilt für die Isoniazid-Behandlung von Tieren, die mit kleinen Mengen von Tuberkulosebakterien infiziert sind [18]. Die **Immunität** ist also unter **optimalen Bedingungen bei der Therapie mit degenerativ wirkenden Substanzen unwesentlich.** Sie gewinnt aber in dem Augenblick erhebliche Bedeutung, wo die Bedingungen nicht mehr optimal sind, bei ungenügender Dosierung oder in späteren Krankheitsstadien. Bei manchen Krankheiten, wie der Endokarditis lenta oder der Tuberkulose, kann der Organismus meist die ruhenden Keime auch nicht mit Hilfe der Immunität vernichten. In diesen Fällen müssen die degenerativ wirkenden Mittel über lange Zeit gegeben werden. Die ruhenden Keime gehen dann auch zugrunde. Entweder vermehren sie sich gelegentlich und werden in diesem Augenblick rasch abgetötet. Oder sie degenerieren allmählich, weil auch ruhende Keime einen — zwar minimalen — Baustoffwechsel besitzen [19], der durch das Medikament gestört wird.

Persistierende Keime Gelegentlich treten trotz korrekt durchgeführter Chemotherapie Rückfälle ein, bei denen der **alte Erreger in unveränderter Sensibilität** wieder isoliert wird. Er hat die Chemotherapie überstanden (persister), vermutlich weil sich einige wenige Keime in einer metabolischen Ruhephase befanden und daher **physiologisch refraktär** waren, ohne im genetischen Sinne resistent zu sein und/oder weil sie so lokalisiert waren, daß das Medikament sie nicht in genügender Konzentration erreichte. Für die in die Zellwandsynthese eingreifenden Chemotherapeutica ist auch noch eine andere Variante des Persistierens bekannt. Bakterien sterben unter dem Einfluß dieser Antibiotica nur ab, wenn sie sich in einem Milieu mit physiologischen osmotischen Bedingungen befinden. In einem hypertonischen Medium können sie dagegen als sogenannte L-Formen (L von Lister) überleben und sich sogar vermehren. Nach Therapieende können sie zur normalen Bakterienform revertieren und u. U. einen Rückfall verursachen [Ü 7]. Vor allem bei chronischen Infektionen ist mit persistierenden Keimen zu rechnen.

Wirkungs-
mechanismus
[Ü 8, 9]
Kenntnisse über den **Wirkungsmechanismus** (richtiger, aber unüblich, „Wirkungschemismus") sind nicht nur von allgemein theoretischem, sondern auch von praktischem Interesse. Stimmt der Wirkungsmechanismus einer neuen Substanz mit dem bereits vorhandener Mittel überein, muß an Parallelresistenz und gleichgerichtete Toxicitäten gedacht werden sowie an die Möglichkeit gegenseitiger

Tabelle 3

Angriffsort	Substanzen
Zellwandsynthese	β-Lactam-Antibiotica Bacitracin Vancomycin Cycloserin
Cytoplasmatische Membran	Polymyxine Bacitracin Streptomycin Polyen-Antimykotica
Proteinsynthese	Aminoglykoside Tetracycline Chloramphenicol Macrolide Lincomycine Fusidinsäure
DNS-Funktion	Nalidixinsäure
RNS-Funktion	Griseofulvin Rifampicin Ethambutol
Verdrängung von Metaboliten	Sulfonamide p-Aminosalicylsäure

Verdrängung vom Wirkungsort, die sich bei Kombination als subadditiver Effekt bemerkbar macht.

Die antibakteriell wirksamen Chemotherapeutica lassen sich nach ihrem Angriffspunkt in mehrere Gruppen einteilen, (Tabelle 3, S. 16).

Literatur
Übersichten

1. Richmond, M. H.: Brit. med. Bull. **21**, 260 (1965).
2. Lebek, G.: Die infektiöse bakterielle Antibiotikaresistenz. Bern-Stuttgart: H. Huber 1969.
3. Wolstenholme, G. E. W., O'Connor, M. (Eds.): Bacterial Episoms and Plasmids. London: Churchill 1969.
4. Pitton, J.-S.: Ergebn. Physiol. **65**, 15 (1972).
5. Symonds, N.: Postgrad. med. J. **48**, 216 (1972).
6. Sebek, O. K.: Adv. appl. Microbiol. **14**, 123 (1971).
7. Guze, L. B. (Ed.): Microbial Protoplasts, Spheroplasts and L-Forms Baltimore: William and Wilkins 1968.
8. Schrinner, E.: Dtsch. med. J. **22**, 647 (1971).
9. Chandra, P.: Dtsch. med. J. **22**, 681 (1971).

Einzelarbeiten

1. McKee, C. M., Houck, C. L.: Proc. Soc. exp. Biol. (N. Y.) **53**, 33 (1943).
2. Wiedemann, B., Knothe, H.: Proc. V[th] Intern. Congr., Vol. VI, 67 (1967).
3. Welsch, M.: Atti VI. Congr. Inter. Microbiol., Bd. I, 325 (1953).
4. Ryan, F. J.: J. gen. Microbiol. **21**, 530 (1959).
5. Sager, R., Tsubo, Y.: Arch. Mikrobiol. **42**, 159 (1962).
6. Davies, J.: J. infect. Dis. **124**, Suppl., 7 (1971).
7. Tsukamura, M.: Amer. Rev. Tuberc. **77**, 346 (1958).
8. Spink, W. W., Ferris, V., Vivino, J. J.: Proc. Soc. exp. Biol. (N. Y.) **55**, 207 (1944).
9. Rantz, L. A., Randall, E., Spink, W. W., Boisvert, P. J.: Proc. exp. Biol. (N. Y.) **62**, 54 (1946).
10. Gilson, B. St. C., Parker, R. F.: J. Bact. **55**, 801 (1948).
11. Ericsson, H. M., Sherris, J. C.: Acta path. microbiol. scand. Sect. B Suppl. No. 217 (1971).
12. Hirsch, J.: C. R. Soc. Turque Sci. phys. et nat. **12**, 1 (1945).
13. Dubos, R. J.: The bacterial cell. 5. Edition, p. 289. Cambridge: Harvard University Press 1955.
14. Tigertt, W. D., Benenson, A. S.: Trans. Ass. Amer. Phycns. **59**, 98 (1956).
15. Kolle, W.: Dtsch. med. Wschr. **48**, 1301 (1922).
16. Magnuson, H. J., Rosenau, B. J.: Amer. J. Syph. **32**, 418 (1948).
17. Harrison, P. E.: J. infect. Dis. **79**, 101 (1946).
18. Bartmann, K.: Tuberk.-Arzt **16**, 329 (1962).
19. Mandelstam, J., Halvorson, H.: Biochem. biophys. Acta (Amst.) **40**, 43 (1960).

C. Die Beziehungen zwischen Medikament und Makroorganismus

Ein extravasal appliziertes Medikament durchläuft im Organismus folgende Phasen:

1. **Absorption**
2. **Verteilung**   } Invasion nach Dost

3. **Umwandlung**
4. **Ausscheidung** } Elimination nach Dost

Zur Elimination rechnet auch die irreversible Bindung im Gewebe. Die Vorgänge verdeutlicht schematisch Abb. 3.

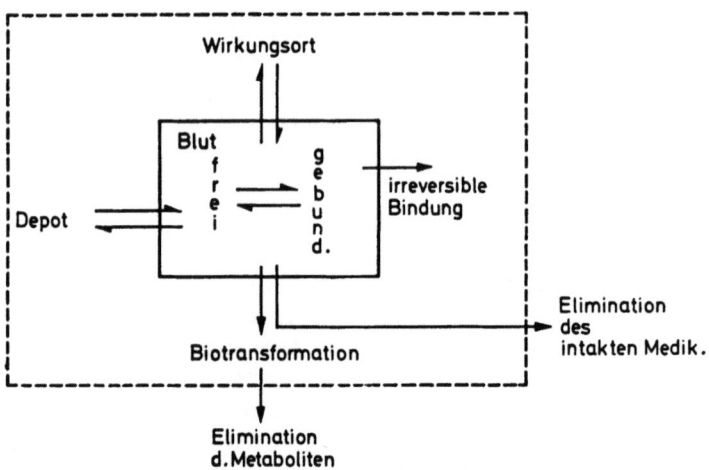

Abb. 3. Schicksal des Medikamentes im Organismus

Das Medikament wird aus dem enteralen oder parenteralen Depot absorbiert. Es gelangt in die Blutbahn und wird dort zum Teil an das Eiweiß — meist an das Albumin — und andere Bestandteile des Blutes und der Gefäßwände gebunden. Der gebundene Anteil ist antimikrobiell unwirksam. Er stellt in dem Maße, wie die Bindung reversibel ist, ein intravasculäres Depot dar. Nur der freie Anteil kann sich im extravasculären Raum verteilen. Dort wird die Substanz wiederum teilweise gebunden. Die nicht gebundene Fraktion gelangt an den Wirkungsort, aber auch in die Ausscheidungsorgane und in Organe bzw. Gewebe, in denen das Molekül gegebenenfalls umgewandelt wird, um dann in Form von Metaboliten eliminiert zu werden.

Biotrans- Die qualitativen chemischen Veränderungen des Medikamentes im
formation Organismus bezeichnet man heute oft als **Biotransformation** und

reserviert den Begriff „Metabolismus" für die körpereigenen Substanzen.
Durch die Biotransformation verliert das Medikament oft an Wirksamkeit. Es wird polarer, stärker wasserlöslich und damit ausscheidungsfähig. Meist ist daher die Biotransformation eine Entgiftung. Gelegentlich entsteht das eigentlich wirksame Agens erst durch Biotransformation. Vereinzelt sind Metaboliten weniger löslich als die Ausgangssubstanz (z. B. bei einigen Sulfonamiden). Bei gleichzeitiger Gabe mehrerer Medikamente mit partiell gleicher Biotransformation kann es zu Interferenzen kommen.

Pharmakokinetik — Die Dynamik der Vorgänge, in Abb. 3 durch Pfeile verdeutlicht, wird durch die **Pharmakokinetik** erfaßt; sie liefert eine mathematische Beschreibung der Mengen- und Konzentrationsveränderungen als Funktion des Ortes und der Zeit.

Biopharmazeutik — Die galenische Zubereitung eines Medikamentes kann sein Schicksal im Organismus erheblich modifizieren. Den Einfluß dieses Faktors untersucht die **Biopharmazeutik**.

Biotransformation, Pharmakokinetik und Biopharmazeutik befassen sich mit den Veränderungen, die das Medikament im und durch den Organismus erleidet. Die umgekehrte Beziehung, die Veränderung des Organismus durch das Medikament, d. h. seine Wirkung und seine Nebenwirkungen, sind Untersuchungsgegenstand der **Pharmakodynamik**. In der Chemotherapie gehört streng genommen die Wirkung auf den Erreger auch zur Pharmakodynamik, jedoch wird in der Regel darunter nur die Wirkung auf den Wirtsorganismus verstanden. Am wichtigsten sind in dieser Beziehung die Nebenwirkungen, die u. U. die Dosierung und damit die Wirkung begrenzen oder den Allgemeinzustand heben bzw. beeinträchtigen. Außerdem sind Einflüsse auf die natürliche Resistenz und Immunisierbarkeit denkbar. Bekannt ist letzteres bei Chemotherapeutica bisher für Chloramphenicol/Thiamphenicol.

Bedeutung der Pharmakokinetik für die Therapie — Voraussetzung für die antimikrobielle Wirkung ist eine **ausreichende Konzentration** des Chemotherapeuticums am **Ort der Infektion**. Ausreichend ist bei bacteriostatischen Mitteln die MHK; bei bactericid wirkenden Mitteln könnte, wenn die Verträglichkeit es erlaubt, die Konzentration so hoch sein, daß der maximale abtötende Effekt erreicht wird. Bei bacteriostatischen Substanzen darf die MHK zwischen den Einzeldosen nicht unterschritten werden, weil sonst wieder Vermehrung eintritt. Bei bactericiden Substanzen kann u. U. die Konzentration unter die MHK fallen, weil Vermehrung der überlebenden Erreger erst nach einer Erholungsphase von mehreren Stunden eintritt.

Die Konzentration am Ort der Infektion kann auch bei gleicher Konzentration im übrigen Extracellulärraum bei abgekapselten, nicht durchbluteten Herden beträchtlich variieren, denn das Medikament kann in diese nur langsam hinein- und wieder herausdiffundieren. Das führt meist zur Umwandlung der typischen Blutspiegelkurve in ein niedriges Plateau. Die Wirkung kann auch noch durch pH-Verschiebungen und inaktivierende Bestandteile des Herdes reduziert werden. Die Konzentration am Ort der Infektion ist meist nicht direkt meßbar und deshalb als Bezugsgröße für die Steuerung der Therapie nicht verfügbar. Als **Bezugsgröße** bietet sich die **Konzentration im Plasmawasser** an, die nach Erreichen des Diffusionsgleichgewichtes mit der Konzentration im interstitiellen Wasser übereinstimmt. Diese Konzentration muß um ein bestimmtes Vielfaches über der MHK liegen, nämlich um den **Therapiesicherheitsfaktor**, damit Konzentrationsabfälle zum Herd hin kompensiert werden. Die durchschnittliche Größe des Therapiesicherheitsfaktors muß durch klinische Prüfung ermittelt werden. Als Durchschnittswert gleicht er dann auch Variationen in der Empfindlichkeit der Erreger und der Kinetik aus.

Bestimmung des Gehaltes in extravasalen Körperflüssigkeiten

Die Konzentration in extravasalen Körperflüssigkeiten wird oft als Prozentsatz der Serumkonzentration angegeben. Hierbei muß die Zeit nach Applikation besonders berücksichtigt werden. In der Eliminationsphase kann die Konzentration in diesen Räumen über der des Serums liegen. Werte von > 100% sind mit Ausnahme der Galle im folgenden als Phänomen der Elimination anzusehen, wenn nicht ausdrücklich anderes vermerkt wird.

Bestimmung des Gewebegehaltes, Problematik

Vielfach wird angenommen, daß Bestimmungen des Medikamentengehaltes in den Geweben aufschlußreicher seien als die Konzentration im Plasmawasser. Eine korrekte Interpretation der Bestimmungen des Gewebegehaltes aus Homogenaten ist oft nicht möglich, weil dazu z. B. die Kenntnis des Restblutgehaltes, der Verteilung des Mittels auf die extra- und intracellulären Anteile des Gewebes, die Freisetzung oder Schaffung von Bindungen, von Inaktivatoren usw. gehört. Bestimmungen der Konzentrationen in der Lymphe sind weitaus geeigneter, um eine Vorstellung über die tatsächlichen Konzentrationsverläufe im interstitiellen Wasser zu gewinnen.

Für den **Therapeuten** stellt sich demnach die **Frage**: Wie muß ich dosieren, um im Plasmawasser eine Konzentration zu erhalten, die dem Produkt aus Sicherheitsfaktor und MHK (bestimmt im Eiweiß-freien Medium) entspricht? Welches ist das **optimale Dosierungsschema**, das diese Konzentration so rasch wie möglich erreicht, so wenig wie möglich überschreitet (Verträglichkeit!) und solange wie nötig aufrechterhält?

Hierfür sind von Krüger-Thiemer **Dosierungsgleichungen** erarbeitet; sie gelten primär für bacteriostatische Substanzen und basieren auf der Bestimmung der 3 Faktoren, die den Verlauf der Blutspiegelkurve bestimmen:

    der Invasionsgeschwindigkeit,
    der Eliminationsgeschwindigkeit,
    dem Verteilungsvolumen.

Bei extravasaler Applikation des Medikamentes und gegebener Dosis ist die **Blutspiegelkurve** die **Resultante** aus zwei gegenläufigen Prozessen: der **Invasion** und der **Elimination** (s. Abb. 4). In der Regel ist die **Geschwindigkeit** von Invasion und Elimination stets proportional der jeweils vorhandenen **Konzentration**, d. h. es handelt sich um Exponentialfunktionen. Die Geschwindigkeiten werden also durch Konstanten, die Invasionskonstante k_1 und die

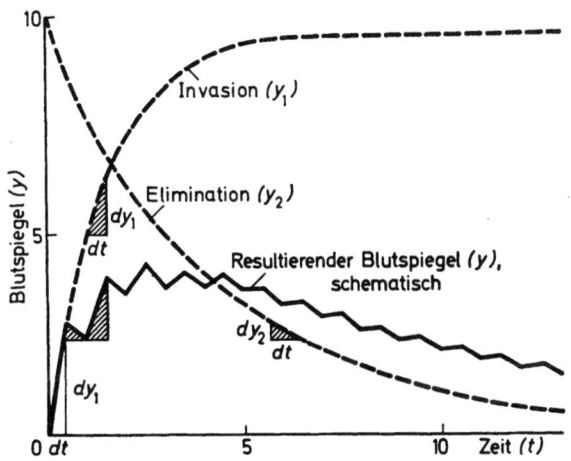

Abb. 4. Hilfsfigur zur Ermittlung der kombinierten Invasions- und Eliminationsfunktion nach Dost [Ü 6]

Eliminationskonstante k_2, charakterisiert. Die **Elimination** kann auch durch die **Halbwertszeit** ($t_{1/2}$) gekennzeichnet werden; sie gibt an, nach welcher Zeit die zu einem beliebigen Zeitpunkt während der Elimination ermittelte Konzentration auf die Hälfte abgefallen ist. Es gilt:

$$t_{1/2} = \frac{1}{k_2} \cdot \ln 2 = \frac{0{,}7}{k_2} \quad \text{oder} \quad k_2 = \frac{0{,}7}{t_{1/2}}.$$

$t_{1/2}$ bzw. k_2 können exakt nur bestimmt werden, wenn der Einfluß der Invasion ausgeschaltet ist, d. h. nur bei i.v. Gabe. Nach extravasaler Applikation kann die Absorption, wenn sie lange genug vonstatten geht, auch noch die Neigung des exponentiell abfallenden Schenkels beeinflussen. Korrekterweise müßte $t_{1/2}$ nach extravasaler Gabe als „scheinbare $t_{1/2}$" bezeichnet werden.

Das **Verhältnis von k_1/k_2** bestimmt für eine gegebene Dosis das Blutspiegelmaximum: je schneller die Invasion im Verhältnis zur Elimination, desto höher steigt die Konzentration (s. Abb. 5). Das

Zeitintervall, für das eine bestimmte Konzentration im Blut vorhanden ist, hängt von der absoluten Größe ab: je langsamer Invasion und Elimination verlaufen, desto länger ist das Medikament im Blut vorhanden (Abb. 5).

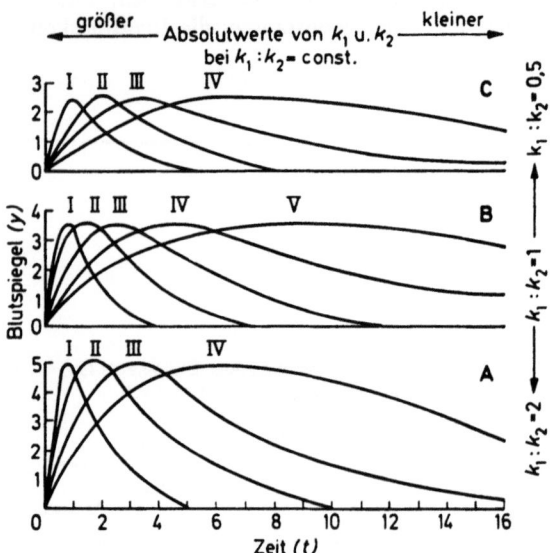

Abb. 5. Verschiedene Formen von Blutspiegelkurven bei gleicher Dosis (!), aber verschiedener Invasions- bzw. Eliminationsgeschwindigkeit nach Dost [Ü 6]

	$k_1 : k_2 = 2$ Teilbild A		$k_1 : k_2 = 1$ Teilbild B		$k_1 : k_2 = 0,5$ Teilbild C	
	k_1	k_2	k_1	k_2	k_1	k_2
Kurven I	2	1	2	2	1	2
Kurven II	1	0,5	1	1	0,5	1
Kurven III	0,5	0,25	0,5	0,5	0,25	0,5
Kurven IV	0,25	0,125	0,25	0,25	0,125	0,25
Kurven V			0,125	0,125		

Außer k_1 und k_2 ist eine dritte Größe für den Verlauf der Blutspiegelkurve bestimmend: die Größe des Raumes, in den das Medikament abströmen kann. Er wird **Verteilungsvolumen** genannt, ist aber meist nicht mit einem realen Volumen identisch, da es sich um einen Hohlraum handelt, der außerdem auch Anteile des Medikamentes bindet oder inaktiviert —, was rechnerisch zu einer Vergrößerung des Verteilungsvolumens führt. Ein großes Verteilungsvolumen läßt die Blutspiegelkurve insgesamt nach unten rutschen, ein kleines verschiebt sie nach oben. Das Verteilungsvolumen läßt sich berechnen, wenn man nach einer Testdosis experimentell die fiktive Anfangskonzentration C_0 im Serum aus einer Blutspiegelkurve bestimmt. Das ist diejenige Konzentration, die sich theoretisch einstellen würde, wenn Absorption und Verteilung im Organismus schon im Augenblick der Verabfolgung des Medikamentes und vor Beginn der Elimination abgeschlossen wären.

Um den fiktiven Charakter des Verteilungsvolumens zu betonen, ist die Bezeichnung ersetzt worden durch: **Plasmawasser-Distributionskoeffizient** Δ, definiert als: $\frac{D}{G \cdot C_0}$, D = Testdosis, G = Körpergewicht. In der Praxis wird aber nicht Δ bestimmt, sondern der Plasma-Distributionskoeffizient Δ'. Δ läßt sich aus Δ' berechnen, wenn die Serumeiweißbindung des Medikamentes auf bestimmte Weise ermittelt ist und als Adsorptionsfaktor (A) angegeben wird: $\Delta = \Delta' \cdot A$. Die Angaben in der Literatur über den Grad der Eiweißbindung variieren z. T. erheblich, was methodisch bedingt ist.

Wir haben bisher nur die Einzelgabe betrachtet. Zusätzliche Gesichtspunkte sind zu berücksichtigen, wenn über längere Zeit therapiert werden soll, das Mittel also **wiederholt appliziert** werden muß. Bei statisch wirkenden Substanzen gilt es, eine gewisse **Minimalkonzentration**, c_{min}, ständig zu gewährleisten und dies mit möglichst niedrigen Konzentrationsmaxima zu erreichen. Die Werte der mittleren Konzentration nach den Erhaltungsdosen müssen parallel zur Zeitachse liegen, d. h. es darf durch wiederholte Applikation weder zur Kumulation noch zur Abnahme der Serumkonzentration kommen. Ferner soll möglichst schon die Anfangsdosis zu der gewünschten c_{min} führen (Abb. 6, S. 24). Diese Forderungen werden erfüllt, wenn folgende **Größen** zueinander im **richtigen Verhältnis** stehen:

die Erhaltungsdosis D,

das Verhältnis von Initialdosis (D^+) zu D: $\frac{D^+}{D} = R^+$.

das Dosierungsintervall τ.

Das optimale Verhältnis der 3 Größen ergibt sich aus der **1. und 2. Dosierungsgleichung** und ihrem funktionalen Zusammenhang [1—4].

Durch die 1. Dosierungsgleichung wird R^+ festgelegt:

$$R^+ = \frac{D^+}{D} = \frac{1}{1 - e^{-k_2 \cdot \tau}}.$$

Das Verhältnis von Initial- zu Erhaltungsdosis wird also **nur** durch die **Eliminationskonstante** und das **Dosierungsintervall** bestimmt.

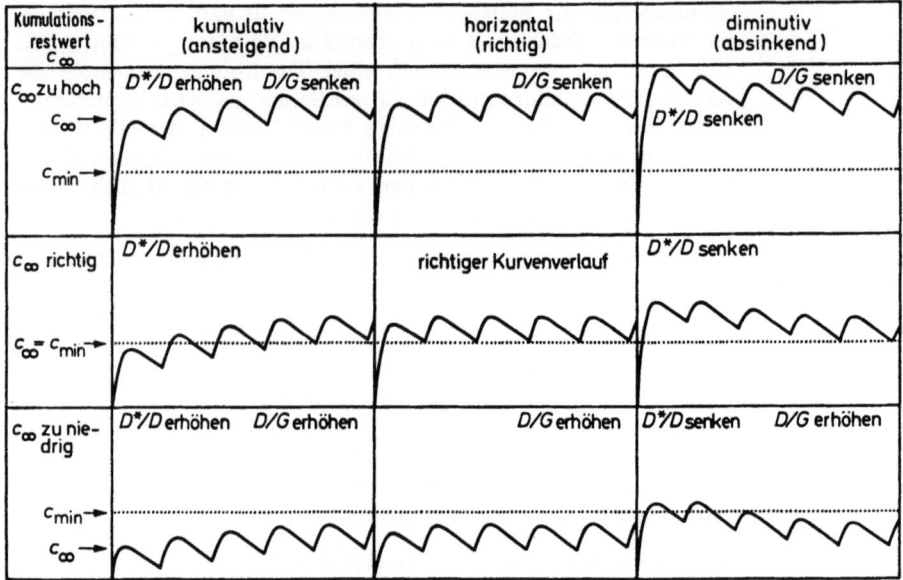

Abb. 6. Abweichungen vom therapeutisch notwendigen Kurvenverlauf und Regeln zur Korrektur kumulativer oder diminutiver bzw. zu hoher oder zu niedriger Kurvenverläufe bei unveränderlichem Dosierungsintervall τ nach Krüger-Thiemer und Bünger [3]

Durch die 2. **Dosierungsgleichung** wird die **Erhaltungsdosis** definiert:

$$D = G \cdot c_{min} \cdot \varDelta \cdot \varPhi.$$

$\varPhi$ ist der pharmakokinetische Faktor, den wir vereinfacht als Funktion von K_1, K_2 und τ beschreiben können. Das gleiche gilt für $\varDelta$ zuzüglich G und C_{min}, da

$$\varDelta = \frac{D}{G \cdot C_0}, \quad \text{und} \quad C_0 = c_{min} \cdot \varPhi.$$

Bei gegebenem c_{min} ist also τ die einzige freie Variable sowohl für R^+ wie D, die jedoch R^+ anders beeinflußt als D. Der **funktionale Zusammenhang** ist durch ein **Nomogramm** [3] beschrieben, s. Abb. 7. Es läßt erkennen, daß $k_2 = 0{,}7/t_{1/2}$ den größten Einfluß hat. Infolgedessen wirken sich die individuellen, physiologisch, pathologisch und genetisch bedingten Variationen von $t_{1/2}$ besonders deutlich aus. Verlängerung von τ erfordert eine Verkleinerung von R^+ und eine Vergrößerung von D. Das Nomogramm läßt sich auch zur Bestimmung der zueinander gehörenden Werte von τ, R^+ und D bei gegebener $t_{1/2}$ verwenden, z. B. zur Ermittlung der Dosierung

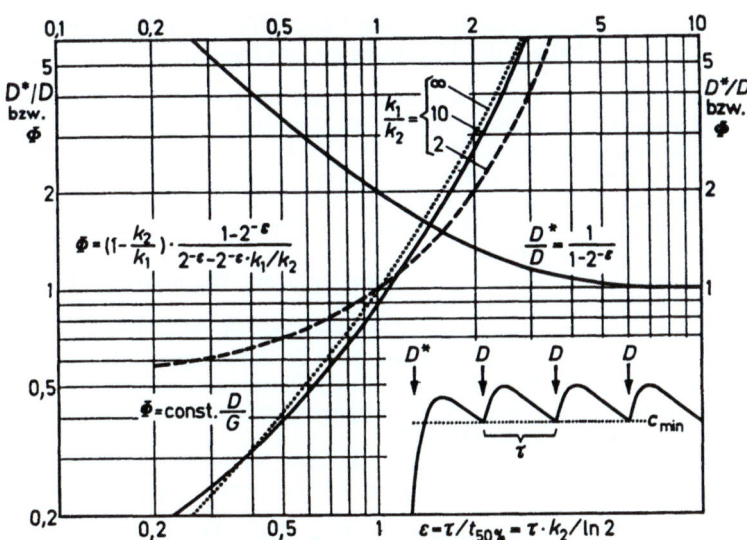

Abb. 7. Funktionaler Zusammenhang zwischen den pharmakokinetischen Konstanten $k_2 = 0{,}6931/t$ 50% und k_1 und dem optimalen Dosierungsschema τ, D^*/D und D/G nach Krüger-Thiemer und Bünger [3]

bei verzögerter Ausscheidung wegen Niereninsuffizienz. Am günstigstens ist es, $\tau = t_{1/2}$ zu wählen R^+ ist dann $= 2$, und die Spiegelmaxima betragen nur das 1,5fache der Minima.

Die 3 Dosierungsfehler Abb. 6

1. τ ist zu groß → unnötig hohe Spiegelmaxima: Toxicität
2. R^+ falsch
   a) zu klein → Kumulation: verzögerter Wirkungseintritt
   b) zu groß → Diminution
3. D falsch → c_{min} zu hoch (Toxicität) oder zu niedrig (Wirkungsverlust).

Berechnung der Dosierungsgleichungen

Benötigt werden an experimentellen Unterlagen: 1. der einmalig zu ermittelnde Adsorptionsfaktor und 2. Ermittlung der Plasmakonzentrationskurven, entweder in einem Kollektiv, um zu durchschnittlichen Dosierungsempfehlungen zu kommen oder beim einzelnen Kranken zur individuellen Dosierung. Aus den Konzentrationskurven ergeben sich, z. T. mit Hilfe von Nomogrammen, alle notwendigen Größen zur Berechnung der beiden Dosierungsgleichungen [1—3], wofür auch Computerprogramme entwickelt wurden [5, 6].

Weitere Anwendungsgebiete der Pharmakokinetik

Die Entwicklung optimaler Dosierungsschemata ist das für die Praxis wichtigste Gebiet der Pharmakokinetik. Für die Entwicklung neuer galenischer Zubereitungen oder den Vergleich von chemischen Modifikationen eines Medikamentes mit dem ursprünglichen Molekül ist die Pharmakokinetik ein unentbehrliches Hilfsmittel, ebenso für ein tieferes Verständnis des grundsätzlichen Verhaltens der Medikamente im Organismus.

Literatur:
Übersichten
Biotransformation
Pharmakokinetik

1. Pfeifer, S.: Pharmazie 23, 225 (1968).
2. Uehleke, H.: Fortschr. Arzneimittel-Forsch. 15, 147 (1971).
3. Parke, D. V.: The biochemistry of foreign compounds. Oxford-Braunschweig: Pergamon Press 1968.
4. Wagner, J. G.: Ann. Rev. Pharmacol. 8, 67 (1968).
5. Dettli, L., Spring, P.: Proc. 3rd Intern. Pharmacol. Meeting 7, 5 5 (1966).
6. Dost, F. H.: Grundlagen der Pharmakokinetik, 2. Aufl. Stuttgart: Thieme 1968.
7. Gladtke, E., v. Hattingberg, H. M. (Herausg.): Pharmakokinetik. Berlin-Heidelberg-New York: Springer 1973.

plus
Biopharmazeutik

8. Wagner, J. G.: Amer. J. Pharm. 141, 1 (1969).
9. Notari, R. E.: Biopharmaceutics and pharmacocinetics. New York: M. Dekker 1971.
10. Dettli, L.: Helv. med. Acta, Suppl. 50, 57 (1970).
11. Bieder, A., Gaillot, J.: Ann. pharm. franç. 29, 553 (1971).

Einzelarbeiten

1. Krüger-Thiemer, E.: Klin. Wschr. 38, 514 (1960).
2. Krüger-Thiemer, E.: J'ber. Borstel 5, 316 (1961).
3. Krüger-Thiemer, E., Bünger, P.: Arzneimittel-Forsch. 11, 867 (1961).
4. Krüger-Thiemer, E.: Drug Evaluation, Vol. 2, p. 217. Siegler, P. E., Moyer, J. H., Eds. Chicago: Year Book Medical Publ. 1967.
5. Schlender, B., Krüger-Thiemer, E.: Arzneimittel-Forsch. 12, 992 (1962).
6. Wagner, W.-H.: in Ü 7, 114.

II. Beurteilungsgrundlagen für Chemotherapeutica

Paul Ehrlich hat die Bewertung zusammengefaßt in

Chemotherapeutischer Quotient

$$\text{Chemotherapeutischer Quotient} = \frac{\text{dosis certe curativa minima}}{\text{dosis certe tolerata maxima}}.$$

Verwendet wird auch sein Kehrwert:

Chemotherapeutischer Index

$$\text{Chemotherapeutischer Index} = \frac{\text{dosis tolerata}}{\text{dosis curativa}}.$$

Diese Begriffe sind auch heute noch in der experimentellen Chemotherapie brauchbar, besonders wenn man heilende und toxische Dosis auf eine definierte Quote der behandelten Tiere bezieht und die Ergebnisse statistisch analysiert. Auch für die klinische Chemotherapie in ihren Anfängen — der Therapie von Protozoeninfektionen mit einigen wenigen Farbstoffen und Schwermetallen — war der chemotherapeutische Quotient bzw. Index ein nützlicher Maßstab. Bei dem Niveau, das die antimikrobielle Chemotherapie heute erreicht hat, genügen diese Parameter nicht mehr. Sie gestatten z. B. kein Urteil über Vor- und Nachteile einer Depotform und erleichtern nicht den Entscheid, ob bei einem bestimmten Patienten bei einer bestimmten Infektion ein nur bacteriostatisch wirkendes, aber sehr gut verträgliches Mittel indiziert ist oder eine weniger gut verträgliche, aber bactericide Substanz.

Tabelle 4. Beurteilungsgrundlagen der Chemotherapeutica

1. Physikalisch-chemische Eigenschaften
   Haltbarkeit
   Löslichkeit
2. Antibakterielle Wirkung
   Wirkungsspektrum
   Wirkungsintensität *in vitro* (MHK, MBK)
   Kritische Konzentration
   Wirkungstyp
   Wirkungsmechanismus
   Resistenzverhältnisse
      Primär-, Sekundär- und Parallelresistenz
   Wirkung beim Menschen
      Gegenwärtige Indikationen
      Infektionen, bei denen außerdem Wirksamkeit erwiesen
3. Pharmakokinetik und Biotransformation
   Absorption, Diffusion, Elimination
   Biotransformation
   Dosierung
4. Pharmakodynamik
   Wirkung auf Organe, Gewebe oder Funktionen
   Nebenwirkungen, Toxicität
   Interaktionen mit anderen körpereigenen und körperfremden Stoffen:
      physikalisch-chemische
      in der Wirkung
5. Kosten

Beurteilungs- Die **Beurteilungsgrundlagen**, die heute von Bedeutung sind, er-
grundlagen geben sich aus den im vorigen Abschnitt besprochenen **Wirkungsbedingungen**. Sie sind oben in Tabelle 4 zusammengefaßt und bilden die Leitlinie für die Besprechung der einzelnen Chemotherapeutica in Teil II. Tabelle 4 bedarf nur in zwei Punkten eines Kommentars. Als wirksam beim Menschen sind die Chemotherapeutica in Teil II nur für solche Infektionen bezeichnet, bei denen die Wirksamkeit durch **kontrollierte Studien** erwiesen ist, d. h. durch Prüfungen, in denen alle Faktoren, die außer dem Medikament das Therapieergebnis beeinflussen können, unter Kontrolle waren, und infolgedessen ein therapeutischer Erfolg auch eindeutig dem Medikament zugeschrieben werden kann. Kontrollierte Studien werden am besten als Vergleichsstudien durchgeführt, in denen zur gleichen Zeit an den gleichen Orten die neue Behandlung mit

einer Standardtherapie oder mit Placebo, falls ethisch gerechtfertigt, bei randomisierten Patientengruppen verglichen wird. — Das **klinische Wirkungsspektrum** ist für die praktischen Belange wichtiger als das *in-vitro*-Spektrum, das deshalb nur kursorisch abgehandelt wird. Auf eine Negativliste ist bei den Indikationen meist verzichtet. Der Leser kann davon ausgehen, daß die abgehandelten Medikamente bei nicht angeführten Indikationen unwirksam sind oder bisher nicht ausreichend geprüft wurden. — Unter dem Oberbegriff „**Interaktionen**" sind alle positiven und negativen gegenseitigen Einwirkungen zwischen dem betreffenden Medikament und anderen körpereigenen und körperfremden Stoffen zusammengefaßt, sowohl physikalisch-chemische als auch biologische, z. B. Synergismus, Antagonismus, Inaktivierung, ferner Interferenz mit der Biotransformation anderer Medikamente. Synergismus und Antagonismus zwischen Chemotherapeutica sind nur angeführt, wenn sie nicht nur im Experiment, sondern auch beim Menschen nachgewiesen sind.

III. Anwendungsprinzipien

Jede medikamentöse Therapie birgt das Risiko, dem Patienten zu schaden. Die erste Frage vor der Verschreibung muß daher lauten: **Ist eine Chemotherapie sinnvoll und nötig?**
Der banale, akute Infekt der oberen Luftwege z. B. ist beim nicht vorgeschädigten Kranken keine Indikation zur Chemotherapie, denn er ist primär fast stets eine Virus-Infektion, der bakterielle Erreger nur sekundär folgen.

A. Gezielte Chemotherapie

wird dann getrieben, wenn sie dem **Erreger** und seiner **Empfindlichkeit** für Chemotherapeutica **angepaßt** ist und möglichst solche Mittel benutzt, die nur den Erreger und **nicht die physiologische Flora** treffen. Nur die gezielte Therapie ist eine rationale und rationelle Therapie. Sie erfordert die **mikrobiologische Diagnose** und gegebenenfalls die **Resistenzbestimmung.** Sie verlangt vor Eintreffen der bakteriologischen Daten eine **klinische Diagnose,** aus der sich der **wahrscheinliche** oder **mögliche** Erreger und dessen vermutliche Chemoresistenz ergibt. — Für Infektionen, die durch verschiedene Keime verursacht werden können, ist deshalb auch die Reihenfolge der Erregerhäufigkeit angeben.

Breitbandantibiotica sind kein Ersatz für die Diagnostik!
Schon ein Gram-Präparat kann sie oft ersparen und ...

... den Patienten vor denjenigen Nebenerscheinungen bewahren, die vor allem bei Anwendung der Breitbandantibiotica auftreten (Schleimhautreizungen, stärkere gastrointestinale Störungen, Erregerwechsel).

B. Weitere Gesichtspunkte bei der Auswahl der Medikamente

Handelt es sich um eine Infektion, die rasch und ohne wesentliche Mithilfe des Makroorganismus beeinflußt werden muß, oder um eine Infektion, die wegen ihres leichteren Verlaufes voraussichtlich auch mit rein bacteriostatischen Substanzen zu behandeln ist? Im erstgenannten Falle sind **bactericide** Mittel zu wählen, im zweitgenannten kommen auch **bacteriostatische** Substanzen in Betracht. Bei längerfristiger Suppressionsbehandlung z. B. der chronischen Pyelonephritis ist die **Verträglichkeit** wichtiger als hohe Wirksamkeit. Zur **Chemoprophylaxe** sind grundsätzlich bactericide Mittel geeigneter als bacteriostatische. — **Vorschädigung** und **Begleitkrankheiten** können Kontraindikationen für bestimmte Medikamente bedeuten.

C. Applikationsform, Dosierung, Therapiedauer

Systemische, d. h. nicht auf einen Herd beschränkte, sondern im Organismus sich ausbreitende **Infektionen** benötigen auch eine **systemische Therapie,** die es dem Medikament erlaubt, alle Herde zu erreichen. Besteht die Wahl zwischen oraler und parenteraler Applikation, ist der Zustand des Patienten zu berücksichtigen. Beim **Schwerkranken** sind Applikation und Verteilung oft beeinträchtigt; dann ist die **parenterale** Gabe vorzuziehen. Die **Initialdosis** soll gleich die volle therapeutische Wirkung bringen, sie muß daher **höher** sein als die Erhaltungsdosen (s. Pharmakokinetik, S. 23). Bei gut verträglichen Mitteln kann die Dosis bei mäßig empfindlichen Erregern erhöht und/oder der Schwere des Krankheitsbildes angepaßt werden. Müssen **toxische** Substanzen in **Maximaldosen** gegeben werden, ist die Kinetik besonders sorgfältig zu berücksichtigen und gegebenenfalls durch **Serumspiegelmessungen** zu kontrollieren. Auf die möglichen Nebenerscheinungen ist ständig zu achten, um notfalls die Therapie abbrechen zu können, ehe irreversible Schäden eingetreten sind. — Die **Therapie** muß mit Ausnahme der einzeitigen Therapie der Gonorrhoe die **Dauer** der klinischen Manifestationen überschreiten; bei akuten Infektionen um mehrere Tage, bei chronischen um Wochen bis Monate, weil die Elimination der Erreger dem Eintritt der Besserung hinterherhinkt (Einzelheiten s. Teil III).

D. Kontrollierte Chemotherapie

Bakteriologische Kontrolle des Therapieerfolges ist stets erforderlich bei akuten Fällen, wenn sie schwer sind; auch wenn sie leichter sind, aber nicht den üblichen Verlauf nehmen. Sie ist ferner notwendig bei chronischen Infekten. Zweck der Kontrolle ist 1. die Überprüfung der Wirksamkeit (die quantitative Kultur ist ihr empfindlichster Indikator), 2. der Ausschluß einer Sekundärresistenz und 3. der Ausschluß eines Erregerwechsels. **Kontrolle der Medikamenteneinnahme** kann bei längerer Behandlung erforderlich werden, **Kontrolluntersuchungen** zur Vermeidung von Toxicität und Nebenerscheinungen sind stets notwendig.

E. Kombinierte Chemotherapie

Kombination von Chemotherapeutica kann aus folgenden Gründen in Frage kommen:

1. In der Initialphase der Therapie, wenn **Mischinfektion** vermutet werden muß oder nachgewiesen ist (z. B. Peritonitis).
2. In der Initialphase der Therapie, wenn es sich um eine schwere Infektion handelt, die zwar in der Regel eine Monoinfektion ist, aber **durch verschiedene Erreger** verursacht sein kann, die nicht alle im Spektrum eines einzigen, generell indizierten Mittels liegen (z. B. Neugeborenensepsis: gramnegative Keime oder Staphylokokken).
3. **Wirkungssteigerung** bei schweren Infektionen im Sinne einer erhöhten Bactericidie (z. B. Penicillin + Streptomycin bei Endokarditis lenta oder schweren Infektionen der Atemwege mit Haemophilus influenzae).
4. Zur **Resistenzverzögerung** (z. B. obligat in der Initialphase der antituberkulösen Behandlung, notwendig bei Chemotherapeutica mit sehr rascher Resistenzentwicklung wie Fusidinsäure, Makrolide).
5. Zur **Dosisreduktion** bei toxischen Mitteln (z. B. Zusatz von Carbenicillin zu Gentamicin bei Infektionen durch Pseudomonas aeruginosa).

Für die **Auswahl der Kombinationspartner** gilt:

1. **Keine** Chemotherapeutica mit **Parallelresistenz** wählen.
2. **Keine** Chemotherapeutica mit **verschiedenem Wirkungstyp** kombinieren.
3. Möglichst keine Chemotherapeutica mit **gleichgerichteter Toxicität** kombinieren.

Der **Wirkungstyp** muß beachtet werden, weil falsche Kombinationen antagonistisch wirken können. Folgende **Faustregeln** sind gültig:

a) Die Kombination von statisch wirkenden Substanzen ergibt einen additiven Effekt.
b) Die Kombination von -cid wirkenden Substanzen kann synergistisch oder additiv sein.
c) Die Kombination von statisch wirkenden Substanzen mit -ciden Mitteln ist oft antagonistisch.

Kombinationen vom Typ c) sind daher zu vermeiden. Es gibt auch klinische Beobachtungen eines derartigen Antagonismus. Soll eine Kombination gegeben werden, um einen synergistischen bactericiden Effekt zu erzielen, ist die vorherige *in-vitro*-Prüfung angebracht, die mit verschiedenen Verfahren durchgeführt werden kann.

Fixe Kombinationspräparate

Sie haben den **Nachteil,** daß eine individuell angepaßte Dosierung beider Partner nicht möglich ist. Fixe Kombinationen sind nur brauchbar, wenn a) jeder Partner in ausreichender Dosis enthalten ist, und b) ein durchschnittliches Mischungsverhältnis der Partner indiziert ist.

Stets zu bedenken: Ein Mehr an Mitteln bedeutet auch ein Mehr an Toxicität!

F. Zusätzliche therapeutische Maßnahmen

Die Chemotherapie ist in ihren Möglichkeiten begrenzt, wenn im Makroorganismus stärkere strukturale Veränderungen vorliegen: ein Stein oder Sequester müssen entfernt, ein größerer Abszeß eröffnet werden. Ist das Terrain irreversibel verändert, kommt die Reinfektion. Das Früh- und Neugeborene ist immunologisch unreif; bei schweren Systeminfektionen ist daher oft die Therapie mit γ-Globulin angezeigt. Hygiene und Isolierung sollten bei Kranken mit reduzierter Abwehrkraft viel mehr beachtet werden als bisher. Chemoprophylaxe und Chemotherapie schaffen nur ökologische Nischen, in denen sich opportunistische Erreger ansiedeln, die gegen die zur Verfügung stehenden Mittel resistent sind.

G. Chemoprophylaxe und präventive Chemotherapie

Definition Es empfiehlt sich, den Begriff **Chemoprophylaxe** auf die **vorbeugende** Gabe von Chemotherapeutica bei **drohender** oder **vermuteter, aber noch nicht nachgewiesener Infektion** zu begrenzen und die **vorbeugende** Gabe bei **eingetretener** Infektion zur Verhütung der manifesten Erkrankung als **präventive Behandlung** zu bezeichnen. Vorteilhaft ist auch die Unterscheidung danach, ob diese Behandlung eradikativ oder nur suppressiv wirkt. Denn bei der Suppression bleibt die Elimination des Erregers Aufgabe des Wirtsorganismus.

Indikationen für Chemoprophylaxe Für die eigentliche **Chemoprophylaxe** gibt es nur sehr wenige Indikationen, die nicht alle einhellig anerkannt sind:

1. Die gesetzlich vorgeschriebene Credésche Prophylaxe der Gonorrhoea conjunctiva bei Neugeborenen.
2. In der Chirurgie: bei Verbrennungen und massiv verunreinigten Wunden.
3. Chemoprophylaxe beim Pflegepersonal von Pestkranken in eng zusammenlebenden Gruppen.
4. Chemoprophylaxe bei Meningokokkenepidemien.
5. Chemoprophylaxe des Keuchhustens bei Kontaktpersonen.
6. Chemoprophylaxe der Malaria in endemischen Gebieten.
7. Evtl. bei vermuteter Laboratoriumsinfektion.
8. Evtl. bei Virusinfektion schwer vorgeschädigter Kranker, für die ein zusätzlicher bakterieller Infekt tödlich sein könnte.
9. Evtl. bei kurzfristig stark reduzierter Abwehr; Isolierung in keimarmem Milieu ist die bessere Alternative!
10. Präoperative Chemoprophylaxe heute weitgehend abgelehnt, am ehesten noch bei Augen- und Shunt-Operationen.

Indikationen für präventive Behandlung

1. Laboratoriumsinfektionen.
2. Meningokokkenträger bei Epidemien.
3. Rheumatismusprophylaxe bei Streptokokkeninfekten und Streptokokkenträgern in der Umgebung Erkrankter.
4. Tuberkulose, falls erhöhtes Erkrankungsrisiko besteht.
5. Evtl. bei Graviden mit nicht sicher ausgeheilter Gonorrhoe in der Anamnese bzw. früherer Lues und noch positivem F.T.A.- oder T.P.I.-Test.

H. Steuerung des Chemotherapeutica-Gebrauches in Krankenhäusern

Sie kann zur **Verminderung** des **Hospitalismus** mit **resistenten** Keimen beitragen durch:

a) Einschränkung des Verbrauchs auf das Notwendige.
b) Systematischen Wechsel der Mittel, entweder periodisch oder bei Aufkommen resistenter Stämme.
c) Verhütung des einseitigen Verbrauchs einzelner Mittel.

Zweiter Teil

Die Chemotherapeutica

I. β-Lactam-Antibiotica
(Penicilline (P), Cephalosporine (C))

Herkunft Penicillin wurde 1928 von Fleming entdeckt. Das Produkt des Pilzes Penicillium notatum wurde ab 1939 vor allem von Florey, Chain, Heatley und Abraham zum Medikament entwickelt. 1959 Isolierung des Grundgerüstes der P. aus Fermentationsbrühe durch Batchelor u. Mitarb. Dadurch wurde die Schaffung der halbsynthetischen P. ermöglicht.
Der erste Cephalosporin-bildende Pilz (Cephalosporium acremonium) wurde 1945 von Brotzu entdeckt. Abraham u. Mitarb. isolierten 3 Antibiotica Cephalosporin N, ein Penicillin, Cephalosporin P, ein Steroid, und Cephalosporin C, ein β-Lactam-Derivat mit von den P. abweichender Struktur.
Wegen der Gemeinsamkeiten im chemischen Grundgerüst, des gleichen Wirkungsmechanismus, des ähnlichen Wirkungsspektrums und Verhaltens im Organismus sowie der partiellen Parallelresistenz und der partiellen Kreuzallergie werden die P. und C. heute unter dem Oberbegriff β-Lactam-Antibiotica zusammengefaßt.

Grund-strukturen	Penicilline	Cephalosporine
	$H_2N-\overset{6}{\underset{O}{\square}}\overset{S}{\underset{A}{\square}}\overset{CH_3}{\underset{B}{\square}}\overset{CH_3}{\underset{COOH}{\square}}$	$H_2N-\overset{7}{\underset{O}{\square}}\overset{S}{\underset{A}{\square}}\overset{}{\underset{B}{\square}}-CH_2-O-COCH_3$ COOH
	6-Aminopenicillansäure (6-APS)	7-Aminocephalosporansäure (7-ACS)
	A = β-Lactam-Ring	A = β-Lactam-Ring
	B = Thiazolidin-Ring	B = Dihydrothiazin-Ring
	A + B entstand aus: Cystein Valin	A + B entstand aus: Cystein γ-Hydroxydehydrovalin zusätzlich: Acetoxy-Gruppe

a = Angriffspunkt der β-Lactamasen (Penicillinasen, Cephalosporinasen).

Die Grundstrukturen (primäre Bauelemente: Aminosäuren) sind antibakteriell fast unwirksam. Wirksamkeit ergibt sich durch Acylierung der Aminogruppe mit einer Säure, z. B.:

Penicillin G

Die CONH-Gruppe kann enzymatisch gespalten werden (Amidasen).

A. Penicilline

Einteilung Nach Erregerspektrum und Applikationsart ist folgende **Einteilung** der im Handel befindlichen und demnächst auf den Markt kommenden P möglich:

Vorwiegend gegen grampositive Erreger

1. *mit Ausnahme der Penicillinase-bildenden Staphylokokken*

   a) **nur parenteral** applizierbar:

   Penicillin G, als Alkalisalz
   Depotform = schwerlösliches Salz

   | Procain-
Clemizol-
Benzathin-
Phenyracillin-Penicillin | mit oder ohne
Alkali-Penic. G,
mit oder ohne
Procain |

   b) **auch oral** applizierbar:
   Phenoxypenicilline (sog. Oral-P)

   Penicillin V
   Pheneticillin
   Propicillin
   Ciclacillin
   Azidocillin

2. *speziell gegen Penicillinase-bildende Staphylokokken*

   a) **nur parenteral** applizierbar:
   Methicillin

   b) **auch oral** applizierbar:
   Isoxazolylpenicilline

   Oxacillin
   Cloxacillin
   Dicloxacillin
   Flucloxacillin

Vorwiegend gegen gramnegative Erreger
a) **nur parenteral applizierbar:**
Carbenicillin
b) **auch oral applizierbar:**
Ampicillin
Pivampicillin
Hetacillin
Carindacillin

Die vorwiegend gegen grampositive Keime wirksamen Penicilline sind in hohen Konzentrationen auch gegen gramnegative Erreger aktiv. Infolgdessen kommt **Penicillin G in Maximaldosen,** i.v. gegeben, auch dort in Betracht, wo **Ampicillin** indiziert ist. Umgekehrt ist die Aktivität von Ampicillin auch gegen grampositive Keime voll ausreichend. Trotzdem sollte Ampicillin bei diesen Keimen nicht verabfolgt werden, da es teurer als die Oralpenicilline ist, häufiger Hautreaktionen sowie gastrointestinale Beschwerden verursacht und die Selektion Ampicillin-resistenter gramnegativer Erreger durch subinhibitorische Konzentrationen begünstigt wird. Ciclacillin besitzt eine relativ stärkere Wirkung gegen gramnegative Bakterien als Penicillin G und die Oralpenicilline. Diese Keime können aber nicht als die eigentliche Indikation des Ciclacillin angesehen werden.

1. Penicillin G, Oralpenicilline, Ciclacillin

Bezeichnungen, Handelsnamen

Gattungsname	Chem. Bezeichnung	Handelsnamen
Penicillin G	Phenylacetyl-6-APS [a, b, c] Benzylpenicillin	Penicillin G
Penicillin V	Phenoxyacetyl-6-APS [c] Phenoxymethyl-Pen.	Beromycin, Immunocillin, Isocillin, Ispenoral, Terpicillin u. a.
Pheneticillin	Phenoxypropionyl-6-APS Phenoxyäthyl-Pen.	Pen-200
Propicillin	Phenoxybutyryl-6-APS [c] Phenoxypropyl-Pen.	Baycillin, Oricillin, Pluscillin
Azidocillin	α-Azidobenzyl-penicillin	Nalpen
Ciclacillin	1-Aminocyclohexanocarb-oxamido-6-PS	Ultracillin

[a] Die meisten Handelsformen enthalten außerdem Procain-Penicillin G.
[b] 6-APS = 6-Aminopenicillansäure.
[c] Meist als Alkalisalz.

Depotformen des Penicillin G

Kurzname	Chem. Bezeichnung	Handelsnamen
Procain-Penic. G	N-Diäthylamino-äthyl-4-aminobenzoesäureester-Penic. G	zahlreiche; teils wäßrige, teils ölige Derivate
Clemizol-Penic. G *	1-p-Chlorbenzyl-2-pyrrolidylmethyl-benzimidazol-Penic. G	Neopenyl, Megacillin
Phenyracillin *	2,5-Diphenylpiperazin-di-Penic. G	Depotpen
Benzathin-Penic. G *	Dibenzyl-äthylendiamin-di-Penic. G	Tardocillin

* Die meisten Handelsformen enthalten außerdem Procain-Penic. G.

Chemische Eigenschaften In Substanz sind alle P dieser Gruppe gut haltbar. Die Löslichkeit der Säuren ist gering, die der Alkalisalze dagegen gut. Pheneticillin und Propicillin sind Gemische von Diastereomeren, deren L-Form etwas wirksamer ist als die D-Form. Die Deportformen sind alle schwer löslich; $t_{1/2}$ ist umgekehrt proportional der Wasserlöslichkeit. Die Stabilität der wäßrigen Lösungen wechselt mit dem pH. Im physiologischen Bereich inaktivieren gepufferte Lösungen bei 25° C in 48 Std nur geringfügig (z. B. Pen. G zu 25%). Suspensionen von Procain-Pen. G und Depotformen sind bei 25° C für Monate stabil. — Bei pH 2 (im Magensaft) wird Pen. G rasch zerstört, die Oral-Penicilline, Azidocillin und Ciclacillin bleiben über Stunden weitgehend intakt. Daher kommt heute Penic. G für orale Therapie nicht mehr in Betracht.

Standardisierung Pen. G und V werden in internationalen Einheiten (I.E.) angegeben, die übrigen Penicilline in E oder nach Gewicht.

Umrechnung von I.E. bzw. E in mg (abgerundet)

0,1 Mega	mg
Ciclacillin, Säure	57,5
Pen. V, Säure	60
Pen. V, K	65
Pheneticillin, K	67,5
Propicillin, K	70
Azidocillin, K	70

230—280 mg = Einzeldosis von 0,4 Mega.

1 I.E. entspricht
0,6 µg des Standards von Pen. G-Na bzw. Pen. V
1,0 µg des Standards von Procain-Pen. G

Kritische Konzentrationen 1 E entspricht
bei allen Penicillinen derjenigen Menge, die 1 I.E. Pen. G-Na äquimolar ist, also $1,68 \times 10^{-9}$ Mol enthält.

Tabelle 5. Gegenwärtige Indikationen von Penicillin G und Oral-Penicillinen

Dosierung: (Erwachsene)			Kritische Konzentration (I.E./ml)
+ = normal	=	0,6—0,8 Mega täglich	0,25
++ = mittel	=	1,0—4,0 Mega täglich	0,5
+++ = hoch	=	~10 Mega täglich	4,0
++++ = höchst	=	40—100 Mega täglich	128—256

Oralpenicilline und Ciclacillin als *Initial*behandlung nur bei nicht zu schweren Infektionen durch Staphylokokken, Streptokokken, Pneumokokken; nicht bei schlecht erreichbaren Herden, nicht bei Magen-Darm-Störungen (schlechtere Absorption!).

Gegenwärtige Indikationen bei Erregern bzw. Infektionskrankheiten

als Mittel der Wahl	Dosierung	als Reserve	Dosierung
° Staphylokokken (Penaseneg.)	+	Leptospirosen	++
° Streptoc. pyogenes	+	° Sodoku	++
° Streptoc. viridans	++	Rückfallfieber	++
° Pneumokokken	+		
° N. gonorrhoeae	++		
N. meningitidis	++		
Clostridien (Tetanus, Gasbrand)	++		
° Milzbrand	++/+++		
° C. diphtheriae	++		
° Rotlauf	+		
Pasteurella multocida	++/+++		
° Lues	++		
° Frambösie	++		
° Pinta	++		
° Ulcus tropicum	++		
° Haverhill-Fieber	++		

° = Anwendung von Depot-Penicillinen möglich.

Fortsetzung siehe nächste Seite.

Fortsetzung Tabelle 5:
Klinische Wirksamkeit — oft nur in höchsten Dosen — erwiesen bei:

	Dosierung	
Enterokokken	+++	
anaerobe Corynebakterien	++/+++	
Listeriose	++/+++	
H. influenzae	+++	
Bacteroides	++/+++	
Coli	++++	
Proteus	++++	Zeichen-
Klebsiella/Aerobacter	++++	erklärung
Salmonellen	++++	s. S. 37
Bartonellosis	+	
Aktinomykose	+++	
Psittakose	++	

Meist nur Penicillin G in Form der Alkalisalze.

Wirkungs-spektrum   Nur bei Therapie mit Pen. G in Höchstdosen sind gramnegative Stäbchen erfaßbar. Bei geringerer Dosierung erstreckt sich das Spektrum auf grampositive und gramnegative Kokken, grampositive Stäbchen, Treponemen, Haemophilus ducreyi, ferner auf Actinomyces und schwach auf Chlamydia psittacosis.

Gegenwärtige Indikationen   Sie sind in Tabelle 5, S. 37 angegeben, die zusätzlich Hinweise auf die Dosierung und den Einsatz von Depot-Pen. G enthält. Beide sind abhängig von der Empfindlichkeit des Erregers und der Art der Infektion.

Klinische Wirksamkeit erwiesen   Tabelle 5 führt ferner diejenigen Infektionen auf, bei denen sich die P vom Pen. G-Typ als wirksam erwiesen haben.

Resistenz-verhältnisse   **Primäre Resistenz** gegen Pen. G ist nicht zu erwarten bei Streptokokken, Gruppe A (selten bei anderen), Pneumokokken, Meningokokken, Haemophilus ducreyi, Treponemen. Bei Gonokokken hat sich im Laufe der Jahrzehnte die Empfindlichkeit so weit vermindert, daß die resistentesten Stämme jetzt eine MHK von 4 I.E./ml aufweisen. Staphylokokken sind heute zu einem großen Prozentsatz resistent, in der Klinik häufiger als in der Praxis [1]. Die Resistenzraten zeigen regionale Unterschiede. In Deutschland werden in Laboratorien mit gemischtem Einsendungsbereich etwa 40% resistente Stämme gefunden [2, 3]. Der Resistenz liegen 2 verschiedene Mechanismen zugrunde: a) die Bildung von β-Lactam-Antibiotica-**spaltenden Enzymen** (Penicillinasen, Cephalosporinasen) durch die Bakterien — sie kann durch diese Antibiotica in unterschiedlichem Ausmaß induziert werden —, und b) Resistenz ohne Inaktivierung des Antibioticums (sog. **Toleranztyp**). Beschränkt auf die Indikationen, für die Pen. G Mittel der Wahl ist, gilt, daß Resistenzbestimmungen stets wegen beträchtlicher Unterschiede in der Empfindlichkeit bei Staphylokokken, Clostridien und Milzbrand durchgeführt werden müssen. **Sekundäre Resistenz** entsteht nach dem Mehrschrittmuster. Zwischen Pen. G, Oralpenicillinen und Ampicillin besteht vollständige oder weitgehende **Parallelresistenz**, z. T. auch gegen Cephalosporine.

Wirkungstyp Die P wirken **bactericid**, jedoch nur auf proliferierende Keime, nicht auf ruhende. Das Absterben ist sekundäre Folge des Wirkungsmechanismus, einer Störung der Zellwandsynthese. Daher wurde der Wirkungstyp auch als degenerativ bezeichnet [4]. Der bactericide Effekt wird mit Konzentrationen erreicht, die knapp über der MHK liegen. Innerhalb weniger Generationszeiten wird die Population auf 10^{-4} reduziert. Auch bei längerer Einwirkungszeit überleben einzelne Keime — etwa 1 auf 10^6. Sie sind aufgrund ihres ruhenden Stoffwechsels P-refraktär, ohne genetisch resistent zu sein (sog. Persister). P-geschädigte Keime benötigen nach Schwinden des P mehrere Stunden, ehe sie wieder zu proliferieren beginnen [5]. Infolgedessen ist es nicht notwendig, im Körper ununterbrochen eine gewisse Konzentration aufrechtzuerhalten. Aus experimentellen [6] und klinischen [7] Daten kann geschlossen werden, daß wiederholte Gaben insgesamt wenigstens für die Hälfte des Tages die MHK im Serum aufrechterhalten sollten, wobei die P-freie Periode 4 Std nicht überschreiten sollte.

Wirkungsmechanismus Er ist für alle β-Lactam-Antibiotica gleich. Gestört wird die Synthese des formgebenden Anteils der Zellwand, der sog. Basalstruktur. Diese besteht aus Längssträngen (Aminozuckern), die durch Querstränge (Oligopeptide) vernetzt sind. Die Transpeptidase, die in den Prozeß der Quervernetzung eingeschaltet ist, reagiert aufgrund ähnlicher Konfiguration mit den β-Lactam-Antibiotica statt mit den Endgliedern der Querstränge. Infolgedessen wird keine feste Zellwand gebildet [8, 9]. Unter gewöhnlichen osmotischen Verhältnissen dehnt sich die Wand, die Zellmembran wird permeabel, schließlich tritt Lyse ein. In hyperosmotischem Milieu kann sich der Keim jedoch auch ohne normale Zellwand in atypischer Form vermehren (sog. L-Form), sowohl *in vitro* [10] wie *in vivo* [11].

Kinetik und Biotransformation Die P werden rasch absorbiert, verteilt und ausgeschieden. Absorptionsgrad bei oraler Gabe, $t_{1/2}$, Serumbindung und relative Serumkonzentration sind in Tabelle 6, S. 40 angegeben. Tabelle 7, S. 41 bringt durchschnittliche Serumkonzentrationen nach einer Standarddosis von 0,4 Mega sowie die prozentuale Ausscheidung im Harn in den ersten 6 Std. In Liquor und Kammerwasser des Auges werden $< 1-5\%$ der Serumkonzentration gefunden, in der Muttermilch $5-10\%$, in den Körperhöhlen bei Entzündung 25 bis 75%, in den Geweben etwa die gleichen Prozentsätze [12, 13], im fetalen Kreislauf und in der Amnionflüssigkeit $25-30\%$. Die Konzentration in der Blasengalle liegt meist knapp unter, zwischen-

Tabelle 6. Vergleich von Penicillin G und den Oral-Penicillinen (Penic. G = 1) (alle Werte abgerundet)

	Säure-festigkeit	Relative MHK		Penase-festigkeit	Relative Serum-konz.[a]	% nicht an Serumeiweiß gebunden[b]	Halbwert-zeiten (min)	Absorption bei oraler Gabe
		grampos. sens. Keime	Penase-bild. Staphylok.					
Penicillin G	−	1	1	−	1	55	30—60	±
Penicillin V	+++	²/₃—2	>1	−	4	45	60	+
Pheneticillin	+++	²/₃	¹/₃	+	8	25	45	++
Propicillin	+++	²/₃—8	¹/₄—¹/₁₅	++	16	15	60	++/+++
Ciclacillin	+++	8—20	>1	+	18	80	40	+++

[a] Nach oraler Gabe, auch von Penic. G.
[b] Bei 37° C und 2—4 µg/ml.

zeitlich ein Mehrfaches über der Serumkonzentration. In der Leber werden die P inaktiviert, offenbar in verschiedenem Ausmaß [14]. Für Pen. G, Pheneticillin und Propicillin sind je 1 aktiver Metabolit im Harn mit Sicherheit nachgewiesen [15]. Die Ausscheidung erfolgt vor allem über die Nieren. Pen. G wird zu 20% glomerulär filtriert, zu 80% tubulär sezerniert. Die tubuläre Sekretion kann durch gleichzeitige Gabe von Probenecid gehemmt werden; die Konzentration in Serum und Gewebe steigt dann auf ein Mehrfaches [16]. Bei Neugeborenen und bei Niereninsuffizienz ist die

Tabelle 7. Durchschnittliche Serumkonzentration (E) von Penicillin G (i.m.), Oral-Penicillinen und Ciclacillin (per os) nach Gabe von etwa 0,4 Mega

	Serumkonzentration in E/ml nach Std				% der Dosis im 6-Std-Harn
	1	2	3	4	
Penic. G, Na	12,0	6,0	3,0	2,0	40—70
Penic. G, Procain	5,0	0,9	0,8	0,8	~ 20
Penic. V	2,0	1,5	1,0	0,25	20—30
Pheneticillin	3,9	1,2	0,7	0,2	25—30
Propicillin	5,7	2,8	1,6	0,8	25—30
Ciclacillin	7,3			0,5	40—70

Werte abgerundet

Ausscheidung verzögert, die $t_{1/2}$ entsprechend verlängert. Bei Oligurie empfiehlt es sich, mit der Tagesdosis nicht über 10 Mega (E) hinauszugehen [17]. Extrakorporale Hämodialyse verkürzt $t_{1/2}$ von Pen. G nicht [18]. Mit Dauerinfusion von 100 Mega Pen. G in 24 Std können Serumkonzentrationen von etwa 500 I.E./ml gehalten werden. Injektionen von 20 Mega halten für 3 Std einen Minimalspiegel von 60 I.E./ml aufrecht [19].

Penicillin G-Depotformen Infolge langsamer Abgabe aus dem Depot werden längere Zeit meßbare Konzentrationen aufrechterhalten, die aber, auch wegen des Fehlens hoher Konzentrationsspitzen, nur für gut empfindliche Keime ausreichen. Bei **schweren** Infektionen können Depot-Penicilline als **Basistherapie** gegeben werden, in Kombination mit Pen. G-Alkalisalzen. Von den Depotformen des Pen. G wird durch die WHO verlangt, daß im Dosierungsintervall die Serumkonzentration bei 60% der Fälle nicht unter 0,03 I.E./ml fällt [20]. Darauf basieren die Dosierungsangaben in Tabelle 9, S. 43. Die Minimalkonzentration von 0,03 I.E./ml ist im Hinblick auf hochempfindliche Keime, insbesondere für die Therapie der Lues und die Rheumaprophylaxe gewählt. Die Injektion aller Depot-P ist schmerzhaft. Sie sind daher oft mit einem Lokalanästheticum kom-

Tabelle 8. Dosierungsrichtlinien für Penicillin G und Oral-Penicilline

Dosierungsbereich	Penicillin	I.E. bzw. E in Mega täglich			
		Erwachsene	1—12 Jahre	Säuglinge	Neugeborene Frühgeborene
normal	Penic. G, Alkali	3—4×0,2	0,1/kg [b]	0,2/kg [b]	0,05/kg [b]
	Penic. G, Procain [a]	2×0,4; 1×1	2×0,4; 1×1	2×0,2; 1×0,5	—
	Phenoxy-Penic. [e]	3—4×0,4	3×0,2—0,6	3×0,2—0,4	3×0,05 [c]
mittel	Penic. G, Alkali	3×0,5	wie normal	wie normal	0,2/kg [b]
	Penic. G, Procain [a]	2×1	2×1	2×0,5	—
	Phenoxy-Penic.	3×1	wie normal	wie normal	3×0,2 [c]
hoch	Penic. G, Alkali	2×5	0,5/kg [b]	1/kg [b]	0,5/kg [b]
	Penic. G, Procain [a]	1×4			
höchst	Penic. G, Alkali	40—100 als Dauerinfusion oder als Kurzinfusion je 10—20 [d]	wie hoch	wie hoch	wie hoch

[a] Statt Procain auch Clemizol-Penic. G oder Phenyracillin.
[b] Aufgeteilt in 6—8 Einzeldosen i.m. oder i.v.
[c] Die Absorption durch das Neugeborene ist von Präparat zu Präparat verschieden. Nur kontrollierte Mittel benutzen! [33].
[d] 10—20 Mega in 100—200 ml aqua dest. innerhalb von 15—30 min. [32].
[e] Penicillin V, Pheneticillin, Propicillin.

Tabelle 9. Dosierungsrichtlinien für Depot-Penicilline (E) zur ständigen Erhaltung von mindestens 0,03 I.E./ml

Substanz	Handelsname	Dosierung (Mega)
Procain, Penic. G, wäßrig	zahlreiche	1× tgl. 0,6
Procain, Penic. G, ölig	N-Pc „ol"	2× wöchentl. 1,2
Phenyracillin+Proc. Pen. G	Depot-Pen	tgl. oder jeden 2. Tag 1
Clemizol-Penic. G	Megacillin	tgl. oder jeden 2. Tag 1
Benzathin-Pen. G +Proc. Pen. G	Tardocillin comp.	3× wöchentl. 0,6
Benzathin-Pen. G	Tardocillin 1200	1—2× monatl. 1, 2

Kinder über 3 Jahre erhalten die Erwachsenen-Dosis, Kinder unter 3 Jahren die Hälfte. Procain-Penic. G nicht bei Neugeborenen!

biniert. **Kein Procain-Pen. G bei Neugeborenen!** (Procaintoxicität)

Ciclacillin Über dieses Derivat liegen noch so wenige klinische Daten vor, daß eine Einordnung nicht möglich ist. Auch die Angaben in Tabelle 6 u. 7 gelten nur unter Vorbehalt.

Benzathin- insbesondere bei Erwachsenen **überholt**, da Oralpenicilline zuver-
Pen. G oral lässiger resorbiert werden.

Pharmako- Die P sind ausgezeichnet verträglich. **Wichtigste Nebenerschei-**
dynamik **nungen:**
Allergie 1. **Allergie gegen P** [21, 22]. Allergene: als Haptene Penicillin so-
Antigene wie verschiedene reaktive Abbauprodukte des P. Unsicher ist die Bedeutung von P-Polymeren als Haptenen und von Proteinbeimengungen aus dem Herstellungsprozeß als Vollantigenen. Außer
Entstehungs- durch Therapie kann die P-Allergie durch direkten Hautkontakt
ursachen mit der Substanz entstehen, ferner nach Einatmung, durch Impfung mit P-haltigen Vaccinen oder durch P-haltige Nahrungsmittel sowie durch Kontakt mit Pilzen, die eine Parallergie gegen P er-
Häufigkeit zeugen. Häufigkeit der Allergie mit 0,7—10%/o angegeben, schwere **anaphylaktische** Reaktionen mit 0,015—0,004%/o, **tödlicher Schock** mit 1:50 000 bis 1:66 000 behandelte Patienten [22]. Sensibilisierung am seltensten bei oraler Gabe, öfter bei parenteraler Applikation, am häufigsten bei lokaler Anwendung, generell häufiger bei allergischer Diathese. Hautreaktionen von fraglicher allergischer Natur werden am häufigsten bei Ampicillin gesehen; s. S. 58.
Reaktions- **Reaktionstypen:** 1. **Sofortige** oder **beschleunigte** Reaktionen inner-
typen halb Sekunden bis 60 min bei bereits Allergisierten: anaphylaktischer Schock oder Schockfragmente wie Urticaria, Pruritus u. a.
2. **Spätreaktionen** (nach Tagen oder Wochen) a) Hautreaktionen wie Urticaria, Exanthem, exfoliative Dermatitis u. a., b) Serumkrankheitsähnliche Bilder, c) hämolytische Anämie, d) allergische
Kreuzallergie Organmanifestationen wie Myokarditis und Nephritis. **Kreuzallergie** besteht häufig zwischen den P. untereinander, nicht obligat

Diagnostische Teste mit den Cephalosporinen (C). Viele Patienten mit P-Allergie vertragen die C. Jedoch stets Vorsicht geboten. C-Allergien kommen etwa ebenso häufig vor wie P-Allergien (bis 5%) und können ohne vorherige P-Allergie auftreten. C-Allergien haben auch nicht immer eine solche zur Folge [23]. Intracutanteste mit Penicilloyl-Polylysin und Penicillin G + einigen Abbauprodukten sind in Prüfung. Sie lassen die Bereitschaft zu sofortigen und beschleunigten Reaktionen erkennen. Die Treffsicherheit nimmt jedoch bei länger zurückliegender Allergisierung ab. Soll bei einem **Allergieverdächtigen** P gegeben werden, ist zunächst ein **Kratztest** durchzuführen (auf einen frischen Hautkratzer 1 Tropfen Pen. G-Lösung mit 1000 I.E./ml). Tritt in 15 min keine lokale Sofortreaktion auf, wird **Intracutantest** mit gleicher Lösung angeschlossen. Bei deren

Therapie des Schocks negativem Ausfall **Expositionsversuch** mit P. Ein **Notbesteck zur Schockbehandlung** sollte stets vorhanden sein. Es muß enthalten: Spritzen und Kanülen, ein transportables Sauerstoffgerät, mehrere Ampullen Adrenalin 1 : 1000, i.v. injizierbares Hydrocortison, Aminophyllin und Calcium für i.v. Gabe. Bei Eintreten des Schocks Patienten in Halbseitenlage mit tiefer liegendem Kopf bringen. Injektion von 0,5—1 ml Adrenalin s.c., evtl. 0,1 ml zusätzlich i.v. Subcutane Gabe notfalls alle 5—10 min wiederholen, bis zu 3×. Falls Patient auf erste Gabe nicht anspricht, 25—100 mg Hydrocortison i.v. Bei Husten, Dyspnoe, Quincke-Ödem 0,25—0,5 g Theophyllin langsam i.v., evtl. Calcium i.v. Notfalls künstliche Beatmung.

2. Allergie gegen Procain. Häufigkeit bis zu 5%.

3. Akute, nicht allergische **Zwischenfälle** nach Gabe von **Depot-Penicillinen** als Suspension, wahrscheinlich infolge Mikroembolien in Lunge und Hirn durch grobe Kristalle nach versehentlich intravenöser Gabe. Subjektiv schwere Zustände mit Kreislaufreaktionen, Todesangst, Erregung und Halluzinationen, die von alleine nach etwa ¹/₂ Std abklingen. Seltener geworden, seitdem die Präparate feiner zermahlen werden [24, 25].

4. Bei intravenösen Höchstdosen oder nach zu großen intralumbalen Gaben sowie bei kardialem Bypass mit Erniedrigung der Blut-Hirn-Schranke können epileptiforme **Krämpfe** mit tödlichem Koma auftreten [26]. Begünstigend wirken sich aus: durch Entzündung gesteigerte Permeabilität der Meningen, Niereninsuffizienz, höheres Alter, vorgeschädigtes ZNS [27]. Die Pen. G-Konzentration soll im Liquor nicht 10 I.E/ml überschreiten. Dies wird durch wiederholte Kurzinfusionen eher vermieden als bei einem Dauertropf.

5. Bei hochdosierter Pen. G-Therapie Gefahr von **Elektrolytstörungen.** Zu verhüten durch entsprechende Pen. G-K/Na-Mischpräparate (mval beachten!).

6. Bei Beginn der Luestherapie **Herxheimer** Reaktion (Fieber, Allgemein- und Herdreaktionen).

	7. Bei den Oral-P geringe **gastrointestinale** Beschwerden und lockere Stühle in $\leq$ 4%.
Interaktionen	1. Inaktivierung durch Metalle wie Blei, Kupfer, Quecksilber u. a. sowie durch Aminosäuren.
	2. Beeinträchtigung der oralen Absorption durch Nahrung.
	3. Pseudoglucosurie (Reduktionsproben).
	4. Bei hohen Dosen positive Sulfosalicylsäureprobe im Harn; Fällung verschwindet jedoch nach Aufkochen.
	5. Penic. G-Lösungen für i.v. Infusion inkompatibel mit Vitamin B-Komplex + Vit. C, Heparin.
	6. Reduktion des eiweißgebundenen Anteils durch Probenecid, Phenylbutazon und Acetylsalicylsäure.
Kontraindikationen	**Absolut:**
	1. Allergie gegen P.
	2. Für Oral-P.: Magen-Darm-Erkrankungen; sie führen zu unregelmäßiger Absorption.
	3. Bei Procain-Allergie kein Procain-haltiges Depot-P!
Vorsichtsmaßnahmen	1. Vor jeder Therapie den Patienten nach einer Penicillin-Allergie bzw. Procain-Allergie befragen.
	2. Den Patienten nach der ersten Gabe möglichst 30 min unter Kontrolle behalten.
	3. P möglichst nicht lokal applizieren (hohe Allergisierungsquote).
	4. Kein Procain-Pen. G bei Kindern geben.
	5. Bei hohen Pen. G-Dosen ($>$ 10 Mega tgl.) K/Na-Mischungen benutzen.
	6. Bei Personen über 60 J. nicht mehr als 40 Mega Pen. G geben.
	7. Bei Niereninsuffizienz keine hochdosierte Therapie. Gefahr der Tubulusnekrose mit Anurie [32].
Wahl eines Penicillins	Bei schwereren Infektionen, die höhere Konzentrationen und raschen Wirkungseintritt benötigen, **Pen. G** als **Alkalisalz** oder in Mischung mit Procain-Pen. G parenteral. Für **Luestherapie** und vor allem **Rheumaprophylaxe** kommen die **Depotformen** des Pen. G in Betracht; besonders lang wirkend: **Benzathin-Pen. G.** Bei **leichteren** Infektionen **Oral-P.** Sie haben eine geringere Allergierate, jedoch größere Streuungen in der Serumkonzentration; verträgliche Tageshöchstdosis etwa 5 Mega (E). Pheneticillin wird etwas besser absorbiert als Pen. V, ist aber etwas weniger antibakteriell wirksam, wird stärker an Eiweiß gebunden, besitzt eine kürzere $t_{1/2}$ und hat sich in klinischen Prüfungen insgesamt nicht als überlegen erwiesen. Propicillin wird besser absorbiert als Pen. V, führt daher zu höheren Serum- und Gewebekonzentrationen, weist allerdings eine höhere Eiweißbindung im Serum bei annähernd gleicher Bindung durch Gewebe [28] auf und ist antibakteriell weniger wirksam gegen Pen. G-sensible Keime als Pen. V. Gegen

Penicillinase-bildende Staphylokokken ist es deutlich aktiver. In kontrollierten klinischen Prüfungen hat sich Propicillin als geringfügig wirksamer und besser verträglich als Pen. V erwiesen [29 bis 31]. Die klinischen Ergebnisse und die Wirksamkeit auch gegen mäßig Pen. G-resistente Staphylokokken lassen Propicillin den Vorzug geben. Bei Infektionen der Atemwege erscheint Azidocillin (s. S. 48) besonders geeignet.

Applikations-
formen,
Dosierung

Systemische Therapie: Parenteral, i.m. oder bei hochdosierter Therapie i.v. als Injektion bzw. Infusion; bis zu 5 Mega tgl. (E) können oral gegeben werden. Dosierungsangaben in Tabelle 8, S. 42, für Depot-Penicilline in Tabelle 9, S. 43, für Oral-Pen. in Tabelle 8, S. 42. Lokale Therapie mit Pen. G: Infiltrationen von entzündetem Gewebe mit 0,1 Mega/ml, intraartiell 10 ml einer Lösung mit 5000 I.E./ml, intrapleural bis 0,2 Mega (5000 I.E./ml), intraartikulär bis 0,1 Mega (25 000 I.E./ml). Die Notwendigkeit intralumbaler Gabe bei Meningitis ist fraglich. Sie gibt jedoch sofort und zuverlässig bactericide Konzentrationen. Langsame Injektion von 10 000 I.E. (E), 8000 I.E. (6—12 J.), 5000 I.E. (1—6 J.), 2500 I.E. (< 1 J.) in 10 ml nach Abnahme der gleichen Menge Liquor. Jede lokale Therapie muß durch eine systemische ergänzt werden.

Einige
Handelsformen

1. Penicillin G als Na- oder K-Salz
   Ampullen mit 0,1, 0,2, 0,4, 0,5 und 1 Mega der Firmen Göttingen, Heyl, Hoechst.
   Penicillin G für hochdosierte Therapie
   als Na-Salz, Flaschen mit 5, 10 und 20 Mega der Firmen Hoechst, Hormon-Chemie und Novo,
   als Na-/K-Salzmischung, Flaschen mit 10 und 20 Mega der Firmen Göttingen, Grünenthal, Hoechst.
2. Procain-Penicillin G
   a) In Mischung mit Pen. G-Alkalisalz (3+1)
      Amp. mit 0,4, 0,6, 1 und 2 Mega der Firmen Bastian-Werk (Zentracillin), Bayer (Aquacillin comp.), Göttingen (Hydracillin), Hoechst (N-Pen. aqu.), Heyl (Penicillin), Hormon-Chemie (Hormocillin).
   b) In Mischung mit Pen. G-Alkalisalz (~ 1+9)
      Amp. mit 4 Mega der Firmen Göttingen (Hydracillin forte), Hormon-Chemie (Hormocillin forte 4 Mega), Hoechst (Liquocillin).
   c) Procain-Penicillin G allein, wäßrig bzw. ölig
      Amp. mit 0,4, 0,6, 1, 1,2, 2 und 3 Mega der Firmen Hoechst (Penicillin Manole bzw. N-PC „ol") und Novo (Penicillin Novoject). Procain-Pen. G mit Aluminiummonostearat in Öl als PAM abgekürzt.
3. Benzathin-Penicillin G
   a) 1+1 mit Procain-Penicillin G
      Amp. mit 0,6 Mega der Firma Bayer (Tardocillin comp.).
   b) Benzathin-Penicillin G allein
      Amp. mit 1,2 Mega der Firma Bayer (Tardocillin 1200), als Saft (Tardocillin-Saft).

4. Clemizol-Penicillin G
   a) 3+1 mit Penicillin G-Alkalisalz
      Flasche mit 0,4 Mega der Firma Grünenthal (Neopenyl).
   b) In Mischung mit Penicillin G-Alkalisalz (1+9)
      Amp. mit 4 Mega der Firma Grünenthal (Megacillin forte).
   c) Clemizol-Penic. G allein
      Spritzflasche mit 0,4 Mega (Neopenyl), Spritzampulle mit 1 Mega (Megacillin) der Firma Grünenthal.
5. Phenyracillin, 1+1 mit Procain-Pen. G
   1 Mega der Firma Göttingen (Depot-Pen.-Prestule).
6. Penicillin V
   Tabl. mit 0,2, 0,4, 0,5, 0,6, 1,0, 1,2 Mega der Firmen Bayer (Oratren), Boehringer Ingelheim (Beromycin), Cephasaar (Ispenoral), Göttingen (Immunocillin), Hoechst (Isocillin), Oestreicher (Terpicillin), MBK (Pencompren), Sandoz (Ospen); ferner Säfte und Suspensionen.
7. Pheneticillin
   Tabl. mit 0,2 Mega der Firma Pfizer (Pen. 200), als Saft der Firma Pfizer.
8. Propicillin
   Tabl. mit 0,2, 0,4, 0,6 und 1 Mega der Firmen Bayer (Baycillin), Bayropharm (Pluscillin), Grünenthal (Oricillin); ferner als Saft.
9. Ciclacillin
   Tabl. mit 0,5 g, 1 g und Saft der Firma Grünenthal (Ultracillin).

Literatur
Übersichten, vergleichende Arbeiten

1. Die Antibiotika (Brunner, R., Machek, G., Hrsg.), Bd. I/1. Nürnberg: Hans Carl 1962.
2. Garrod, L. P., in: Experimental Chemotherapy (Schnitzer, R. J., Hawking, F., Eds.), Vol. III, 1. New York-London: Academic Press 1964.
3. Stewart, G. T.: The Penicillin Group of Drugs. Amsterdam-London-New York: Elsevier 1965.
4. Kunin, C. M.: Proc. Soc. Exp. Biol. (N. Y.) 107, 337 (1961).
5. Bond, J. M., Lightbown, J. W., Barber, M., Waterworth, P.: Brit. med. J. 1963 II, 956.
6. Klein, O., Finland, M.: New Engl. J. Med. 269, 1019 (1963).
7. Scholtan, W.: Antibiot. et Chemother. (Basel) 14, 53 (1968).
8. Rauenbusch, E.: Antibiot. et Chemother. (Basel) 14, 95 (1968).

Einzelarbeiten

1. Rolinson, G. N.: Proc. roy. Soc. B 179, 304 (1971).
2. Legler, F.: Med. Klin. 65, 1037 (1970).
3. Pulverer, G.: Dtsch. med. Wschr. 97, 252 (1972).
4. Hirsch, J.: C. R. Soc. Turque Sci. phys. et nat. 12, 1 (1945).
5. Eagle, H.: J. clin. Invest. 28, 832 (1949).
6. Eagle, H., Fleischman, R., Levy, M.: J. Lab. clin. Med. 41, 122 (1953).
7. Garrod, L. P., Shooter, R. A.: Brit. med. J, 1950 I, 1169.
8. Strominger, J. L., Izaki, K., Matsuhashi, M., Tipper, D. J.: Fed. Proc. 26, 17 (1967).
9. Leutgeb, W.: Med. Welt (Berl.) 20 N. F., 2159 (1969).

10. Bartmann, K., Höpken, W.: Zur Heteromorphie der Bakterien. In: Bild-Atlas pathogener Mikroorganismen. Bd. 2 (Henneberg, G., Hrsg.). Stuttgart: Gustav Fischer 1963.
11. Newsom, S, W. B.: J. Microbiol. 3, 669 (1970).
12. Crone-Münzebrock, A., Nabert-Bock, G.: Med. Welt (Berl.) 1964, 700.
13. Auhagen, E., Gloxhuber, Ch., Hecht, G., Knott, Th., Rauenbusch, E., Schawartz, J., Schmid, J., Scholtan, W., Walter, A. M.: Arzneimittel-Forsch. 12, 751 (1962).
14. Kind, A. C., Beaty, H. N., Fenster, L. F., Kirby, W. M. M.: J. Lab. clin. Med. 71, 728 (1968).
15. Rolinson, G. N., Batchelor, F. R.: Antimicrobial Agents and Chemotherapy 1962, 654.
16. Burnell, J. M., Kirby, W. M. M.: J. clin. Invest. 30, 697 (1951).
17. Arzneimittelbrief 6, 1 (1972).
18. Zimmermann, E., Spitzy, K. H.: Wien. klin. Wschr. 79, 539 (1967).
19. Hitzenberger, G., Spitzy, K. H.: Arzneimittel-Forsch. 14, 19 (1964).
20. Guthe, T., Idsøe, O.: Akt. Probl. Derm. 2, 1 (1968).
21. Medical Letter 10, 101 (1968).
22. Idsøe, O., Guthe, T., Willcox, R. R., de Weck, A. L.: Bull. Wld Hlth Org. 38, 159 (1968).
23. Abraham, G. N., Petz, L. D., Fudenberg, H. H.: Int. Arch. Allergy 34, 65 (1968).
24. Hoigné, R., Schoch, K.: Schweiz. med. Wschr. 89, 1350 (1959).
25. Bredt, J.: Dtsch. med. Wschr. 90, 1602 (1965).
26. Seamans, K. B., Gloor, P., Dobell, A. R. C., Wyant, J. D.: New Engl. J. Med. 278, 861 (1968).
27. Smith, H., Lerner, P. I., Weinstein, L.: Arch. intern. Med. 120, 47 (1967).
28. Scholtan, W., Schmid, J.: Arzneimittel-Forsch. 12, 741 (1962).
29. General Practitioner Research Group: Practitioner 188, 125 (1962).
30. Marshall, B. Y.: Practitioner 188, 120 (1962).
31. Schofield, P. B.: Practitioner 188, 115 (1962).
32. Hitzenberger, G., Zinner, G.: Intern. J. Clin. Pharm. 1, 76 (1967).
33. Marget, W.: persönl. Mitteilung.

2. Azidocillin (AZC)

AZC ist die D-Form des α-Azidobenzylpenicillin, also ein Penicillin G, das am α-C-Atom durch $-N_3$ substituiert ist. Es ist ein **Oralpenicillin**, mit einem auf Haemophilus influenzae und Enterokokken erweiterten Spektrum.

Die Säurestabilität entspricht der von Penicillin V. Penicillinasen wirken inaktivierend. Der Wirkungstyp ist bei proliferierenden Keimen bactericid. Gegenüber grampositiven Keimen entspricht die Wirkungsintensität der des Propicillin, gegenüber H. influenzae und Enterokokken 50% der Aktivität des Ampicillin. Die Serumkonzentrationen liegen nach 300 mg oral höher als die von Penicillin V, aber niedriger als die von Propicillin. Serumeiweißbindung 83%. Im Harn wird entsprechend der besseren Ab-

	sorption mehr ausgeschieden als von Penicillin V; 5%/o liegen im Harn als Ampicillin vor. Klinisch ist AZC bei den typischen Infektionen der Atemwege — Sinusitis, bronchitisches Syndrom — und bei Otitis media wirksam. Für diese Infektionen scheint es besonders geeignet zu sein, zumal die Quote der Hautreaktionen offenbar der der Oral-Penicilline entspricht.
Gegenwärtige Indikationen	
Dosierung	Definitive Dosierungsempfehlungen können noch nicht gegeben werden. Es ist anzunehmen, daß sie denjenigen für orale Ampicillin-Gaben entsprechen werden (s. Tabelle 15, S. 59).
Handelsform	Nalpen (Beecham), Kapseln mit 250 und 500 mg als K-Salz sowie Pulvetten mit 250 mg.
Literatur	1. Sjöberg, B., Ekström, B., Forsgren, U.: Antimicrobial Agents and Chemotherapy 1967, 560. 2. Hansson, E., Magni, L., Wahlquist, S.: Antimicrobial Agents and Chemotherapy 1967, 568. 3. Tunevall, G., Frisk, A. R.: Antimicrobial Agents and Chemotherapy 1967, 573. 4. Ekeland-Grönaas, H., Hovig, B.: Nord. Med. 86, 822 (1971).

3. Staphylokokken-Penicillinase-resistente Penicilline Methicillin, Isoxazolyl-Penicilline

Herkunft und Chemie Zwischen 1960 und 1964 wurde die Entwicklung einer Reihe von halbsynthetischen Penicillinen bekanntgegeben, die von Staphylokokken-Penicillinase wesentlich weniger inaktiviert werden als Pen. G.

Gattungsname	Chemische Bezeichnung	Handelsnamen
Methicillin	2,6-Dimethoxyphenyl-Penicillin als Na-Salz	Cinopenil
Isoxazolyl-P.		
a) Oxacillin	5-Methyl-3-phenyl-isoxazolyl-(4)-Penicillin als Na-Salz	Cryptocillin, Stapenor, Penstaphocid
b) Cloxacillin	5-Methyl-4-o-chlorphenyl-isoxazolyl-(4)-Penicillin als Na-Salz	Staphobristol
c) Dicloxacillin	5-Methyl-(2,6)-dichlorphenyl-isoxazolyl-(4)-Penicillin als Na-Salz	Dichlor-Stapenor, Constaphyl

Die Na-Salze von Methicillin und den Isoxazolyl-P sind gut wasserlöslich. Lösungen von Methicillin sind nur im Eisschrank ausreichend haltbar (etwa 2 Tage), Lösungen der Isoxazolyl-P mindestens für die gleiche Zeit auch bei Zimmertemperatur; ihre Stabilität nimmt mit der Zahl der Chloratome zu. Methicillin wird durch Säure rasch inaktiviert und fällt schon bei pH 4—5 aus.

Wirkungs-spektrum	Das Spektrum dieser Penicilline entspricht qualitativ, aber nicht quantitativ dem von Pen. G (vgl. Tabelle 5, S. 37). Sie sind nur gegen Penicillinase-bildende Staphylokokken wirksamer als dieses (MHK von Oxacillin < 0,5—1 µg/ml). Gegen andere grampositive Erreger einschließlich der Penic. G-sensiblen Staphylokokken beträgt ihre Aktivität nur $1/3$—$1/20$ der des Penic. G. Daraus ergibt sich auch ihr Indikationsbereich.
Gegenwärtige Indikationen	

Als Mittel der Wahl	Als Reserve
Penicillinase-bildende Staphylokokken	—

Klinische Wirksamkeit erwiesen	bei Penicillinase-negativen Staphylokokken, Streptokokken, Pneumokokken, Gonokokken. Um eine weitere Selektion von Staphylokokken, die auch gegen diese P resistent sind, zu vermeiden, sollten sie der **Behandlung** von Infektionen **durch Penicillinasebildende** Staphylokokken **vorbehalten** bleiben.
Kritische Konzentration	Bei normaler Dosierung für Oxacillin 1 µg/ml, für Methicillin, Cloxa- und Dicloxacillin 2 µg/ml. Unter Berücksichtigung von Eiweißbindung und Verteilungsquotient der Penicilline zwischen Serum und Geweben kann man vermuten, daß bei Höchstdosen von Oxa- oder Dicloxacillin mit Serumkonzentrationen von 500 µg/ml die kritische Konzentration bei 32 µg/ml liegt.
Resistenzverhältnisse	**Primärresistenz** ursprünglich < 0,1%, heute in Krankenhäusern oft 10—15%; sogar 58% sind aus England berichtet [Ü 6]. **Sekundärresistenz** entwickelt sich nach dem Mehrschrittmuster und ist auch unter Therapie gelegentlich beobachtet. **Parallelresistenz** besteht zwischen allen 4 Staphylokokken-P und den Cephalosporinen mit unterschiedlicher quantitativer Ausprägung [Ü 3]. Die resistenten Stämme wachsen oft langsamer als normale und sind auf den üblichen Nährböden in ihrer Resistenz häufig heterogen. Die Resistenz kann daher übersehen werden. Bei erhöhtem NaCl-Gehalt des Mediums sind auch die **heterogen-resistenten** Stämme einheitlich resistent. Therapie mit den Staphylokokken-P und Cephalosporinen ist auch bei heterogenen resistenten Erregern unzuverlässig [1]; alle induzieren die Bildung der Penicillinase bei Staphylokokken.
Wirkungstyp Wirkungsmechanismus	Gegen proliferierende Keime bactericid (auf ≤ 1% der Population in 6—8 Std durch das Zwei- bis Vierfache der MHK). Störung der Zellwandsynthese, wie alle P, s. auch S. 39.
Kinetik und Biotransformation	Methicillin ist nicht säurestabil und kann daher nicht oral gegeben werden. Die Isoxazolyl-P dagegen sind säurestabil und werden aus dem Magen-Darm-Trakt absorbiert. Relative Säurefestigkeit,

Tabelle 10. Staphylokokken-Penicilline. Eigenschaften im Vergleich zu Penic. C=1

Alle Werte abgerundet

	Säurefestigkeit	Relative MHK		Penasefestigkeit	Relative Serumkonz.	% nicht an Serumeiw. gebunden [b]	Absorption oral	% im Harn nach 6 Std
		grampos. sens. Keime	Penasebild. Staph.					
Oxacillin	++/+++	3–10	<1/150	+++	5	12	++	20
Cloxacillin	++	5–20	<1/300	+++/++++	10	8	+++	40
Dicloxacillin	+++/++++	5–20	<1/500	++++	20	4	++++	60
Methicillin	—	5–20	<1/50	++++	7,5	65	—	60

[a] nach oraler Gabe, auch von Pen. G, mit Ausnahme von Methicillin (i.m.)
[b] bei 37° und einer Konzentration von 2—4 µg/ml

Absorptionsquoten (Dicloxacillin fast 100%), Serumkonzentrationen sowie Eiweißbindung und Harnausscheidung in 6 Std sind in Tabelle 10, S. 51 angegeben, die absoluten Serumkonzentrationen in Tabelle 11. Die $t_{1/2}$ beträgt für alle 4 Penicilline nach parenteraler Gabe etwa 60 min. Daten über die Verteilung sind spärlich. Übertritt in den Liquor erfolgt praktisch nicht. In Pleura und Ascites sowie Nabelschnurblut werden von Methicillin 50—100% der Serumkonzentration gefunden, von Oxacillin 10 bis

Tabelle 11. Durchschnittliche Serumskonzentrationen der Staphylokokken-Penicilline

0,5 g		Serumkonzentration (µg/ml) nach Std (abgerundet)			
	Gabe	1	2	3	4
Oxacillin	oral	4,5	1,5	0,7	0,3
	i.m.	9,0	2,8	1,1	0,2
Cloxacillin	oral	10,0	6,0	3,5	0,5
	i.m.	15,0	7,5	3,5	2,0
Dicloxacillin	oral	10,0	11,5	8,0	4,0
	i.m.	20,0	15,0	7,5	6,5
Methicillin	i.m.	7,5	3,3	0,5	0,15

Im Bereich zwischen 0,25 und 1—2 g bedingt Verdoppelung der Dosis Verdoppelung der Serumkonzentration

50%. Dicloxacillin erreicht hemmende Konzentrationen im Nabelschnurblut, aber nicht im Fruchtwasser [25, 26]. Von den Isoxazolylpenicillinen wurde je ein aktiver Metabolit im Harn nachgewiesen, von Methicillin nicht [2]. Die Ausscheidung erfolgt weitgehend über die Nieren, teils glomerulär, teils tubulär. Probenecid erhöht die Serumkonzentrationen auf etwa das Doppelte. Bei Neugeborenen und Säuglingen sowie bei Niereninsuffizienz ist $t_{1/2}$ verlängert. Für Dicloxacillin gilt, daß Verdreifachung des Plasmakreatinins die $t_{1/2}$ etwa verdoppelt [3]. Methicillin und Oxacillin sind gering dialysierbar [4, 5].

Pharmako-dynamik

Wichtigste und häufigste **Nebenerscheinungen:**
1. Allergische Reaktionen. Häufigkeit wird für alle Staphylokokken-P. mit rund 3% angegeben.
2. Alle Staphylokokken-P. können Schmerzen bei i.m. Injektion verursachen; Phlebitiden können auftreten, am ehesten durch Methicillin und Dicloxacillin. Nach versehentlich intraarterieller Injektion von Dicloxacillin wurde Gangrän gesehen [6].

3. Oxacillin führt gelegentlich zu reversiblem Anstieg der Serumtransaminasen.
4. Neurotoxische Erscheinungen können wie bei anderen P. auftreten.
5. Für Methicillin sind Nephritiden häufiger beschrieben als für andere P. [7].
6. Das gleiche gilt für Knochenmarksschädigung [Ü 2].
7. Cloxacillin verursacht bei subconjunctivaler Injektion im Tierversuch Trübungen der Cornea und soll daher nicht am Auge angewandt werden [8].
8. Geringe Magen-Darm-Störungen bei oraler Gabe der Isoxazolyl-P.

Interaktionen Keine Mischung von Methicillin mit anderen Substanzen in Infusionslösungen. Gefahr der Ausfällung.

Kontraindikationen **Absolut:** Penicillinallergie.

Vorsichtsmaßnahmen
1. Vor Therapiebeginn nach Penicillin-Allergie fragen.
2. Patienten nach der ersten Gabe möglichst eine halbe Std beobachten.
3. Bei hochdosierter Therapie Elektrolyte kontrollieren.
4. Bei Methicillin Stabilität und pH der Lösungen beachten.
5. Bei längerer Therapie mit Methicillin Blutbild- und Nierenkontrolle.
6. Bei längerer oder höher dosierter Oxacillin-Therapie Kontrolle der Serumtransaminasen.

Applikationsformen, Dosierung Methicillin nur i.m. oder i.v. applizierbar, die Isoxazolylpenicilline auch oral. Normale Dosierung s. Tabelle 12, S. 54. Höchstdosen: Von Oxacillin sind Tagesdosen bis 40 g i.v. (E) berichtet worden, von Cloxacillin 10 g i.v. (E), von Dicloxacillin 6 g i.v. (E) [9, 10, 2]. Bei Dauerinfusionen sind Serumkonzentrationen von 500 µg/ml für Oxa- und Dicloxacillin offenbar unbedenklich [9, 3].

Auswahl eines Staphylokokken-Penicillins Für **parenterale** Gabe: Methicillin ist klinisch nicht wirksamer als Oxacillin [Ü 2, 11], benötigt aber höhere Dosen. Schwere Nebenerscheinungen sind öfter von Methicillin als von den Isoxazolyl-P. berichtet, unter denen **Oxacillin** lokal am besten verträglich ist, weshalb es den Vorzug verdient.

Für **orale** Gabe: Dicloxacillin wird am besten absorbiert. Klinisch ist es ebenso wirksam wie Oxacillin + Probenecid [4]. Da Cloxacillin keine besonderen Vorteile bietet, erscheint **Dicloxacillin** für orale Behandlung am besten geeignet.

Einige Handelsformen
1. Methicillin
als Cinopenil (Hoechst), nur Anstaltspackungen.
2. Oxacillin
Kapseln zu 250 mg, Flaschen zu 250 und 500 mg und 1 g der Firmen Bayer (Stapenor), Lappe (Pentaphocid) und Hoechst (Cryptocillin).
3. Cloxacillin
Kapseln und Flaschen zu 250 mg der Firma Lappe (Staphobristol).

Tabelle 12. Staphylokokken-Penicilline. Dosierungsrichtlinien — normale Tagesdosen

Altersgruppe	Oxacillin		Cloxa- u. Dicloxacillin		Methicillin
	oral	i.m.	oral	i.m.	i.m.
Frühgeborene	—	2×10 mg/kg	—	2×10 mg/kg	4×10—15 mg/kg
Neugeborene	4—6×25 mg/kg	2×20 mg/kg	3×30—50 mg/kg	2×20 mg/kg	4×10—15 mg/kg
Säuglinge	4×50 mg/kg	3—4×20 mg/kg	4×50 mg/kg	3—4×20 mg/kg	4×40 mg/kg
Kinder < 6 J.	4×35 mg/kg	4—6×15 mg/kg	3—4×30 mg/kg	4×15 mg/kg	4×30 mg/kg
Kinder > 6 J.	4—(6)×1 g	4—(6)×0,5—1 g	4×0,5 g	4×0,5 g	4×30 mg/kg
Erwachsene	4—(6)×1 g	4—(6)×0,5—1 g	4×0,5 g	4×0,5 g	4×2 g

Bei oraler Applikation Gabe 1—2 Std vor dem Essen!

Intrathecale Dosen (1× tägl.) in mg

	Neugeborene Frühgeborene	Säuglinge	ältere Kinder	Erwachsene
Oxacillin		5	10	10—20
Cloxacillin		3	5	10
Methicillin	5	10	10—20	10—40

4. Dicloxacillin
Kapseln zu 50, 125, 250 mg, Flaschen zu 500 mg der Firmen Bayer (Dichlor-Stapenor), Lappe (Constaphyl).

Literatur

Übersichten, vergleichende Arbeiten

1. Sidell, S., Burdick, R. E., Brodie, J., Bulger, R., Kirby, W. M. M.: Arch. intern. Med. 112, 21 (1963).
2. Klein, J. O., Finland, M.: New Engl. J. Med. 269, 1075 (1963).
3. Ott, J. L., Godzeski, C. W.: Antimicrobial Agents and Chemotherapy 1966, p. 75 (1967).
4. Hartman, R. E., Carleton, J., Lustberg, A., Hamburger, M.: Antimicrobial Agents and Chemother. 1966, p. 64 (1967).
5. Bennett, J. V., Gravenkemper, C. F., Brodie, J. L., Kirby, W. M. M.: Antimicrobial Agents and Chemotherapy 1964, p. 257 (1965).
6. Rolinson, G. N.: Proc. roy. Soc. B 179, 403 (1971).

Einzelarbeiten

1. Chabbert, Y. A.: Int. J. clin. Pharmacol. Sonderheft Cephalosporine, Juli 1968, p. 28.
2. Rolinson, G. N., Batchelor, F. R.: Antimicrobial Agents and Chemother. 1962, p. 654.
3. Höffler, D., Koeppe, P., Schaefer, K., Opitz, A.: Arzneimittel-Forsch. 19, 1508 (1969).
4. Kunin, C. M.: Ann. intern. Med. 67, 151 (1967).
5. Hubmann, R.: Intern. J. clin. Pharmacol. 2, 154 (1969).
6. Ehringer, H., Fischer, M., Holzner, J. H., Imhof, H., Kubiena, K., Lechner, K., Pichler, H., Schnack, H., Seidl, K., Staudacher, M.: Dtsch. med. Wschr. 96, 1127 (1971).
7. Schrier, R. W., Bulger, R. J., van Ardel, P. P., jr.: Ann. intern. Med. 64, 116 (1966).
8. Nayler, J. H. C., Long, A. A. W., Brown, D. M., Acred, P., Rolinson, G. N., Batchelor, F. R., Stevens, S., Sutherland, R.: Nature (Lond.) 195, 1264 (1962).
9. Brayton, R. G., Louria, D. B.: Antimicrobial Agents and Chemotherapy 1962, p. 411.
10. Eastwood: Brit. J. Dermatol. 81, 750 (1969).
11. Simon, H. J., Rantz, L. A.: Ann. intern. Med. 57, 344 (1962).
12. Kirby, W. M. M., Rosenfeld, L. S., Brodie, J.: J. Amer. med. Ass. 181, 739 (1962).
13. Naumann, P.: Arzneimittel-Forsch. 12, 645 (1962).
14. Auhagen, E., Gloxhuber, Ch., Hecht, G., Knott, Th., Otten, H., Rauenbusch, E., Schmid, J., Scholtan, W., Walter, A. M.: Arzneimittel-Forsch. 12, 781 (1962).
15. Klein, J. O., Sabath, L. D., Steinhauer, B. W., Finland, M.: New Engl. J. Med. 269, 1215 (1963).
16. v. Harnack, G.-A., Naumann, P., Blunck, W., Mai, K., Wintzer, G.: Dtsch. med. Wschr. 89, 2322 (1964).
17. Knudsen, E. T., Brown, D. M., Rolinson, G. N.: Lancet 1962 II, 632.
18. Sidell, S., Bulger, R. J., Brodie, J. L., Kirby, W. M. M.: Clin. Pharmacol. Ther. 5, 26 (1964).
19. Naumann, P., Kempf, B.: Arzneimittel-Forsch. 15, 139 (1965).
20. Gloxhuber, Chr., Offe, H. A., Rauenbusch, E., Scholtan, W., Schmid, J.: Arzneimittel-Forsch. 15, 322 (1965).

21. Knott, Th., Lange, A., Volkening, R.: Arzneimittel-Forsch. 15, 331 (1965).
22. Naumann, P.: Arzneimittel-Forsch. 15, 919 (1965).
23. De Felice, E. A.: J. clin. Pharmacol. 7, 275 (1967).
24. Hammerstrom, C. F., Cox, F., McHenry, M. C., Quinn, E. L.: Antimicrobial Agents and Chemother. 1966, p. 69.
25. MacAuley, M. A., Berg, S. R., Charles, D.: Amer. J. Obst. and Gynec. 102, 1162 (1968).
26. Depp, R., Kind, A. C., Kirby, W. M. M., Johnson, W. L.: Amer. J. Obst. and Gynec. 107, 1054 (1970).

Flucloxacillin

Nach Abschluß des Manuskripts ist noch Flucloxacillin in den Handel gekommen, das sich vom Dicloxacillin durch den Austausch eines der Chlor-Atome durch Fluor unterscheidet. Es entspricht in der antibakteriellen Aktivität gegen Staphylokokken wie Absorption und renaler Ausscheidung weitgehend dem Dicloxacillin, ist aber etwas weniger an Serumeiweiß gebunden (Sutherland, R. et al.: Brit. med. J. 1970 IV, 455; Bodey, G. P. et al.: Clin. Pharmacol. Therap. 13, 512 (1972)). Endgültige Beurteilung noch nicht möglich, da ausreichende klinische Berichte noch fehlen (Editorial: Brit. med. J. 1970 IV, 466). Handelsform: Staphylex (Beecham), Kapseln und Injektionsflaschen zu 250 und 500 mg.

4. Ampicillin (AC)

Herkunft und Chemie   AC unterscheidet sich chemisch von Pen. G nur durch eine Aminogruppe; es ist das *D*-Isomer des α-Aminobenzylpenicillin, für parenterale Gabe meist als Na-Salz:

Die Aminogruppe bewirkt eine Verbreiterung des Spektrums auf gramnegative Erreger. Die Substanz wurde 1961 erstmals beschrieben [1, 2]. Sie ist in fester Form stabil, als Na-Salz zu über 50% wasserlöslich. Die Stabilität wäßriger Lösungen hängt ab von pH, Temperatur und Zusätzen. Dextrose und Mannit beschleunigen die Inaktivierung erheblich [3]. Injektionslösungen können im Eisschrank 24 Std aufgehoben werden. Durch Säure werden bei pH 2 und 37° C in 2 Std etwa 10% inaktiviert. Orale Therapie ist daher möglich.

Wirkungsspektrum   AC erfaßt 1. die im Spektrum von Pen. G liegenden grampositiven Erreger: die Aktivität ist $1/2$—$1/4$ der von Pen. G, und 2. Enterokokken (MHK 1—4 µg/ml) sowie gramnegative Keime: Haemophilus-Arten (MHK < 1 µg/ml), E. coli, Proteus mirabilis, z. T.

Gegenwärtige Indikationen auch Stämme der anderen (Indol-positiven) Proteus-Arten (MHK 2—8 µg/ml) sowie Salmonellen und Shigellen (MHK 1—4 µg/ml). Durch Penicillinasebildner wird AC inaktiviert. S. Tabelle 13.

Tabelle 13. Ampicillin: Gegenwärtige Indikationen bei Infektionen bzw. Infektionskrankheiten mit sensiblen Keimen

Als Mittel der Wahl	Resistenz-bestimmung [a]	Als Reserve	Resistenz-bestimmung [a]
Enterokokken	+	Meningokokken [b]	
H. influenzae		Salmonellen	+
B. pertussis		Shigellen	+
E. coli	+		
P. mirabilis	+		
Aktinomykose			
Listeriose			
Typhus-Dauerausscheider	+		

[a] + = Resistenzbestimmung erforderlich.
[b] Manche Kliniker bevorzugen Ampicillin gegenüber Penic. G.

Klinische Wirksamkeit erwiesen bei Infektionen mit sensiblen Staphylokokken, Streptokokken, Pneumokokken, Corynebakterien, Gonokokken, gramnegativen Stäbchen.

Kritische Konzentrationen In Abhängigkeit von der Dosierung: bei 1,5—2,0 g (E): 1 µg/ml, bei 4—6 g (E): 8 µg/ml, bei 20—30 g (E): 64 µg/ml.

Resistenzverhältnisse Wie bei Pen. G kann mit gleichmäßiger Empfindlichkeit bei Pneumokokken, haemolytischen Streptokokken, Meningokokken und relativer Empfindlichkeit von Gonokokken gerechnet werden. Regelmäßig empfindlich sind ferner Haemophilus influenzae, Bordetella pertussis, Listeria monocytogenes und Actinomyces. Auch für Enterokokken variiert die MHK nur gering, jedoch kann die MBK stark differieren [4]. Für die kritische Konzentration von 8 µg/ml (= mittlere Dosierung) sind etwa 20—30% der Escherichia coli- und Proteus mirabilis-Stämme sowie 50—>90% der übrigen Proteus-Stämme **primär resistent**. Salmonellen und Shigellen zeigen regionale Unterschiede. Resistenz infolge β-Lactamasebildung ist genetisch meist extrachromosomal lokalisiert und transferierbar. **Sekundäre Resistenz** entwickelt sich allmählich. Sie ist auch in der Klinik beobachtet. **Parallelresistenz:** AC-resistente E. coli meist auch Carbenicillin-resistent. Parallelresistenz zu Cephalosporinen kommt vor; Häufigkeit noch nicht klar.

Wirkungstyp Gegen **proliferierende** Keime **bactericid** mit dem 2—10fachen der MHK.

Wirkungs- Störung der Zellwandsynthese wie bei allen Penicillinen (s. S. 39).
mechanismus
Kinetik und Bei oraler Gabe werden 30—50% absorbiert, die maximale Kon-
Biotrans- zentration wird meist nach 2 Std erreicht. Nach i.m. Gabe rasche
formation Absorption und Verteilung. Serumkonzentrationen s. Tabelle 14.
$t_{1/2}$: 60—90 min, Eiweißbindung in Serum bei 37° C etwa 10%.
Übertritt in den Liquor abhängig vom Entzündungsgrad:
2—10% der Serumkonzentration bei gesunden Meningen, 40—
> 100% bei Meningitis, letzteres längere Zeit nach Gabe. In
Pleura- und anderen Körperflüssigkeiten sind 65—80%, in der
Galle ein Mehr- bis Vielfaches der Serumkonzentration zu finden,
im Nabelschnurblut und der Amnionflüssigkeit 40— > 50% (genauere Kinetik bei [5]). Zum Zeitpunkt der maximalen Konzentration im mütterlichen Serum wurden in der Placenta 90%, in

Tabelle 14. Serumkonzentration von Ampicillin (E), Werte abgerundet

Applikation	Dosis 0,5 g Konzentration (µg/ml) nach Std					% der Dosis im 6-Std-Harn
	$1/2$	1	2	4	6	
oral	1,2	2,8	3,7	1,0	0,2	30
i.m.	12,0	11,0	7,0	2,0	0,5	60
i.v.	16,0	7,5	3,0	0,5	0,1	70

den Organen des Feten 30—65% dieses Wertes gefunden [6],
siehe auch [10]. Ein kleiner Anteil der Dosis wird über die Galle
mit den Faeces ausgeschieden. Ein enterohepatischer Kreislauf ist
anzunehmen [Ü 1]. Hauptsächliche Ausscheidung über die Niere
teils glomerulär, teils tubulär, mit tubulärer Rückresorption [7].
Nach oraler Gabe werden innerhalb 6 Std etwa 30% der Dosis im
Harn gefunden, nach i.v. Gabe 70%. Aktive Metaboliten treten im
Harn nicht auf [24]. Probenecid erhöht die Serumkonzentrationen
auf das Doppelte und mehr. Bei Niereninsuffizienz verlängert sich
$t_{1/2}$ etwa im gleichen Maße wie das Plasmacreatinin ansteigt [7].
Ampicillin ist mäßig dialysierbar. Bei Neugeborenen ist $t_{1/2}$ länger.
Spezielle Angaben bei [8—11].

Pharmako- Wichtigste und häufigste **Nebenerscheinungen:**
dynamik
1. **Penicillinallergie.** S. auch S. 43, auch als Agranulocytose [12].
2. **Ampicillin-spezifische Hautreaktionen,** meist mit $10 \pm 5\%$ angegeben [13], möglicherweise durch die freie Aminogruppe bedingt [14]. Häufigstes Auftreten am 7.—12. Tag nach Therapiebeginn, meist als masernähnliches Exanthem. Diese Hautreaktionen sind bei Neugeborenen seltener; Infektionen mit beson-
derer Häufigkeit: Salmonellosen, Mononucleosis infectiosa.
Immunologische Ätiologie z. Z. fraglich [15—17]. Mehrere

Tabelle 15. Ampicillin: Dosierungsrichtlinien (Tagesdosen) zu geben in 3—4 Einzeldosen

Altersgruppe		Normale Dosis		Hohe Dosis
		gut empfindliche Keime	weniger empfindliche Keime	
Erwachsene	p.o.	1,5 —2,0 g	4—6 g	—
	par.	0,75—1,0 g	2—3 g	15 g und mehr
Kinder > 6 J.	p.o.	50 mg/kg	50—100 mg/kg	—
	par.	25 mg/kg	35—50 mg/kg	200—300 mg/kg
Kinder 1—6 J.	p.o.	80 mg/kg	100—150 mg/kg	—
	par.	40 mg/kg	100 mg/kg	300 mg/kg
Säuglinge	p.o.	100 mg/kg	100—200 mg/kg	—
	par.	50 mg/kg	100 mg/kg	300—400 mg/kg
Neugeborene	p.o.	—	—	—
Frühgeborene	par.	25 mg/kg	50 mg/kg	75(—200) mg/kg

Lokale Gaben (zusätzlich zu systemischen Gaben)

	< 2 Jahre	2—12 Jahre	> 12 Jahre
intrathecal	3—5 mg	5—10 mg	10— 40 mg
intrapleural, intraartikulär	125 mg	250 mg	250—500 mg

Autoren haben inzwischen nach Eintritt von maculopapulösen Hautreaktionen weiterbehandelt. Das Exanthem klang dabei normal ab [13, 16, 18, 25], Reexposition von Patienten, die mit Exanthem reagiert hatten, führt meist nicht zu erneuter Reaktion [16, 19, 20]. Urticarielle Exantheme sind jedoch als allergische Reaktion zu werten.
3. Gastrointestinale Beschwerden und lockere Stühle in einigen Prozent der Fälle.
4. Selten: Transaminaseerhöhungen.

Interaktionen Gewisse Beeinträchtigung der oralen Absorption durch Nahrung.
Kontra- **absolut:** Allergie gegen P.
indikationen **relativ:** typische Ampicillin-Hautreaktion.
Vorsichts- 1. Vor jeder Therapie den Patienten nach einer Penicillin-Allergie
maßnahmen und nach Hautreaktionen auf Ampicillin befragen, ihn möglichst 30 min nach der ersten Gabe beobachten.
2. Bei Höchstdosen Elektrolyte kontrollieren.

Applikations- Systemische Therapie: oral, i.m., i.v., bei hochdosierter Therapie
formen, i.v. als (Kurz-)Infusion. Lokale Therapie: subconjunctival, intra-
Dosierung pleural, intraartikulär: 10%ige Lösung; intraarteriell 0,5%ig; intralumbal 0,2%ig. Dosierungsrichtlinien s. oben Tabelle 15.

Einige Handelsformen Kapseln bzw. Tabletten zu 250, 500 und 1000 mg sowie Flaschen mit 0,5, 1 und 2 g der Firmen Bayer (Binotal), Beecham (Penbrock), G. B. Schering (Deripen), Hoechst (Amblosin), Lappe (Penbristol). Säfte der Firmen Bayer (Binotal), Beecham (Penbrock), G. B. Schering (Deripen) und Hoechst (Amblosin). Zur Infusion: Flaschen mit 5 g der Firmen Bayer (Binotal), Beecham (Penbrock), Hoechst (Amblosin), Lappe (Penbristol) und Schering (Deripen). Ferner Binotal-Tropfen.

Literatur Übersichten

1. Stewart, G. T.: Pharmacotherapia 1, 197 (1963).

Einzelarbeiten

1. Rolinson, G. N., Stevens, S.: Brit. med. J. 1961 II, 191.
2. Knudsen, E. T., Rolinson, G. N., Stevens, S.: Brit. med. J. 1961 II, 198.
3. Savello, D. R., Shangraw, R. F.: Amer. J. Hosp. Pharm. 28, 754 (1971).
4. Naumann, P.: Arzneimittel-Forsch. 12, 984 (1962).
5. Bray, R. E., Boe, R. W., Johnson, W. L.: Amer. J. Obstet. Gynec. 96, 938 (1966).
6. Biró, L., Iván, É., Árr, M.: Int. J. clin. Pharmacol. 3, 321 (1970).
7. Höffler, D., Stegemann, I., Scheler, F.: Dtsch. med. Wschr. 91, 206 (1966).
8. Kienitz, M.: Arzneimittel-Forsch. 12, 801 (1962).
9. Grossman, M., Ticknor, W.: Antimicrobial Agents and Chemother. 1965, 214.
10. Weingärtner, L., Patsch, R., Weigel, W., Müller, R.: Mschr. Kinderheilk. 116, 63 (1968).
11. Rohwedder, H.-J., Wagner, Th.: Mschr. Kinderheilk. 116, 126 (1968).
12. Stille, W.: Med. Welt 20 (N. F.), 1981 (1969).
13. Weuta, H.: Arzneimittel-Forsch. 22, 1300 (1972).
14. Schulz, K. H.: Berufsdermatosen 18, 132 (1970).
15. Pullen, H., Wright, N., McMurdoch, J.: Lancet 1967 II, 1176.
16. Bierman, C. W., Pierson, W. E., Zeitz, S. J., Hoffman, L. S., van Ardel, P. P., jr.: J. Amer. med. Ass. 220, 1098 (1972).
17. Levine, B. B.: New. Engl. J. Med. 286, 42 (1972).
18. Beckmann, H.: Münch. med. Wschr. 113, 1423 (1971).
19. Crow, K. D.: Trans. St. John's Hosp. dermatol. Soc. (Lond.) 56, 35 (1970).
20. Nazareth, I. J.: Brit. med. J. 1971 III, 48.
21. Auhagen, E., Gloxhuber, Ch., Hecht, G., Knott, Th., Otten, H., Rauenbusch, E., Risse, K. H., Schmid, J., Scholtan, W., Walter, A. M.: Arzneimittel-Forsch. 12, 791 (1962).
22. Naumann, P.: Dtsch. med. Wschr. 90, 1085 (1965).
23. Stille, W.: Med. Welt 18 (N. F.), 1111 (1967).
24. Rolinson, G. N., Batchelor, F. R.: Antimicrobial Agents and Chemotherapy 1962, 654.
25. Collaborative Study Group: Brit. med. J. 1973, 1, 7.

Amoxycillin (AMC)

Ampicillin mit zusätzlicher Hydroxyl-Gruppe am Phenylring in p-Stellung. MHK und MBK sind praktisch die gleichen wie die von AC [1—4]. Nach oraler Gabe sind Serumspiegel und Harnausscheidung von AMC etwa doppelt so hoch wie die von AC bei gleicher $t_{1/2}$ und gleicher Eiweißbindung [1, 2, 4—7]. Offenbar ist die enterale Absorption von AMC besser als die von AC. Sie wird durch Nahrungsaufnahme nicht beeinträchtigt [2, 5]. Klinische Wirksamkeit ist bei einer Reihe von Infektionen — insbesondere der Atem- und Harnwege — für Erwachsene und Kinder erwiesen [3, 7—14, u. a.]. Die Nebenerscheinungen entsprechen qualitativ und quantitativ denen von AC. Die Indikationen sind dieselben wie für die orale Behandlung mit AC. Dosierung: halbe AC-Dosen. Vorgesehener Handelsname: Clamoxyl (Beecham).

Literatur Einzelarbeiten

1. Sutherland, R., Rolinson, G. N.: Antimicrobial Agents and Chemotherapy 1970, 411.
2. Neu, H. C., Winshell, E. B.: Antimicrobial Agents and Chemotherapy 1970, 423.
3. Handsfield, H. H., Clark, H., Wallace, J. F., Holmes, K. K., Turck, M.: Antimicrobial Agents and Chemotherapy 3, 262 (1973).
4. Bodey, G. P., Nance, J.: Antimicrobial Agents and Chemotherapy 1, 358 (1972).
5. Croydon, E. A. P., Sutherland, R.: Antimicrobial Agents and Chemotherapy 1970, 427.
6. Gordon, R. C., Regamey, C., Kirby, W. M. M.: Antimicrobial Agents and Chemotherapy 1, 504 (1972).
7. Fiegel, P., Höffler, D., Köhler, H., Werner, H. J.: Chemotherapy 18, Suppl. 57 (1973).
8. Harding, J. W., Lees, L. J.: Practitioner 209, 363 (1972).
9. Bürgi, H.: Chemotherapy 18, Suppl. 19 (1973).
10. Stam, J.: Chemotherapy 18, Suppl. 27 (1973).
11. Guibert, J. M.-C., Acar, M. F.: Chemotherapy 18, Suppl. 81 (1973).
12. Kerrebijn, K. F., Michel, M. F.: Chemotherapy 18, Suppl. 92 (1973).
13. Kienitz, M., Hardrick, R.: Chemotherapy 18, Suppl. 97 (1973).
14. Croydon, E. A. P.: Chemotherapy 18, Suppl. 112 (1973).

Pivampicillin

ist der Pivaloyloxymethylester des Ampicillin, der bei oraler Gabe besser als Ampicillin absorbiert wird und nach rascher enzymatischer Spaltung etwa doppelt so hohe Serum- und Harnkonzentrationen an freiem Ampicillin liefert. Die Absorption wird durch Nahrungsaufnahme nach einigen Autoren nicht herabgesetzt [1—3], nach anderen Autoren jedoch beeinträchtigt [4, 5]. Die bisher publizierten klinischen Berichte reichen noch nicht zur sicheren Beurteilung der Verträglichkeit aus. Indikationen wie Ampicillin. Dosierung: 50% der von Ampicillin oral gegebenen Menge. Dabei ist zu berücksichtigen, daß 350 mg Pivampicillin-Hydrochlorid 250 mg Ampicillin entsprechen.

Handelsform Berocillin (Boehringer, Ingelheim), Kapseln zu 175, 350 mg und Tabletten 700 mg; Maxifen (Sharp und Dohme), Kapseln zu 175 und 350 mg.

Tabelle 16. Normaldosen von Ampicillin [a] und Isoxazolyl-Penicillinen

Altersgruppe	pro Tag				Oxacillin parenteral
	Ampicillin		Cloxa- und Dicloxacillin		
	oral	parenteral	oral	parenteral	
Frühgeborene	—	50 mg/kg	50—100 mg/kg	20 mg/kg	20 mg/kg
Neugeborene	—	50 mg/kg	90—150 mg/kg	40 mg/kg	40 mg/kg
Säuglinge	100—200 mg/kg	100 mg/kg	200 mg/kg	70 mg/kg	70 mg/kg
Kinder < 6 J.	100—150 mg/kg	100 mg/kg	70 mg/kg	70 mg/kg	70 mg/kg
Kinder > 6 J.	50—100 mg/kg	35—50 mg/kg	35 mg/kg	35 mg/kg	70 mg/kg
Erwachsene	4—6 g	2—3 g	2 g	1 g	3 g

[a] bezogen auf Infektionen durch weniger empfindliche Erreger.

Literatur
1. v. Daehne, W., Godtfredsen, O., Roholt, K., Tybring, L.: Antimicrobial Agents and Chemotherapy 1970, 431.
2. Jordan, M. C., de Maine, J. B., Kirby, W. M. M.: Antimicrobial Agents and Chemotherapy 1970, 438.
3. Foltz, E. L., West, J. W., Breslow, I. H., Wallick, H.: Antimicrobial Agents and Chemotherapy 1970, 422.
4. Wasz-Höckert, O.: Proc. VIIth Intern. Congr. Chemotherapy, Vol. I/1, 107 (1971).
5. Magni, L., Sjövall, J.: Farm. Tid. 82, 645 (1972).

Kombination von Ampicillin mit Isoxazolylpenicillinen

Spektrumerweiterung Diese Kombination ist aufgrund ihres erweiterten Wirkungsspektrums berechtigt bei schweren Infektionen, die 1. wegen der Schwere der Erkrankung sofortiger Therapie bedürfen und die 2. durch Penicillin G-resistente Staphylokokken und/oder durch im Spektrum von Ampicillin liegende Erreger verursacht sein können. Dies gilt vor allem für Infektionen des Früh- und Neugeborenen (s. S. 206). Außer bei Mischinfektionen mit Pen. G-resistenten Staphylokokken ist nach Erhalt des Kulturergebnisses und der Resistenzbestimmung die Therapie gezielt mit dem geeignetsten Mittel fortzusetzen.

Synergismus Mehrfach ist eine synergistische Wirkung bei gramnegativen Stäbchen beschrieben worden, die auf eine Hemmung der Penicillinase durch das Isoxazolyl-P. zurückgeführt wird [1—3]. Dies gilt jedoch nur für einen kleinen Prozentsatz der Stämme [1]. Meist werden sehr hohe Konzentrationen benötigt. Klinisch wäre am ehesten ein Effekt bei Harnwegsinfektionen zu erwarten. In den meisten kombiniert behandelten Fällen wurde unter der Therapie eine Wirkung gesehen, jedoch kam es ebenso wie unter Monotherapie rasch zum Rückfall [4]. Therapeutisch schlägt der Synergismus also praktisch nicht zu Buch.

Pharmakokinetik Die Kinetik der beiden Penicilline ist bei kombinierter Gabe nach [5] die gleiche wie bei Einzelgabe, nach [6] sind jedoch die Serum- und Harnkonzentrationen bei gleichzeitiger Applikation höher.

Vergleich zu Cephalosporinen S. S. 77.

Dosierung Jedes der beiden P. muß in vollen Dosen gegeben werden. Diese sind nochmals in Tabelle 16, S. 62 zusammengestellt.

Einige Handelsformen Folgende fixe Kombinationen sind im Handel:

1. Ampiclox (Beecham)
Ampicillin + Cloxacillin. In den Injektionsflaschen (mit insgesamt 75, 300, 800 und 1500 mg) und in den Tropfen im Verhältnis 2 : 1, in den Kapseln zu 500 mg im Verhältnis 1 : 1 und in den Infusionsflaschen zu 5 g im Verhältnis 4 : 1.

2. **Totocillin (Bayer)**
Ampicillin + Oxacillin in den parenteralen Zubereitungen, Ampicillin + Dicloxacillin in den oralen, stets im Verhältnis 3 : 2. Injektionsflaschen mit insgesamt 100, 500 und 1500 mg, Kapseln zu 500 mg, Infusionsflaschen mit 5 und 10 g; Tropfen.

Literatur
1. Sutherland, R., Batchelor, F. R.: Nature (Lond.) 201, 868 (1964).
2. Acred, P., Sutherland, R.: Antimicrobial Agents and Chemother. 1966, 53.
3. Bach, J. A., Buono, N., Chisholm, D., Price, K. E., Pursiano, T. A., Gourevitch, A.: Antimicrobial Agents and Chemother. 1966, 328.
4. Sabath, L. D., Elder, H.-A., McCall, C. E., Finland, M.: New Engl. J. Med. 277, 232 (1967).
5. Gooding, P. J., Fernandez, C. A., Perche de Menezes, J., Ximenes, J.: Curr. ther. Res. 14, 43 (1972).
6. Naumann, P., Lode, H., Reintjens, E.: Arzneimittel-Forsch. 23, 218 (1973).

5. Hetacillin

Hetacillin ist das Acetonid des Ampicillin. In wäßriger Lösung zerfällt es relativ rasch in Ampicillin und Aceton, schneller bei neutralem als bei saurem pH [1—3]. Im Organismus ist Hetacillin als solches nur vorübergehend und in geringen Mengen nachweisbar [1]. Auch *in vitro* ist offenbar nur Ampicillin wirksam [3]. Wirkungsspektrum und Wirkungsintensität [1, 3, 4] sowie Eiweißbindung [1] sind gleich. Serumkonzentrationen von Hetacillin nach oraler, i.m. und i.v. Gabe zeigen gegenüber Ampicillin einen verzögerten und niedrigeren Spitzenwert, dafür gelegentlich nach einigen Stunden etwas höhere Konzentrationen [1—3, 5, 10]. Klinisch entspricht die Wirksamkeit der des Ampicillin [6—9]. Hautreaktionen und andere Nebenerscheinungen treten in der gleichen Größenordnung auf. Von einigen Autoren wurden öfter Leberfunktionsstörungen unter Therapie gesehen [6—8]. Insgesamt bietet Hetacillin keine Vorteile über Ampicillin.

Handelsform Kapseln zu 250 mg, Penplenum (Lappe).

Literatur
1. Sutherland, R., Robinson, O. P. W.: Brit. med. J. 1967 II, 804.
2. Magni, L., Örtengren, B., Sjöberg, B., Wahlqvist, S.: Scand. J. clin. Lab. Invest. 20, 195 (1967).
3. Smith, J. T., Hamilton-Miller, J. M. T.: Chemotherapy (Basel) 15, 366 (1970).
4. Sanna, A., Ambrosoli, G., Lazzarini, L.: Arzneimittel-Forsch. 17, 399 (1967).
5. Bunn, P. A., Milicich, S., Lunn, J. S.: Antimicrobial Agents and Chemotherapy 1965, 947.
6. Azimi, P. H., Cramblett, H. G.: Antimicrobial Agents and Chemotherapy 1966, 114.
7. Page, M. I.: Antimicrobial Agents and Chemotherapy 1966, 107.
8. Orkin, L. A.: Proc. V[th] Intern. Congr. Chemother. I/2, 539 (1967).

9. Hogan, L. B., Holloway, W. J., Scott, E. G.: Curr. ther. Res. 10, 363 (1968).
10. Jusko, W. J., Lewis, G. P.: Lancet 1972, 1, 690.

6. Carbenicillin (CBC)

Herkunft und Chemie — Carbenicillin wurde 1967 beschrieben [1, 2]. Es ist α-Carboxybenzylpenicillin als Dinatriumsalz:

$$\underset{\text{COONa}}{\underset{|}{\text{C}_6\text{H}_5-\text{CH}-\text{CO}-\text{NH}}}\underset{\text{O}}{\overset{\text{S}}{\bigg\langle}}\underset{\text{COONa}}{\overset{\text{CH}_3}{\underset{\text{CH}_3}{\bigg\rangle}}}$$

Die hygroskopische Substanz ist trocken und bei Zimmertemperatur 2 Jahre haltbar. Fertige Lösungen können im Eisschrank 5 Tage, bei Zimmertemperatur 1 Tag gehalten werden. Das pH der Lösung beträgt 6—8, die Wasserlöslichkeit 85%. Die Substanz ist säureinstabil. Orale Therapie kommt daher nicht in Frage.

Wirkungsspektrum — Gegen grampositive Keime hat CBC nur $^1/_{10}$—$^1/_{20}$ der Aktivität des Ampicillin (AC), gegen Coli, Salmonellen, Shigellen und Haemophilus influenzae $^1/_2$—$^1/_4$. CBC ist AC etwa gleich bei Proteus mirabilis. Es ist deutlich überlegen bei den Indol-positiven Proteusarten (P. morganii, P. rettgeri, P. vulgaris) und Providencia, überlegen und therapeutisch einsetzbar bei Pseudomonas aeruginosa und einem geringen Anteil von Klebsiella-Aerobacter-Stämmen [3—12].

Gegenwärtige Indikationen

Als Mittel der Wahl	Als Reserve
Indol-positive Proteus P. morganii P. rettgeri P. vulgaris Providencia Pseudomonas aeruginosa	keine wegen Kreuzallergie zu anderen Penicillinen, hohen Preises und ausschließlich parenteraler Applikationsform

Klinische Wirksamkeit erwiesen — bei Infektionen mit Escherichia coli, Proteus mirabilis und Pneumokokken.

Kritische Konzentrationen — S. Tabelle 17, S. 66.

Resistenzverhalten — **Primärresistenz** in Abhängigkeit von der Dosis ist ebenfalls in Tabelle 17 angegeben. Inzwischen ist die Quote hochresistenter Pseudomonas-Stämme in Kliniken, vor allem in Dialysezentren höher [39]. Resistente Stämme sind aus klinischem Material isoliert worden; auch **Sekundärresistenz** ist beobachtet [4, 13—17]. In

Tabelle 17. Kritische Konzentrationen von Carbenicillin

µg/ml	Normale Dosierung 3—4 g	6—8 g	Hohe Dosierung 30—40 g
Tagesdosis (E)	4—8	16—32	200—400
Dementsprechend Primärresistenz bei % der Stämme:			
E. coli	80 40	20	10
P. mirabilis	20 15	10	5
übrige Proteus	50—70 35—60	10—50	10—50
Providencia	90 50	20	20
Pseudomonas aeruginosa	90	25	5
Klebsiella-Aerobacter	80	60	~ 30

Resistenzbestimmung stets erforderlich!

P. rettgeri wurde extrachromosomale Resistenz gefunden [18]. AC-resistente P. mirabilis sind auch CBC-resistent, AC-resistente Coli gelegentlich CBC-sensibel [19].

Wirkungstyp **Bactericid gegen proliferierende** Keime. Bei Pseudomonas fällt jedoch die Zahl züchtbarer Keime auch mit hohen Konzentrationen nach 4—7 Std nur auf etwa 1% ab [2, 7]. Die MBK beträgt das Ein- bis Fünffache der MHK [10, 17].

Wirkungsmechanismus Störung der Zellwandsynthese wie alle P., s. auch S. 39.

Kinetik und Biotransformation Oral keine Absorption. Nach i.m. Gabe rasche Absorption und Verteilung. $t_{1/2}$: 60 min, nach i.m. Applikation scheinbar länger (90—120 min). Eiweißbindung im Serum 47—49%. Bei Neugeborenen und Säuglingen ist $t_{1/2}$ länger als bei Erwachsenen. Kinetik bei Kindern: [20—23].

Tabelle 18. Durchschnittliche Konzentrationen von Carbenicillin (E) bei Erwachsenen [2, 10, 35, 36]

Einzeldosis	Serumkonz. (µg/ml) n. Std						(µg/ml) 6 Std
	1/4	1/2	1	2	4	6	
1 g i.m.			10—20	15—25	17—22	10 4	2000—4500
1 g i.v.	140	120	60	30	4		
10 g i.v. in 60 min (nach Infus.ende)		480	335	300	180	125	1000—24000
Dauertropf i.v.	bei 16 g in 6 Std:			400 µg/ml für Infusionsdauer			4000—13000

Zwischen 0,25 g und 2 g verhalten sich die Serumkonzentrationen proportional zur Dosis. Praktisch kein Übertritt in den Liquor. Bei Meningitis daher intralumbal behandeln. Genauere Daten zur Verteilung liegen nicht vor.

Die Ausscheidung durch die Niere in aktiver Form erreicht etwa 100% der Dosis [24]. Aktive Metaboliten wurden nicht nachgewiesen [12]. Die Ausscheidung erfolgt glomerulär und — stärker — tubulär. Mit Probenecid können die Konzentrationen fast verdoppelt werden [2]. Bei Niereninsuffizienz entspricht die relative Zunahme der $t_{1/2}$ etwa der relativen Zunahme des Plasmacreatinins [25]. Gleichzeitige Dysfunktion der Leber führt zu weiterer Verlängerung [26]. Carbenicillin ist dialysabel. Während Hämodialyse werden 2 g i.v. alle 4 Std, während Peritonealdialyse alle 6 Std empfohlen [27].

Pharmakodynamik

Wichtigste und häufigste **Nebenerscheinungen:**

1. Übliche Penicillinallergie (s. S. 43).
2. Bei höheren Dosen, vor allem bei Kindern, reversible Erhöhung der Serumtransaminasen.
3. Typische Penicillin-Neurotoxicität; offenbar seltener als bei Pen. G; einzelne Fälle sind berichtet, besonders bei Ausscheidungsstörungen [26, 28].
4. Blutungen bei hohen Dosen [37, 38].

Interaktionen Carbenicillin inaktiviert *in vitro* Gentamicin [29] und die übrigen Aminoglykoside [30], ferner Colistin [31]. *In vivo* erwies sich die Interferenz von CBC mit Gentamicin nicht als relevant. Die Kinetik wird nicht beeinflußt [32, 33], und klinisch wurde ein synergistischer Effekt gesehen [34].

absolut: Penicillinallergie.

Kontraindikationen Vorsichtsmaßnahmen

1. Vor Therapie stets nach Penicillinallergie und allergischer Diathese fragen.
2. Nach der ersten Injektion Patienten möglichst 1/2 Std unter Kontrolle halten.
3. Bei hoher Dosierung Kontrolle der Elektrolyte und der Blutungszeit.
4. Bei Ausscheidungsstörungen Dosisreduktion in Relation zu $t_{1/2}$ bzw. Plasmacreatinin [25].

Applikationsformen, Dosierung

Applikation i.m., i.v. und intrathecal. Dosierung s. Tabelle 19, S. 68.

Handelsformen

Flaschen mit 0,5, 1, 2, 5 und 10 g der Firmen Bayer (Microcillin) und Beecham (Anabactyl).

Tabelle 19. Dosierung von Carbenicillin

Infektion	Erreger				
	Pseudomonas			E. coli und Proteus	
	Erwachsene g	Kinder mg/kg		Erwachsene g	Kinder mg/kg
Harnwege	4—8 i.m. oder i.v.	50—100 i.m.		4 i.m. oder i.v.	50 i.m. oder i.v.
Prophylaxe von Verbrennungen	4—8 i.m. oder i.v.	50—100 i.m.			
System-Inf.	20—30 i.v.	250—400 i.v.		8 i.v.	100 i.v.
Sepsis, Endokarditis	30 i.v.	400—800 i.v.		20 i.v.	250 i.v.
Meningitis	30 i.v.	400—800 i.v.		20 i.v.	250 i.v.

Bei Meningitis intrathecal

≦ 2 J.	2—12 J.	> 12 J.
5—10 mg	10—20 mg	40 mg

Literatur Einzelarbeiten

1. Acred, P., Brown, D. M., Knudsen, E. T., Rolinson, G. N., Sutherland, R.: Nature (Lond.) 215, 25 (1967).
2. Knudsen, E. T., Rolinson, G. N., Sutherland, R.: Brit. med. J. 1967 III, 75.
3. Brumfitt, W., Percival, A., Leigh, D. A.: Lancet 1967 I, 1289.
4. Silverblatt, F., Turck, M.: Antimicrobial Agents and Chemotherapy 1968, 279.
5. Bodey, G. P., Terrell, L. M.: J. Bact. 95, 1587 (1968).
6. English, A. R.: Antimicrobial Agents and Chemotherapy 1968, 482.
7. Standiford, H. C., Kind, A. C., Kirby, W. M. M.: Antimicrobial Agents and Chemotherapy 1968, 286.
8. Williams jr., T. W., Glasgow, N. W.: Antimicrobial Agents and Chemotherapy 1968, 388.
9. Phair, J. P., Watanakunakorn, C., Bannister, T.: Appl. Microbiol. 18, 303 (1969).
10. Naumann, P., Kempf, J.: Arzneimittel-Forsch. 19, 1222 (1969).
11. Spieckermann, C.: Med. Welt 20 (N. F.), 1973 (1969).
12. Blasius, Ch., Menz, H.-P., Sander, J.: Dtsch. med. Wschr. 94, 2501 (1969).
13. Darrell, J. H., Waterworth, P.: Brit. med. J. 1969 III, 141.
14. Lowbury, E. J. L., Kidson, A., Lilly, H. A., Ayliffe, G. A. J., Jones, R. J.: Lancet 1969 II, 448.
15. Neu, H. C., Swarz, H.: Ann. intern. Med. 71, 903 (1969).
16. Marks, M. I., Eickhoff, T. C.: Ann. intern. Med. 73, 179 (1970).
17. Huang, N. N., Hiller, E. J., Macri, C. M., Capitanio, M., Cundy, K. R.: J. Pediat. 78, 338 (1971).

18. Poty, F., Goze, A., Gagnon, P.: J. Antibiot. (Tokyo) 24, 271 (1971).
19. Naumann, P., Hubmann, R.: Urologe 7, 16 (1968).
20. Marget, W., Daschner, F. D.: Pädiatrische Praxis 8, 338 (1969).
21. Palitzsch, P.: Mschr. Kinderheilk. 117, 535 (1969).
22. Simon, C., Hamacher, A., Malerczyk, V., Rohwedder, H. J.: Arzneimittel-Forsch. 21, 78 (1971).
23. Neussel, H., Olbing, H.: Int. J. clin. Pharmacol. 5, 444 (1972).
24. Klastersky, J., Cappel, R., Debusscher, L.: Arch. int. Pharmacodyn. 192, 365 (1971).
25. Höffler, D.: Antibakterielle Therapie bei Niereninsuffizienz. Boppard: Rheindruck 1971.
26. Hoffman, T. A., Cestero, R., Bullock, W. E.: Ann. intern. Med. 73, 173 (1970).
27. Eastwood, J. B., Curtis, J. R.: Brit. med. J. 1968 I, 486.
28. Whelton, A., Carter, G. G., Garth, M. A., Darwish, M. O., Walker, W. G.: J. Amer. med. Ass. 218, 1942 (1971).
29. McLaughlin, J. E., Reeves, D. S.: Lancet 1971 I, 261.
30. Waitz, J. A., Drube, C. G., Moss, E. L. jr., Oden, E. M., Bailey, J., Wagman, G. H.: Abstracts, 11th Interscience Conf. Antim. Agents Chemother., 66 (1971).
31. Lynn, B.: Lancet 1971 I, 654.
32. Riff, L., Jackson, G. G.: Lancet 1971 I, 592.
33. Huang, N. N., Kern, G. W., Laraya-Cuasay, L. R., Tongudai, S.: Abstracts, 11th Interscience Conf. Antim. Agents Chemother., 65 (1971).
34. Klastersky, J., Cappel, R., Debusscher, L.: Curr. ther. Res. 13, 174 (1971).
35. Oberste-Lehn, H.: unveröffentlicht.
36. Kierfeld, G., Kierfeld, E.: Med. Welt 1970, 1820.
37. McClure, P. D., Casserly, J. G., Monsier, C. Crozier, D.: Lancet 1970 II, 1307.
38. Waisbren, B. A., Evani, S. V., Ziebert, A. P.: J. Amer. med. Ass. 217, 1243 (1971).
39. Höffler, D.: persönliche Mitteilung.

Indanyl-Ester des Carbenicillin (Carindacillin, CDC)

Durch Veresterung der α-Carboxylgruppe des Carbenicillin (CBC) mit Indanol wird eine befriedigende Säurefestigkeit [1] und eine enterale Absorption erreicht, die etwa 36% der Dosis beträgt [2]. Das Spektrum und die Wirkungsintensität entsprechen bei den gramnegativen Keimen dem CBC; bei grampositiven Erregern ist *in vitro* die Wirkung des Esters etwas stärker [1]. Er wird jedoch im Körper rasch gespalten, so daß nur mit der Wirkung von CBC zu rechnen ist. Das Indanol wird in gekoppelter Form vollständig über den Harn ausgeschieden [3]. Die mäßige Absorption erfordert relativ hohe Dosen, die nach oben durch gastrointestinale Nebenerscheinungen begrenzt sind. Infolgedessen können systemische In-

Gegenwärtige fektionen nicht oral behandelt werden. Indikation sind Harnwegs-
Indikationen infekte mit Pseudomonas aeruginosa, Enterobacter und Indol-posi-

tiven Proteus-Arten [4, 5, 8]. Die Dosierung beträgt täglich 2—4 g (E). Hierbei werden im Durchschnitt im Serum für 5 Std Konzentrationen zwischen 5 und 10 µg/ml erreicht; im Harn in den ersten 3 Std 1400 µg/ml, in den folgenden 3 Std 550 µg/ml, von der 6.—12. Std 45 µg/ml [2]. Gastrointestinale Beschwerden wurden bei dieser Dosierung häufig gesehen [4—8].
Kontraindikationen wie für CBC. Bei schwerer Niereninsuffizienz mit Creatinin Clearance von $\leq$ 14 ml wurden keine therapeutisch ausreichenden Mengen mehr in den Harn ausgeschieden [9].

Vorgesehene Handelsform Tabletten zu 0,5 g der Firma Pfizer (Carindapen).

Literatur Einzelarbeiten
1. English, A. R., Retsema, J. A., Ray, V. A., Lynch, J. E.: Antimicrobial Agents and Chemotherapy 1, 185 (1972).
2. Fabre, J., Burgy, C., Rudhart, M., Herrera, A.: Chemotherapy 17, 334 (1972).
3. Hobbs, D. C.: Antimicrobial Agents and Chemotherapy 2, 272 (1972).
4. Wallace, J. F., Atlas, E., Bear, D. M., Brown, N. K., Clark, H., Turck, M.: Antimicrobial Agents and Chemotherapy 1970, 223.
5. Medical Letter 15, 29 (1973).
6. Baker, D. A., Andriole, V. T.: J. Inf. Dis. 127, S 136 (1973).
7. Ries, K. M., Cobbs, G. C., Gillenwater, J. Y., Levinson, M. E., Mandell, G. L., Kaye, D.: J. Inf. Dis. 127, S 148 (1973).
8. Cox, C. E., Kaye, D.: J. Inf. Dis. 127, S 165 (1973).
9. Cox, C. E.: J. Inf. Dis. 127, S 157 (1973).

Carbenicillin (CBC) in Kombination mit Gentamicin (GM)

Obwohl unter gewissen Bedingungen eine Interferenz zwischen CBC und GM festgestellt wurde (s. S. 67), wirken beide Antibiotica in bezug auf MHK und MBK vor allem bei Pseudomonas, weniger bei anderen gramnegativen Keimen synergistisch [1—7]. Auch die bei hoher Dosierung von CBC und GM vorkommenden Serumkonzentrationsverhältnisse wirken synergistisch [7]. Klinische *Gegenwärtige* Erfahrungen bei lebensbedrohlichen [8, 9] und bei Harnwegs-*Indikation* infektionen durch Pseudomonas [10] sprechen ebenfalls für eine Überlegenheit der Kombination über eine Monotherapie. Die Kombination ist vor allem dann angebracht, wenn sich *in vitro* ein Synergismus demonstrieren läßt [8]. Um eine Inaktivierung bei der Applikation zu vermeiden, ist CBC i.v. und GM i.m. zu verabfolgen.

Literatur
1. Rolinson, G. N., Sutherland, R.: Antimicrobial Agents and Chemotherapy 1967, 609.
2. Brumfitt, W., Percival, A., Leigh, D. A.: Lancet 1967 I, 1289.
3. Neussel, H.: Intern. J. Clin. Pharmacol. 2, 273 (1969).
4. Naumann, P., Kempf, J.: Arzneimittel-Forsch. 19, 1222 (1969).
5. Michaeli, D., Weinstein, L.: J. infect. Dis. 122, Suppl. S 90 (1970).
6. Mouton, R. P., Holtrigter, B.: Chemotherapy (Basel) 14, 371 (1969).
7. Klastersky, J., Vamecq, G., Cappel, R., Swings, G., Vandenborre, L.: J. infect. Dis. 125, 183 (1972).

8. Klastersky, J., Cappel, R., Debusscher, L.: Curr. ther. Res. **13**, 174 (1971).
9. Schimpff, S., Satterlee, W., Young, V. M., Serpick, A.: New. Engl. J. Med. **284**, 1061 (1971).
10. Olbing, H., Neussel, H., Senge, T., Hagel, K., Linzenmeier, G.: Dtsch. med. Wschr. **96**, 183 (1971).

Carbenicillin (CBC) in Kombination mit Isoxazolyl-P.

Neuerdings sind auch Kombinationen von CBC mit Cloxacillin (Pyoclox, Beecham) bzw. Oxacillin (Resistopen, Bayer) im Handel, die in den gleichen klinischen Situationen indiziert sind wie die Kombination von AC und Isoxazolyl-P. Sie haben ein noch breiteres Spektrum als diese, sind aber auch teurer.

B. Cephalosporine (C)

Einteilung Die C haben praktisch das gleiche Spektrum. Eine Einteilung ist nach der Applikationsart möglich:
a) **Nur parenteral** applizierbar:
   Cephaloridin (CED), Cephalothin (CET), Cephazolin (CEZ).
b) **Oral** applizierbar:
   Cephalexin (CEX), Cephradin (CEP).

Struktur der Cephalosporine

Δ_3 − Cephem (= ß Lactam + Dihydrothiazin - Ring)

Gattungsname	R_7	R_3	R_4
Cephalothin	S⌐⌐CH$_2$−CONH	$CH_2-O-COCH_3$	COOH
Cephaloridin	S⌐⌐CH$_2$−CONH	CH_2-N^+⌐⌐	COOH
Cephalexin	⌐⌐−CHNH$_2$−CONH	CH_3	COOH
Cephradin	⌐⌐−CHNH$_2$−CONH	CH_3	COOH
Cephazolin	$\overset{N=N}{\underset{N=C}{\mid}}\!\!>\!N-CH_2-CONH$ (H)	$CH_2-S-\overset{N-N}{\underset{S}{\mid}}\!\!-CH_3$	COOH

z.T. als Alkalisalze

Tabelle 20. Vergleich der Cephalosporine. Cephaloridin = 1; alle Werte abgerundet

Cephalosporin	Absorption nach oraler Gabe	Relative MHK grampos. Keime	grammeg. Keime	Relative Serum-konz.	% nicht an Serumeiweiß gebunden	$t_{1/2}$ (min)	% im Harn ausgeschieden (0—6 Std)
Cephaloridin	—	1	1	1[a]	80	90	85
Cephalothin	—	4	2	0,5[a]	40	45	70
Cephalexin	++++	5—10	2	1[b]	60—70	60	90

[a] Nach i.m. Gabe; [b] nach oraler Gabe.

Chemische Eigenschaften In Substanz sind CET, CED und CEX haltbar. CED muß kühl ($<8°$ C) und dunkel aufbewahrt werden. Die Alkalisalze von CED und CET sind gut wasserlöslich. CEX ist bei 25° C zu 0,2% wasserlöslich. Zubereitete Injektionslösungen von CED sind bei $+25°$ C 2 Tage, bei $+4°$ C 4 Tage haltbar; Injektionslösungen von CET bei $+25°$ C 6 Std, bei $+4°$ C 2 Tage. Eine Farbverstärkung ist ohne Bedeutung. Angaben über Haltbarkeit der 3 C in Puffer und Serum bei [1—3]. Standardisierung auf Gewichtsbasis.

Wirkungsspektrum Das Spektrum der C entspricht bei den grampositiven Erregern dem Penicillin G + den Staphylokokken-P, bei den gramnegativen Keimen dem Ampicillin + einer etwas besseren Wirkung bei Klebsiella, aber einer wesentlich geringeren Wirkung gegen Haemophilus influenzae und Enterokokken. Obwohl die C *in vitro* gegen Salmonellen wirksam sind, haben sie klinisch versagt. CED hat die höchste Wirkungsintensität. Die relativen MHK-Werte von CET und CEX sind in Tabelle 20, S. 72 angegeben. Mittlere MHK (µg/ml) von CD bei Penic.-sensiblen Staphylokokken 0,03, bei resistenten Staphylokokken 0,25, β-hämolytischen Streptokokken 0,002, anderen Streptokokken 0,03, bei Escherichia coli 16, Proteus mirabilis 16, Klebsiella 32, Salmonella 4. Die Wirkungsintensität von CD entspricht bei den grampositiven Keimen der des Penicillin G; bei Neisserien ist sie $\leq$ ¹/₁₀ Penic. G. Bei den gramnegativen Keimen hat CD etwa ¹/₄ der Aktivität des Ampicillin. Wie dieses sind die C unwirksam gegen Indol-positive Proteus-Arten, Aerobacter und Pseudomonas. Die C sind in unterschiedlichem Maß resistent gegen β-Lactamasen von Staphylokokken und sind alle nicht resistent gegen β-Lactamasen von gramnegativen Stäbchen.

Gegenwärtige Indikationen Sie sind in Tabelle 21, S. 74 angegeben. Da die C bei den meisten Indikationen anderen Substanzen bzw. Kombinationen nicht sicher überlegen sind, sind sie in diesen Fällen wegen ihres Preises derzeit als Reservemittel einzustufen. Darüber hinaus ist CET wegen seiner geringeren Aktivität und der durch die orale Applikation begrenzten Dosierung und damit begrenzten Konzentrationen in Serum und Gewebe gegenüber CED und CET in seinen Indikationen eingeschränkt. Zur Initialbehandlung soll es nur bei Harnwegsinfektionen durch sensible gramnegative Keime eingesetzt werden [4] bzw. auch bei Infektionen durch grampositive Erreger [5]. Außerdem kann CET zur Weiterbehandlung benutzt werden, wenn initial CED oder CET indiziert waren. CD ist wegen seiner potentiellen Nephrotoxicität in der Dosierung begrenzt (s. Pharmakodynamik). Infektionen, die Höchstdosen erfordern, können daher nur mit CET behandelt werden [s. auch Wahl eines C (S. 77)].

Klinische Wirksamkeit erwiesen Diese Infektionen sind ebenfalls in Tabelle 21, S. 74 angeführt. In Klammer gesetzt sind diejenigen Erregerarten, bei denen nicht regelmäßig mit therapeutischem Erfolg gerechnet werden kann.

Tabelle 21. Gegenwärtige Indikationen der Cephalosporine bei Infektionen bzw. Infektionskrankheiten mit sensiblen Keimen

Als Mittel der Wahl	Als Reserve
Klebsiella-Aerobacter (in Kombination mit Gentamicin)	Penicillinase-positive und -neg. Staphylokokken Strept. pyogenes Strept. viridans Pneumokokken E. coli P. mirabilis

Klinische Wirksamkeit außerdem erwiesen bei:
(Enterokokken)
Gonokokken
C. diphtheriae
Listeria monocytogenes
Clostridien
(H. influenzae)
(P. multocida)

Kritische Konzentrationen — Für die in Tabelle 23 angegebene Dosierung sind vorläufig bei allen 3 C 8 µg/ml, bei hoher Dosierung 16, bei Höchstdosen 32 µg/ml als kritische Konzentration anzusehen.

Resistenzverhältnisse — **Primärresistenz:** bei Staphylokokken $\leq$ 15(—50)%/o in Kliniken, in der Praxis weniger; bei E. coli 10—20%/o, P. mirabilis 20—40%/o, Klebsiella/Aerobacter > 50%/o. **Parallelresistenz** besteht zwischen den C untereinander; bei Staphylokokken, jedoch nicht obligat, mit den Penicillinase-festen P, bei gramnegativen Keimen nicht obligat mit Ampicillin. **Sekundäre Resistenz** mit allen C klinisch bei gramnegativen Keimen beobachtet; *in vitro* bei grampositiven Erregern nach dem Vielschrittmuster, bei gramnegativen Keimen in wenigen Schritten.

Wirkungstyp — Wie die P wirken die C **bactericid** auf **proliferierende,** aber nicht auf ruhende Keime. Die MBK beträgt in der Regel weniger als das Doppelte der MHK.

Wirkungsmechanismus — Störung der Zellwandsynthese wie die P (S. 39).

Kinetik und Biotransformation — Die C sind säurefest, jedoch werden nach oraler Gabe CED und CET praktisch nicht absorbiert, CEX dagegen nahezu vollständig. CED und CET müssen i.m. oder i.v. gegeben werden. Nach entsprechender Applikation werden alle C rasch absorbiert, verteilt und ausgeschieden. Relative Serumkonzentrationen, Eiweißbindung, $t_{1/2}$ nach i.m. Gabe und im Harn ausgeschiedene Menge sind in Tabelle 20, S. 72 angegeben. Tabelle 22, S. 75 bringt die durchschnittlichen Serumkonzentrationen nach 1 g. In Liquor und Kammerwasser des Auges werden keine ausreichenden Konzentra-

Tabelle 22. Serumkonzentration (µg/ml) der Cephalosporine nach Gabe von 1 g [1—3, 6—13]

	Std					Konz. im 6-Std-Harn
	$^1/_2$	1	2	4	6	
Cephaloridin i.m.	27	30	20	7	3	mehrere
Cephalothin i.m.	15	15	8	1	0	Tausend
Cephalexin oral	11	30	20	5	1	µg/ml

Im Bereich zwischen 0,25 g und 2 g bedingt Verdoppelung der Dosis auch Verdoppelung der Serumkonz.

tionen bei systemischer Gabe erreicht. Angaben über Verteilung in anderen Körperflüssigkeiten und Gewebe sind noch spärlich. In den Körperhöhlen werden bei Entzündung meist 30—70% der Serumkonzentration erreicht. Der Übertritt in den Feten und die Amnionflüssigkeit ist bei CED und CET zur Behandlung grampositiver Keime ausreichend [Ü 12; 14, 15], bei CEX offenbar nicht [16]. CEX erreicht nach Gabe von 250 mg in der Muttermilch 1,2—0,8 µg/ml [16]. In der Galle liegen die Konzentrationen von CED unter den Serumkonzentrationen, von CEX bis zum 12fachen darüber. In Organen erreicht CED 20—50% der Serumkonzentration [17]. Von CED und CEX sind keine Metaboliten gefunden, CET wird etwa zu 40% desacetyliert. Der Metabolit ist antibakteriell schwach wirksam. Die Ausscheidung erfolgt weitgehend über die Niere, sowohl glomerulär wie tubulär. Tubuläre Sekretion ist bei CED am geringsten. Daher führt Probenecid nur zu einer geringen Erhöhung der Serumkonzentration von CED, während die von CET und CEX etwa verdoppelt werden. Bei Nierenausscheidungsstörungen ist $t_{1/2}$ verlängert. Empfohlen wurde folgendes Dosierungsschema [18]:

		Dosierungsintervall in Std bei Plasmacreatinin (mg-%)			
	Einzeldosis	normal	< 1,5	1,5—2,5	> 2,5
CED	0,5 i.v.	6—8	8	12	48 [a]
CET	1,0 i.v.	4—6	6	8	48 [a]
CEX	0,5 oral	6	6	8—12	36—48

[a] i.m.

Weitere Angaben im Kapitel „Chemotherapeutica bei Niereninsuffizienz" S. 188. Auch bei Früh- und Neugeborenen ist $t_{1/2}$ verlängert. Angaben zur Kinetik bei: [Ü 11, 13, 19—21]. Alle 3 C sind dialy-

Pharmako-
dynamik

Allergie

Kreuzallergie zu Penicillinen

sierbar [6, 18, 22—25], stärker bei Hämodialyse als bei peritonealer Dialyse.

Wichtigste und häufigste **Nebenerscheinungen**

1. **Allergie gegen C.** Bei Personen ohne Allergie gegen P in $\leq 3\%$ beobachtet, vor allem Hautreaktionen, selten Anaphylaxien. Zwischen C und P besteht eine nicht obligate Kreuzallergie, die sich experimentell bei etwa 30% der Penicillinallergiker nachweisen läßt, klinisch aber nur bei 10—14% manifest wird [26]. C sollten daher bei P-Allergikern nur gegeben werden, wenn eine dringende Indikation besteht und eine etwa auftretende allergische Reaktion gegen C sofort behandelt werden kann. Zwischen den C besteht Kreuzallergie. Therapie des allergischen Schocks s. S. 44. Eine gegen C erworbene Allergie zieht nicht immer eine Allergie gegen P nach sich [27, 28]. Weitere Allergieformen: Neutropenien, vielleicht auch die gelegentlich beobachteten Transaminaseerhöhungen. Nach CED wurde selten, nach CET öfter, besonders bei Azotämie, ein positiver direkter Coombs-Test ohne hämolytische Anämie gesehen [29].

2. Bei hohen Liquorkonzentrationen wie bei den P Krampfanfälle.

Nephro-toxicität

3. CED ist potentiell **nephrotoxisch.** Der Effekt ist dosisabhängig. Die Tagesdosis soll daher begrenzt werden. Die Empfehlungen variieren. Auf keinen Fall sollten 6 g bei gesunder und 4 g bei geschädigter Niere überschritten werden [30]. Auch bei Patienten > 50 J. nicht mehr als 4 g. Keine Kombination mit anderen potentiell nephrotoxischen Substanzen wie Aminoglykosid-Antibiotica oder starken Diuretica, insbesondere Furosemid. Auch nach CET sind Nierenschäden gesehen worden, wenn es mit potentiell nephrotoxischen Substanzen wie Gentamicin kombiniert wurde [31, 52].

4. **Lokalreaktionen:** CET verursacht bei i.m. Gabe nicht selten Schmerzen, bei i.v. Gabe kann Phlebitis eintreten. Mit CED werden lokale Reizerscheinungen seltener gesehen.

5. **Gastrointestinale** Beschwerden treten in erster Linie nach oraler Gabe von CEX auf, etwa in 8% der Fälle; nach parenteraler Gabe von CED oder CET sind sie selten.

Interaktionen

1. Durch Nahrung wird die Absorption von CEX etwas verzögert, aber nur geringfügig reduziert.
2. Pseudoglucosurie (Reduktionsproben).
3. Das Mucolyticum N-Acetylcystein inaktiviert [32].

Kontra-indikationen

absolute:

1. Allergie gegen Cephalosporine.
2. Für CEX Magen-Darm-Erkrankungen: Gefahr unregelmäßiger Absorption.

relative:
1. Allergie gegen Penicilline.
2. Für CED: Nierenschäden.

Vorsichtsmaßnahmen
1. Vor jeder Therapie den Patienten nach einer Allergie gegen Cephalosporine und Penicilline befragen.
2. Den Patienten nach der ersten Gabe möglichst 30 min unter Kontrolle behalten.
3. Bei längerer Therapie Blutbildkontrolle (Neutropenie).
4. Bei Anwendung von CED besondere Kontrolle der Nierenfunktion.
5. i.m. Gaben tief intraglutäal. Auflösung von CET unter Umständen in 1—2%igem Procain. Bei längerer intravenöser Therapie systematisch Venenwechsel. Intravenöse Injektionen langsam verabfolgen (1 g in 3—4 min).

Wahl eines Cephalosporins
C kommen vor allem in Betracht, wenn ein bactericider Effekt therapeutisch für notwendig erachtet wird und wenn P unwirksam sind oder wegen Allergie nicht gegeben werden können. Bei P-Allergikern ist jedoch vor der Anwendung eine vorsichtige Testung mit den C notwendig. Sie wird durchgeführt wie bei Testung auf P-Allergie (S. 44). In ernsten Situationen, die sofortiger Therapie bedürfen und bei denen als Erreger neben gramnegativen Keimen auch Penicillinase-bildende Staphylokokken in Frage kommen, ist CED oder CET in Betracht zu ziehen. Die Kombination von Ampicillin mit einem Staphylokokken-Penicillin ist jedoch preiswerter und außerdem wirksamer gegenüber Haemophilus influenzae und Enterokokken. Bei den Klebsiellen dagegen sind die C überlegen. Das oral applizierbare CEX ist in seiner Anwendung begrenzt durch eine schlechtere Wirkungsintensität gegenüber gramnegativen Keimen und durch die oral maximal verträgliche Menge von 8 g. Es ist daher nicht für Systeminfektionen durch gramnegative Erreger indiziert, sondern nur für Systeminfektionen durch sensible, grampositive Keime, für die die P Mittel der Wahl sind, sowie für Harnwegsinfekte mit gramnegativen Stäbchen. Bei Systeminfektionen durch gramnegative Keime muß CED oder CET eingesetzt werden (s. auch „Gegenwärtige Indikationen", S. 74). CED hat eine höhere Wirkungsintensität als CET, gibt höhere Konzentrationen bei gleicher Dosierung, ist weniger an Eiweiß gebunden, hat eine längere $t_{1/2}$ und ist i.m. weniger schmerzhaft. Wenn nicht Höchstdosen benötigt werden und die Niere gesund ist, ist daher CED vorzuziehen. Klinisch erwiesen sich CED und CET bei entsprechender Dosierung ($\leq$ 3 g bzw. $\leq$ 12 g) gleichwertig [9]. Alle C sind klinisch unwirksam gegen Staphylokokken, die gegen die Staphylokokken-P heterogen resistent sind [33].

Applikationsformen
Systemische Therapie: CED und CET parenteral, i.v. vorwiegend CET; CEX oral.

Tabelle 23. Dosierungsrichtlinien (Tagesdosen) für Cephalosporine

Altersgruppe	Cephaloridin	Cephalothin	Cephalexin
Frühgeborene	2×10 mg/kg	2×30 mg/kg	2×30 mg/kg
Neugeb.—3 Mon.	2×20 mg/kg	3×30 mg/kg	3×30 mg/kg
4.—12. Mon.	2×50 (!) mg/kg	2×100 mg/kg	3×30—60 mg/kg
1—15 J.	4×15 mg/kg	4×25 mg/kg	3×15—30 mg/kg
> 15 J.	grampos. Keime	grampos. Keime	grampos. Keime
	2—4×0,5 g	4—6×0,5 g	3—4×0,5—1 g
	gramneg. Keime	gramneg. Keime	gramneg. Keime
	3—4×1 g	4—6×1—4 g	3—4×2 g

CAVE: Cephaloridin potentiell nephrotoxisch! Tagesdosis daher maximal 4 g (E)!

Dosierung Dosierungsangaben in Tabelle 23.
Lokale Therapie: intralumbal: CED, Dosierung s. Tabelle 42, S. 287, 288 intraartikulär: CED oder CET, 0,5 g in 15 ml; intrapleural: CEX, 2 g (25 mg/ml); subconjunctival: CET, 125—250 mg in 0,5—1 ml; intracameral: CET, 25—50 mg. Lokale Behandlung stets durch systemische ergänzen.

Einige Cephaloridin:
Handelsformen Flaschen mit 0,25, 0,5 und 1,0 g der Firmen Glaxo (Cepaloridin) und Lilly (Kefspor).
Cephalothin:
Flaschen mit 1, 2 und 4 g der Firmen Lilly (Cefalotin) und Hoechst/Glaxo (Cepovenin).

Cephalexin:
Kapseln zu 0,25 g, Tabl. zu 0,5 g sowie Suspension der Firmen Lilly (Oracef) und Hoechst/Glaxo (Ceporex).

Literatur 1. Naumann, P.: Int. J. clin. Pharmacol. Sonderheft Cephalosporine
Übersichten, 1968, 19—27.
vergleichende 2. Beck, D., Siegenthaler, W.: Dtsch. med. Wschr. 93, 1019 (1968).
Arbeiten 3. Perkins, R. L., Saslaw, S., Hackett, J.: Amer. J. med. Sci. 253, 299 (1967).
4. Hamilton-Miller, J. M. T., Ramsay, J.: J. gen. Microbiol. 49, 491 (1967).
5. Tuano, S. B., Brodie, J. L., Kirby, W. M. M.: Antimicrobial Agents and Chemotherapy 1966, 101.
6. Kunin, C. M., Atuk, N.: New. Engl. J. Med. 274, 654 (1966).
7. Perkins, R. L., Smith, E. J., Saslaw, S.: Amer. J. med. Sci. 257, 116 (1969).
8. Turck, M.: Proc. V[th] Intern. Congr. Chemotherapy I/2, 705 (1967).
9. Sureau, B., Berrod, J., Rehfeld, P.: Proc. V[th] Intern. Congr. Chemotherapy I/1, 335 (1967).

10. Weinstein, L., Kaplan, K.: Ann. intern. Med. 72, 729 (1970).
11. Benner, E. J.: Pediatric Clin. N. Amer. 15, 31 (1968).
12. Hirsch, H. A.: Postgrad. med. J. 47, Suppl. 90 (1971).

Einzelarbeiten
1. Naumann, P.: Arzneimittel-Forsch. 16, 818 u. 1099 (1966).
2. Naumann, P.: Arzneimittel-Forsch. 17, 469 (1967).
3. Naumann, P., Fedder, J.: Intern. J. clin. Pharmacol. 2, Beiheft Oracef, 6 (1970).
4. Medical Letter 13, 25 (1971).
5. Griffith, R. S.: Intern. J. clin. Pharmacol. 2, Beiheft Oracef, 130 (1970).
6. Griffith, R. S., Black, H. R.: J. Amer. med. Ass. 189, 823 (1964).
7. Klein, O., Eickhoff, Th. C., Tilles, J. G., Finland, M.: Amer. J. med. Sci. 248, 640 (1964).
8. Lane, R. A., Cox, F., McHenry, M., Quinn, E. L.: Antimicrobial Agents and Chemotherapy 1966, p. 88.
9. Kislak, J. W., Steinhauer, B. W., Finland, M.: Amer. J. med. Sci. 251, 433 (1966).
10. Griffith, R. S., Black, H. R.: Clin. Med. 75, 14 (1968).
11. Gower, P. E., Dash, C. H.: Brit. J. Pharmacol. 37, 738 (1969).
12. Mössner, G., Bürker, U., Egetmeyer, K. A., Maurer, H.: Arzneimittel-Forsch. 19, 1949 (1969).
13. Simon, C., Sievers, G., Rohwedder, H. J., Malerczyk, V.: Dtsch. med. Wschr. 95, 2103 (1970).
14. Sheng, K. T., Huang, N. N., Promadhattave di, V.: Antimicrobial Agents and Chemotherapy 1964, p. 200.
15. Arthur, L. J. H., Burland, W. L.: Arch. Dis. Childh. 44, 82 (1969).
16. Chu-Chen, K., Sabeti, S.: Intern. J. clin. Pharmacol. 2, Beiheft Oracef, 124 (1970).
17. Apicella, M. A., Perkins, R. L., Saslaw, S.: Amer. J. med. Sci. 251, 266 (1966).
18. Yamasaku, F., Tsuchida, R., Usuda, Y.: Postgrad. med. J. 46, Suppl. 57 (1970).
19. Marget, W.: Intern. J. clin. Pharmacol. Sonderheft Cephalosporine, 65 (1968).
20. Marget, W., Daschner, F.: Arzneimittel-Forsch. 19, 1956 (1969).
21. Azimi, P. H., Cramblett, H. G.: J. Pediat. 73, 255 (1968).
22. Bailey, R. R., Gower, P. E., Dash, C. H.: Postgrad. med. J. 46, Suppl. 60 (1970).
23. Perkins, R. L.: Intern. J. clin. Pharmacol., Sonderheft Cephalosporine, 49 (1968).
24. Tourkantonis, A., Heinze, V., Freiberg, J.: Intern. J. clin. Pharmacol., Sonderheft Cephalosporine, 80 (1968).
25. Curtis, J. R., Marshall, M. J.: Brit. med. J. 1970 II, 149.
26. Grilliat, J.-P., Vautrin, D.-A., Janot, C., Pupil, P., Humbert, J.-C.: Rev. franç. Allerg. 10, 197 (1970).
27. Abraham, G. N., Petz, L. D., Fudenberg, H. H.: Clin. exp. Immunol. 3, 343 (1968).
28. Werner, H.-R., Kraft, D., Stemberger, H., Wiedermann, G.: Hautarzt 23, 207 (1972).
29. Gralnick, H. R., Wright, L. D., jr., McGinniss, M. H.: J. Amer. med. Ass. 199, 725 (1967).

30. Straube, W., König, K.: Münch. med. Wschr. 111, 665 (1969).
31. Opitz, A., Herrmann, I., v. Herrath, D., Schaefer, K.: Med. Welt 22, 434 (1971).
32. Lawson, D., Saggers, B. A.: Brit. med. J. 1965 I, 317.
33. Acar, J. F., Courvalin, P., Chabbert, Y. A.: Antimicrobial Agents and Chemotherapy 1970, 280.
34. Turck, M., Anderson, K. N., Smith, R. H., Wallace, J. F., Petersdorf, R. G.: Ann. intern. Med. 63, 139 (1965).
35. Weinstein, L., Kaplan, K., Chang, T. W.: J. Amer. med. Ass. 189, 829 (1964).
36. Limson, B. J., Santos, R. J.: Clin. Med. 75, 36 (1968).
37. Lymberopoulos, S.: Med. Welt 18, 1028 (1967).
38. Steinbrunn, W., Haemmerli, U. P.: Dtsch. med. Wschr. 91, 2003 (1966).
39. Rahal, J. J., jr., Meyers, B. R., Weinstein, L.: New. Engl. J. Med. 279, 1305 (1968).
40. Mössner, G., Stieler, U., Laar, H. J.: Münch. med. Wschr. 109, 301 (1967).
41. Stewart, G. T., Holt, R. J.: Lancet 1964 II, 1305.
42. Rohner, R., Gubler, R., Wyss, F.: Schweiz. med. Wschr. 97, 1506 (1967).
43. Turck, M., Belcher, D. W., Ronald, A., Smith, R. H., Wallace, J. F.: Arch. intern. Med. 119, 50 (1967).
44. Kaplan, K., Reisberg, B., Weinstein, L.: Arch. intern. Med. 121, 19 (1968).
45. Mössner, G.: Intern. J. clin. Pharmacol., Sonderheft Cephalosporine, 37 (1968).
46. Steigbigel, N. H., Kislak, J. W., Tilles, J. G., Finland, M.: Arch. intern. Med. 121, 24 (1968).
47. Council on Drugs: J. Amer. med. Ass. 206, 1289 (1968).
48. Clark, H., Turck, M.: Antimicrobial Agents and Chemotherapy 1968, 296.
49. Kind, A. C., Kestle, D. G., Standiford, H. C., Kirby, W. M. M.: Antimicrobial Agents and Chemotherapy 1968, 361.
50. Levinson, M. E., Johnson, W. D., Thornhill, T. S., Kaye, D.: J. Amer. med. Ass. 209, 1331 (1969).
51. Mössner, G., Aca, A.: Intern. J. clin. Pharmacol. 2, Beiheft Oracef, 50 (1970).
52. Stille, W., Arndt, I.: Med. Welt 23, 1603 (1972).

Während der Drucklegung sind noch folgende Cephalosporine in den Handel gekommen bzw. werden in Kürze eingeführt.

Cephradin (CEP)

Chemische Struktur s. S. 71.
CEP ist säurefest, wird oral praktisch vollständig absorbiert und zu $\geq 90\%$ in unveränderter Form im Harn ausgeschieden. CEP

ist daher mit CEX zu vergleichen. Die MHK-Werte liegen bei gramnegativen Keimen für CEP offenbar eher günstiger, bei grampositiven Keimen vielleicht etwas schlechter als für CEL. Die Serumkonzentrationen von CEP sind geringfügig niedriger als die von CEX. $t_{1/2}$ von CEP: 40—50 Min. Serumeiweißbindung: 6%, also geringer als für CEX. An Nebenerscheinungen sind berichtet: gastrointestinale Beschwerden (etwa 5% bei oraler Gabe), Exantheme (2%), Anstieg von Transaminasen, Eosinophilie, gelegentliche Lokalreaktionen bei i.m. und i.v. Gabe sowie ein Fall von vorübergehendem Harnstoff-Anstieg [9]. Klinische Wirksamkeit ist erwiesen bei Harnwegsinfektionen mit grampositiven und gramnegativen Keimen, Wund- und Weichteilinfektionen sowie Pneumonien mit grampositiven Erregern. CEP scheint eine Alternative zu CEX darzustellen. Abschließende Beurteilung noch nicht möglich.

Dosierung Erprobte Tagesdosen: 2—4 g (E); für Kinder werden 50—100 mg/kg empfohlen. Nach Angabe des Herstellers 8 g als Tagesdosis nicht überschreiten.

Handelsformen Kapseln zu 0,5 g, Injektionsflaschen zu 1 g, Trockensaft der Firma Squibb-Heyden (Sefril).

Literatur Einzelarbeiten
1. Gadebusch, H. H., Miraglia, G. J., Basch, H. I., Goodwin, C., Pan, S., Renz, K.: Adv. Antimicr. and Antineopl. Chemotherapy I/2, 1059 (1972).
2. Neiss, E. S.: J. Irish Med. Assoc. 66 Suppl., 1 (1973).
3. Harvengt, C., de Schepper, P., Lamy, F., Hansen, J.: J. Clin. Pharmacol. 13, 36 (1973).
4. Limson, B. M., Siasoco, R. E., Dial, F. P.: Curr. Therap. Res. 14, 101 (1972).
5. Butler, M.: J. Irish Med. Assoc. 66, Suppl., 13 (1973).
6. McLean, P.: J. Irish Med. Assoc. 66, Suppl., 16 (1973).
7. Mogabgab, W. J.: J. Irish Med. Assoc. 66, Suppl., 18 (1973).
8. Martin, R. R.: J. Irish Med. Assoc. 66, Suppl., 25 (1973).
9. Thurman, W. G.: J. Irish Med. Assoc. 66, Suppl., 31 (1973).

Cephazolin (CEZ)

Angaben über chemische Struktur s. S. 71.
CEZ muß parenteral appliziert werden. Blutspiegel nach i.m. Gabe sind deutlich höher als mit CED, in der zweiten Hälfte des Dosierungsintervalls vierfach und mehr. $t_{1/2}$ beträgt etwa 120 Min. Die Serumeiweißbindung ist jedoch 2—3fach höher als bei CED. Da Absorption sowie Ausmaß und Geschwindigkeit der Harnausscheidung für CEZ und CED weitgehend gleich sind, müssen die höheren Serumkonzentrationen von CEZ Folge einer schlechteren Verteilung im extracellulären Raum — vermutlich wegen der höheren Serumeiweißbindung — sein. Die MHK-Werte von CEZ liegen bei

E. coli und Klebsiella-Aerobacter meist 2—4mal niedriger als die von CED. Bei grampositiven Keimen ist dagegen CED im Durchschnitt 2—4mal aktiver. CEZ scheint insgesamt gegenüber CED leichte Vorteile bei den im Spektrum der C liegenden gramnegativen Erreger zu bieten. Ob es CET bei hoher Dosierung ersetzen kann, ist zur Zeit noch nicht zu sagen. Die klinischen Studien zur Verträglichkeit und Wirksamkeit reichen für eine sichere Beurteilung noch nicht aus. Lokale Reaktionen bei i.m. und i.v. Gabe sind beschrieben, ebenso die sonst bei C beobachteten Nebenerscheinungen wie Eosinophilie, Exantheme, Anstieg von Transaminasen und/oder alkalischer Phosphatase sowie positive direkte Coombs-Teste [4].

Handelsformen Vorgesehener Handelsname: Elzogram (Lilly).

Literatur
Einzelarbeiten

1. Nishida, M., Matsubarata, T., Murakawa, T., Mine, Y., Yokota, Y., Kuwahara, S., Goto, S.: Antimicrobial Agents and Chemotherapy 1969, 236.
2. Wick, W. E., Preston, D. A.: Antimicrobial Agents and Chemotherapy 1, 221 (1972).
3. de Schepper, P., Harvengt, C., Vranckx, C., Boon, B., Lamy, F.: J. Clin. Pharmacology 13, 83 (1973).
4. Seiga, K., Yamaji, K., Miyoshi, K., Minagawa, M.: Int. J. Clin. Pharmacol. 6, 135 (1972).
5. Ries, K., Levison, M. E., Kaye, D.: Antimicrobial Agents and Chemotherapy 3, 168 (1973).
6. Reller, L. B., Karney, W. W., Beaty, H. N., Holmes, K. K., Turck, M.: Antimicrobial Agents and Chemotherapy 3, 488 (1973).
7. Hodges, G. R., Saslaw, S.: Amer. J. Med. Sci. 265, 23 (1973).

II. Tetracycline (T)

Chemische Struktur siehe S. 83.

Chemie und Herkunft Die Tetracycline sind Derivate des Naphthacens, vom PMTC an durch gezielte Modifikation gewonnen. Die Entwicklung zeigt eine Tendenz zu mehr lipophilen Produkten, die antibakteriell wirksamer sind, besser absorbiert und langsamer ausgeschieden werden. Dadurch werden die Dosis und die Quote der Nebenerscheinungen vermindert. Die T sind amphoter, als Substanz stabil, in wäßriger Lösung in unterschiedlichem Ausmaß instabil. Die Reihenfolge der T hinsichtlich der Zersetzung ist im sauren Bereich eine andere als im alkalischen. Daher Stabilitätsangaben der Hersteller beachten! Die T binden metallische Kationen in Form von Chelaten. Damit hängen einige Nebenwirkungen zusammen (Bindung in Ca^{++}-reichen Geweben wie Knochen und Zähnen). Die Ca-Bindung nimmt in folgender Reihe ab: DMTC > TC, MOTC > OTC > DOOTC [1].

Grundgerüst: Naphthacen-Ring.

Entdeck.-jahr	Gattungsname	Abkürzung	Handelsname	R_1	R_2	R_3	R_4	R_5
1945	Chlortetracyclin	CTC	Aureomycin	Cl	CH_3	OH	H	H
1949	Oxytetracyclin	OTC	verschiedene (Terramycin)	H	CH_3	OH	OH	H
1952	Tetracyclin	TC	verschiedene	H	CH_3	OH	H	H
1957	Demethylchlortetr.	DMTC	Ledermycin	Cl	H	OH	H	H
1958	Rolitetracyclin (Pyrrolidinomethylt.)	PMTC	Reverin	H	CH_3	H	H	$CH_2-N\begin{smallmatrix}H_2\;H_2\\C-C\\\;\\C-C\\H_2\;H_2\end{smallmatrix}$
1961	Methacyclin	MOTC	Rondomycin	H	CH_2		OH	H
1962	Doxycyclin	DOOTC	Vibramycin	H	CH_3	H	OH	H
1967	Minocyclin	MITC	Klinomycin	$N(CH_3)_2$	H	H	H	H

Tabelle 24. Vergleich der Tetracycline

In-vitro-Aktivität (Rangfolge) [a] Erreger		% oral absorbiert	% nicht an Serumeiw. gebunden	$t_{1/2}$ (Std)	Clearance in % der Cratinin-C.	Durchschnittl. Konz. Harn [b] (µg/ml)	Gastrointest. Störungen % der Fälle	Konzentr. im Liquor (% Serumk.)
gram+	gram−							
TC	4	3	80	75	8,5	60	100—200	5	5—10
OTC	5	5	60	80	9	85	100—200	20	1—10
CTC	3	4	25—30	55	5,5	30	30—50	10	1—10
PMTC	4	3	—	50	8	65	100—200	2,5 [c]	10—50
DMTC	3	2	65	60	13	30	30—50	6,5	10—30
MOTC	3	2	60	20	14		30—50	7,5	
DOOTC	2	2	> 90	10	18 [d]	10	20—30	7	20—30
MITC	1	1	> 90	25	12,5 [d]	5	5—10	7	20—30

[a] am wirksamsten: 1.
[b] Bei Erhaltungsdosis im Dosierungsintervall.
[c] bei parenteraler Gabe.
[d] nach mehrfachen Gaben Anstieg bei DOOTC auf 23 Std, bei MITC auf 18 Std.

Wirkungs- **Sehr breit:** grampositive und -negative Kokken und Stäbchen,
spektrum Schraubenbakterien; Mycobakterien (schwach), Actinomyceten,
Mycoplasmen, Rickettsien, Chlamydia, Entaemoba. Die relative
Wirkungsintensität der einzelnen T für die häufigsten bakteriellen
Gegenwärtige Erreger ist in Tabelle 24, S. 84 angegeben. Dem breiten Spektrum
Indikationen entsprechend, ist auch heute noch die Zahl der Indikationen groß
(Tabelle 25). Klinische Wirksamkeit ist außerdem erwiesen bei Er-

Tabelle 25. Gegenwärtige Indikationen der Tetracycline bei Infektionen
bzw. Infektionskrankheiten mit sensiblen Keimen

Als Mittel der Wahl	Als Reserve
Anaerobe Corynebakterien H. influenzae Bacteroides Brucellen (+SM) Malleus (Rotz) (+SM) Pseudomalleus (Melloidose) (+SM) Aeromonas liquefaciens V. cholerae V. fetus Borellien (Rückfallfieber) Leptospirosen Rickettsiosen Ornithose Lymphogranuloma inguinale	Gonokokken Meningokokken übrige Neisserien Listeria monocytogenes Erysipelothrix (Rotlauf) Anthrax Clostridien Ulcus molle B. pertussis Bartonellosis E. coli Shigellen P. pestis P. tularensis Lues Frambösie Pinta Nocardiose Aktinomykose Mycoplasmen Trachom Einschlußconjunctivitis

Klinische krankungen durch Staphylokokken, Streptokokken, Pneumo-
Wirksamkeit kokken, Corynebacterium diphtheriae, Klebsiella-Aerobacter, Pro-
erwiesen teus, Pseudomonas aeruginosa, sofern die Keime sensibel sind,
Entamoeba histolytica.
Kritische bei Normdosen 1 µg/ml, bei hoher Dosierung 4 µg/ml.
Konzentration
Resistenz- **Primäre Resistenz** gegen T derzeit praktisch keine bei Haemo-
verhältnisse philus influenzae; bei Pneumokokken 1—25%, haem. Streptokok-
ken 1—50%, Staphylokokken 20—40%, Enterokokken 20—65,
Escherichia coli und coliforme Keime 20—50%, Klebsiella-Aero-
bacter 30—55%, Pseudomonas aeruginosa 60—90%, Salmonellen-
Shigellen 15—45%, Clostridium welchii 10%. **Sekundäre Resi-**

stenz tritt gelegentlich ein, nach dem Mehrschrittmuster. Die T zeigen untereinander eine nicht absolut obligate **Parallelresistenz**. Wegen der generell höheren Wirksamkeit von MITC rückt ein gewisser Anteil der Keime, die gegen die anderen T resistent sind, für MITC in den therapeutischen Bereich. Bei hohen Resistenzgraden gegen T u. U. Parallelresistenz zu Chloramphenicol (ähnlicher Wirkungsmechanismus). Resistenzbestimmung außer bei H. influenzae stets angebracht.

Wirkungstyp Die Lehrbuchansicht, daß die T **bacteriostatisch** wirken, stimmt in dieser Verallgemeinerung nicht. Sie trifft nur für therapeutisch erreichbare Konzentrationen bei Enterobacteriaceen zu. Gegen Streptokokken, Pneumokokken, Staphylokokken und H. influenzae dagegen wirken die T auf proliferierende Keime *in vitro* partiell **bactericid** [3—5].

Wirkungs- Die T hemmen die Proteinsynthese, indem sie die Bindung der
mechanismus Aminoacyl-t-RNS an das Ribosom verhindern. Hierzu wird jedoch im zellfreien System aus Säugetierzellen 100mal mehr T benötigt als im zellfreien System aus Bakterien [2].

Kinetik und Absorptionsquote, Eiweißbindung, $t_{1/2}$, renale Clearance (vor-
Biotrans- wiegend durch glomeruläre Filtration) und durchschnittliche Harn-
formation konzentrationen s. Tabelle 24, S. 84. Die totalen Serumkonzentrationen (freier und gebundener Anteil) variieren bei wiederholter Gabe der üblichen Dosierungen zwischen 1 und 3 µg/ml. Nach i.v. Gabe werden für die ersten 2 Std deutlich höhere Werte erzielt. Danach liegen die Konzentrationen leicht über denen nach oraler Gabe [20]. Der Verteilungsquotient für den Liquor ist in Tabelle 24, S. 84 angegeben. In den Körperflüssigkeiten und im fetalen Kreislauf werden 25—50—100% der Serumkonzentration gefunden, in der Muttermilch u. U. längere Zeit nach Gabe noch mehr. Die Galle enthält das 2—30fache der Serumkonzentration.

Unabhängig von der Absorptionsquote werden bei allen T nach oraler Gabe 20—50% der Dosis mit den Faeces ausgeschieden (50 bis 200 µg/g im Durchschnitt), nach i.v. Gabe 6—10% mit 5—20 µg/g. Ausscheidung über den Stuhl erfolgt infolge biliärer und — zumindest bei DOOTC — möglicherweise auch intestinaler Sekretion [6]. Der Gehalt der T im Gewebe steigt beim Tier mit zunehmender Lipophilie [6], offenbar auch beim Menschen. Ob dies höhere antibakterielle Aktivität bedeutet, muß offenbleiben. Bei den neueren T ist ein zunehmender Prozentsatz der Dosis nicht in den Ausscheidungen mikrobiologisch nachweisbar; er wird anscheinend metabolisiert und/oder inaktiviert. Beim Menschen ist keine nennenswerte Metabolisierung der T gefunden. Es kommt offenbar nur zu einem Zerfall in inaktive Substanzen und deren Ausscheidung in unveränderter Form [6]. Bei Niereninsuffizienz verlängert sich die $t_{1/2}$, außer für CTC und DOOTC. DOOTC kann oral in Normdosis gegeben werden [7—9] und führt auch bei Niereninsuffizienz nicht zum Anstieg des Harnstoffs im Serum [10]. Auch bei MITC anscheinend keine erhebliche Verlängerung von $t_{1/2}$. Dialysierbarkeit von T: s. Tabelle 38, S. 189.

Pharmako- Wichtigste und häufigste **Nebenerscheinungen:**
dynamik
1. **Intestinale** Störungen. Relative Häufigkeit s. Tabelle 24, S. 84. Als Ursachen diskutiert: a) direkte Schleimhautreizung, b) Florawechsel und Superinfektionen (T-resistente Bakterien und Hefen); gefährlich: Staphylokokkenenterocolitis, c) Mangel an B-Vitaminen, d) Inaktivierung von Verdauungsenzymen.
2. **Schleimhautreizungen** (Stomatitis, Glossitis, Pruritus ani et vulvae).
3. **Einlagerung** von T in Knochen, Zähnen, Nägeln und Neoplasmen (Chelatbildung in Ca-reichen Geweben). Gaben während der Calcifizierung des 1. und 2. Gebisses führen zu irreversibler Gelbfärbung und Schmelzhypoplasien der Zähne, u. U. auch nach niedrigen Gesamtdosen. T daher nicht ohne zwingende Indikation nach dem I. Trimenon und in den ersten 3, besser 6 Lebensjahren geben [11—13]. Bei Frühgeborenen ist unter hoher Dosierung eine vorübergehende Verzögerung des Knochenwachstums beschrieben [14]. Auch die Nägel können sich verfärben: u. U. tritt Onycholyse ein, besonders bei gleichzeitiger Photodermatose.
4. **Photodermatosen,** am häufigsten bei DMTC beobachtet (1 bis 5%/o [15] der Fälle), aber auch bei den anderen T, als sonnenbrandähnliche Reaktion.
5. **Allergien,** meist in < 1%/o der Behandelten, auch als Leukopenie.
6. **Leberschädigung** (fettige Degeneration und Nekrose), evtl. mit Pankreasfunktionsstörungen, besonders bei Schwangeren mit Pyelonephritis.
7. **Katabole** Wirkung (Hemmung der Proteinsynthese); sie macht sich besonders bemerkbar bei Niereninsuffizienz [16] und parenteraler Ernährung [12].
8. Bei Säuglingen intrakranielle Drucksteigerung mit Vorwölbung der Fontanelle.
9. Lokale Reizungen bei parenteraler Gabe.
10. Bei zu lange gelagerten Präparaten: durch Abbauprodukte hervorgerufenes Fanconi-Syndrom (Aminosäurediabetes) [17].
11. Teratogenität ist für den Menschen nicht erwiesen.
12. Am Innenohr bei topischer Gabe toxisch [19].

Interaktionen
1. Beeinträchtigung der oralen Absorption durch Nahrung, ferner durch Metallionen-haltige Produkte wie Milch, Antacida und andere Mg-, Ca-, Fe- oder Al-haltige Medikamente sowie Kohle. Diese Interferenzen mit DOOTC und MITC am geringsten.

2. Pseudoglucosurie bei hohen Harnkonzentrationen.
3. Inkompatibilität intravenöser Lösungen mit Penicillin G, Methicillin, Cephalothin, Chloramphenicol, Polymyxin B, Amphotericin B, Heparin, Hydrocortison.

Kontraindikationen

absolute:
1. Allergie gegen T.
2. Myasthenia gravis für Mg-haltige Präparate wie Reverin i.v. und Terravenös, nach Hersteller auch für Vibravenös.

relative:
1. II. und III. Trimenon der Gravidität.
2. 1.—3. (—6.) Lebensjahr.
3. Leberinsuffizienz.
4. Niereninsuffizienz, mit Ausnahme von CTC und oraler Gabe von DOOTC.

Vorsichtsmaßnahmen

1. Möglichst keine Kombination mit potentiell lebertoxischen Medikamenten, vor allem in der Gravidität.
2. Intravenöse Injektion nur mit den Spezialzubereitungen. Langsame Gabe ($\geq$ 2 min je Einzeldosis) wegen subjektiver Sensationen und Kollapsgefahr. Bei Digitalisierten außerdem evtl. Herzrhythmusstörungen.
3. i.m. Gaben tief intraglutäal.
4. Für Instillationen nur Präparate zur i.v. Gabe verwenden.

Wahl eines Tetracyclins

Für die orale Gabe verdienen DOOTC und MITC wegen der selteneren Gabe den Vorzug. MITC hat den Vorteil, noch gegen einen gewissen Anteil von Erregern wirksam zu sein, die gegen die anderen T resistent sind. DOOTC kann oral auch bei Niereninsuffizienz ohne Kumulationsgefahr gegeben werden. Außerdem liegen inzwischen zahlreiche klinische Erfahrungsberichte vor, die in diesem Umfang für MITC noch ausstehen. Zur parenteralen Gabe bietet sich an erster Stelle PMT an, da die Lösung ein mehr neutrales pH hat, wodurch die lokale Verträglichkeit verbessert wird.

Applikationsformen, Dosierung

S. Tabelle 26, S. 89. Bei rectaler Gabe keine zuverlässige Absorption.

Einige Handelsformen

Orale Gabe
DOOTC: Vibramycin (Pfizer), Kapseln zu 100 mg, Saft und Tropfen.
MITC: Klinomycin (Lederle), Tabletten zu 100 mg, Sirup.

Intramuskuläre Gabe
PMTC: Reverin (Hoechst), Flaschen mit 50, 100 und 250 mg.

Intravenöse Gabe
PMTC: Reverin (Hoechst), Ampullen mit 250 mg.
DOOTC: Vibravenös (Pfizer), Ampullen und Spritzampullen mit 100 mg.

Tabelle 26. Dosierungsrichtlinien für Tetracycline

Altersgruppe	Tagesdosen				
	oral			i.m.	i.v.
	TC Oxy-TC Chlor-TC	Demethylchlor-TC Methacyclin	Doxycyclin, Minocyclin	Oxy-TC TC Roli-TC	Oxy-TC TC Roli-TC
Erwachsene	1,0—1,5(2,0) g	600 mg	100 mg	0,25—1 g [a]	0,25—1(2) g [a] Doxycyclin wie oral
Kinder 6—12 J.	0,4—0,8(1,0) g				
Kinder 3—6 J.	0,3—0,5(1,0) g	6—12 mg/kg	2 mg/kg	10 mg/kg [b]	10(—20) mg/kg [b]
Kinder 1—3 J.	0,2—0,3(0,7) g			10—20 mg/kg [b]	15 mg/kg [b]
Kinder <1 J.	20—25 mg/kg				
Einzeldosen:	2—4	2	DOOTC=1 MITC=2	[a] = 1—4 [b] = 1—2	[a] = 1—4 [b] = 1—2

DOOTC: erste Dosis doppelt so hoch.
MITC: am ersten Tag 200+100 mg; ab 2. Tag kann statt 2×100 mg auch 1×200 mg gegeben werden.

Literatur Übersichten, vergleichende Arbeiten

1. Vonderbank, A.: Aureomycin und Achromycin. Aulendorf: Editio Cantor 1956.
2. Spitzy, K.-H.: Antibiot. et. Chemother. (Basel) 10, 193 (1962).
3. Knothe, H.: Proc. II. Int. Symp. Chemother. I, 97 (1963).
4. Barber, M.: Exp. Chemotherapy III, p. 71 (Schnitzer, R. J., Hawking, F., Eds.). New York-London: Academic Press 1964.
5. Steigbigel, N. H., Reed, C. W., Finland, M.: Amer. J. med. Sci. 255, 296 (1968).
6. Ory, E. M.: Med. Clin. N. Amer. 54, 1173 (1970).
7. Fabre, J., Milek, E., Kalfopoulos, P., Mérier, G.: Schweiz. med. Wschr. 101, 593; 625 (1971).
8. Kunin, C. M., Dornbush, A. C., Finland, M.: J. clin. Invest. 38, 1950 (1959).

Einzelarbeiten

1. Schach von Wittenau, M.: Chemotherapy (Basel) 13, Suppl., 41 (1968).
2. Summ, H. D., Christ, O.: Arzneimittel-Forsch. 17, 1186 (1967).
3. Oertel, J.: Dissertation, Freie Universität Berlin 1967.
4. Steigbigel, N. H., Reed, C. W., Finland, M.: Amer. J. med. Sci. 255, 179 (1968).
5. Bartmann, K.: unveröffentlicht.
6. Schach von Wittenau, M., Twomey, T. M.: Chemotherapy (Basel) 16, 217 (1971).
7. Stein, W., Schoog, M., Franz, H. E.: Arzneimittel-Forsch. 19, 827 (1969).
8. Ritzerfeld, W., Westerboer, S., Giller, R.: Int. J. clin. Pharmacol. 3, 325 (1970).
9. Mannhart, M., Dettli, L., Spring, P.: Schweiz. med. Wschr. 101, 123 (1971).
10. Little, P. J., Bailey, R. R.: New. Z. med. J. 72, 183 (1970).
11. Schlegel, D.: Fortschr. Med. 84, 925 (1966).
12. Demers, P., Fraser, D., Goldbloom, R. B., Haworth, J. C., LaRochelle, J., MacLean, R., Murray, T. K.: Canad. med. Ass. J. 99, 849 (1968).
13. Kienitz, M.: Dtsch. med. Wschr. 90, 1298 (1965).
14. Cohlan, S. Q., Bevelander, G., Tiamsic, T.: Amer. J. Dis. Child. 105, 453 (1963).
15. Fisch, B. R., Hines, D. W., Grater, W. C.: Clin. Med. 76, 31 (1969).
16. Moeller, J., Kaya, C.: Med. Klin. 62, 686 (1967).
17. Korkeila, J.: Lancet 1971 I, 974.
18. Brodehl, J., Gellisen, K., Hagge, W., Schumacher, H.: Helv. paediat. Acta 23, 373 (1968).
19. Küpper, K., Stupp, H., Orsulakova, A., Quante, M.: Arch. Ohr.-, Nas.- u. Kehlk.-Heilk. 196, 169 (1970).
20. Dimmling, Th., Wagner, W.-H.: Arzneimittel-Forsch. 15, 1288 (1965).

III. Sulfonamide (Sulfanilamide; SA)

A. Sulfonamide für allgemeine, systemische Anwendung

Herkunft und Chemie 1932 entdeckte Domagk die antibakterielle Wirkung des ersten systemisch anwendbaren Chemotherapeuticums, des von Mietzsch und Klarer hergestellten Azofarbstoffes Prontosil, der eine Sulfonamidgruppe besitzt. 1935 zeigen Tréfouel u. Mitarb., daß das *in vivo* aus Prontosil entstehende Sulfanilamid der eigentlich wirksame Molekülanteil ist. Von diesem leiten sich alle typischen SA durch Substitution an den mit N_1 und N_4 bezeichneten Aminogruppen ab. Der Ort der Substitution wird im Namen zum Ausdruck gebracht.

Sulfanilamid

$$\boxed{R} \text{ oder } H \diagdown N^4 - \bigcirc - SO_2 - N^1 \diagup H \text{ oder } \boxed{R}$$

bei Substition der aromatischen Aminogruppe:
N⁴-Substitution

bei Substitution der Sulfonamidgruppe:
N¹-Substitution

Bezeichnung:
4-Aminobenzol-sulfonamido-
Sulfanilamido-
Sulfa-

Bezeichnung:
4-Aminobenzol-sulfonyl-
Sulfanilyl-
Sulfanil-

Durch die Substitutionen wurden nicht die grundsätzlichen Eigenschaften, sondern nur Wirkungsintensität und/oder Kinetik und Biotransformation verbessert, damit auch Verträglichkeit und Dosierung.

Einteilung der SA Sie erfolgt heute für die gut absorbierbaren SA nach der $t_{1/2}$ im Serum. **Kurzzeit-SA:** $t_{1/2} < 8$ Std, **Mittelzeit-SA:** $t_{1/2}$ 8—16 Std, **Langzeit-SA:** $t_{1/2} > 16$—48 Std, **Ultralangzeit-SA:** $t_{1/2} > 48$ Std. Durch $t_{1/2}$ werden Dosis und Dosierungsintervall entscheidend mitbestimmt. Eine Übersicht für die wichtigsten, in Deutschland im Handel befindlichen SA mit Dosierungsangaben bringt Tabelle 27, S. 92.

Antimikrobielles Spektrum Sehr breit, umfaßt außer vielen grampositiven und gramnegativen Arten auch — mit schwächerer Wirkung — **Chlamydia**, einige Pilze sowie gewisse **Protozoen**. Alle SA haben prinzipiell das gleiche Spektrum, jedoch mit unterschiedlicher Wirkungsintensität.

Tabelle 27. Einteilung und Dosierung der Sufonamide

Gruppe	Handelsnamen z. B.	Halbwertzeit (Std) im Blut	der Harn-Ausscheid.	Tagesdosen (Erhaltungsdosen) Erwachsene	6—12 Jahre	1—6 Jahre	3—12 Mon.	Zahl der Einzel-dosen
Kurzzeit-Sulfonamide	Aristamid, Elkosin/Gantrisin, Euvernil	< 8	< 16	4—6 g 50—40 mg/kg	4 g 100—150 mg/kg	2—3 g 200 mg/kg	1—2 g 200—250 mg/kg	4—6
Mittelzeit-Sulfonamide	Orisul, Sulfadiazin, Sulfuno/Tardamide	8—16	16—24	1 g [a] 30(—50) mg/kg	1 g [a] 30 mg/kg	0,5 g [a] 25 mg/kg	0,25 g [a] 25 mg/kg	2
Langzeit-Sulfonamide	Durenat, Pallidin, Lederkyn/Davosin, Madribon	24—48	24—> 56	0,5 g [a] 7 mg/kg	0,35 g [a] 15—20 mg/kg	0,25 g [a] 15—20 mg/kg	0,12 g [a] 15—20 mg/kg	1
Ultra-Langzeit-Sulfonamid	Longum	65	140	2 g	0,4 g 20 mg/kg	0,2 g 20 mg/kg	0,2 g 30 mg/kg	1× wöch. [b]
Sulfa-Additions-Präparate	Dosulfin	Mischungen aus Kurz- und Mittelzeitsulfon-amiden		3 g 40 mg/kg	2,5 g 100 mg/kg	1,5—2 g 100 mg/kg	1 g 100 mg/kg	2—3

[a] Initial doppelte Dosis.
[b] Bei täglicher Gabe anderes Dosierungsschema entspr. Empfehlung des Herstellers.

Sie variiert für die SA der Tabelle 28, mit Ausnahme des Sulfacarbamids, bei Bakterien im Durchschnitt um den Faktor 8. Die schlechtere Aktivität des Sulfacarbamids wird in seiner Indikation Harnwegsinfekte durch sehr hohe Harnkonzentrationen kompensiert. Über die *in vitro*-Wirkung der SA liegen nur wenige Studien vor, die lediglich bedingt vergleichbar sind, da die MHK-Werte bei den SA sehr stark von der Methodik abhängen (Inoculumgröße, Gehalt des Mediums an Antagonisten [1]). Tabelle 28 bringt deshalb nur relative Werte.

Gegenwärtige Indikationen Die SA sind aus vielen ihrer früheren Indikationen verdrängt, weil für diese jetzt wirksamere Mittel zur Verfügung stehen. Unter den häufiger vorkommenden Infektionen sind es die **Harnwegsinfekte**, für welche die neueren SA auch heute noch als Mittel der Wahl aufgrund Wirksamkeit, Verträglichkeit und Preis anzusehen sind [9], vor allem wenn es sich um akute, nicht komplizierte Infektionen oder langfristige Suppressionstherapie handelt. Keine Wirksamkeit gegen Enterokokken, nicht selten Versagen bei Pseudomonas aeruginosa. Ob eine Kombination von SA mit Trimethoprim bei diesen Indikationen überlegen ist, ist z. Z. noch nicht durch kontrollierte Studien geklärt, ebensowenig ob bei Harnwegsinfektionen SA mit rascher Ausscheidung, daher niedrigen Gewebs-, aber hohen Harnkonzentrationen besser sind als die Mittel- und Langzeitsulfonamide. Die SA sind ferner Mittel der Wahl bei einer Reihe von in Mitteleuropa selteneren bzw. nur selten behandlungsbedürftigen Erkrankungen (Tabelle 29, S. 95). — Wegen Resistenz der Erreger muß ihr Einsatz zur Prophylaxe und Therapie von **Meningokokkenmeningitis** von der epidemiologischen Situation abhängig gemacht werden. Ausreichend liquorgängiges SA wählen! Zur **Chemoprophylaxe des rheumatischen Fiebers** haben sich die SA als Penicillin-Ersatz bewährt (bei Penicillin-Allergie).

Problem der Resistenzbestimmung, kritische Konzentrationen Wegen der Abhängigkeit der MHK von der Methodik gibt es bisher keine verbindliche Definition der SA-Resistenz. Folgende Festlegung ist brauchbar: Für die in Tabelle 27 angegebene Dosierung ist im Plasma mit Minimalkonzentrationen an nicht metabolisiertem, nicht gebundenem SA von rund 20 µmol/l, d. h. etwa 5 µg/ml zu rechnen. Nur dieser Anteil ist antimikrobiell aktiv [4, 5]. Im Fließgleichgewicht wird die Konzentration der SA im interstitiellen Wasser aller Körperkompartimente derjenigen im Plasmawasser gleich [6, 7]. Mit höheren Konzentrationen an aktiver Substanz als im Plasmawasser (5 µg/ml) ist daher auch am Ort der Infektion nicht zu rechnen. Keime, die in einem Antagonisten- und Adsorbens-freien Medium (z. B. flüssiges Sauton-Medium) erst durch 8 µg/ml gehemmt werden, sind daher als resistent anzusehen. Mit einem befriedigenden therapeutischen Ergebnis kann gerechnet werden, wenn die MHK das 5-, besser 10fache unter der Minimalkonzentration im Plasma liegt [8]. Demnach wären Erreger mit MHK $\leq$ 1 µg/ml als sensibel, mit MHK von 2–4 µg/ml als mäßig empfindlich anzusehen. Viele pathogene Bakterien wachsen nicht in völlig Antagonisten-freiem Medium. Es gibt aber zur Testung geeignete standardisierte Spezialmedien.

Tabelle 28. Vergleich der verschiedenen Sulfonamide

Sulfonamid Gattungsname	Handelsname	Relative MHK [a]	% nicht an Eiweiß geb. bei 6 mg% in Serum	Halbwertszeit (Std) Mittel	Variation	% aktives SA im Harn	Mittlere Harnkonz. unverän. SA (µg/ml)	Kristalluriepotential bei pH 5 SA frei	SA-N⁴-acetyl	Liquorkonz. in % der Serumkonz.	Gewebegeh. in % der Serumkonz.
I) Kurzfristig wirkende Sulfonamide											
Sulfacarbamid	Euvernil	16—32	95	2—3		80—90		0,42	0,25		
Sulfafurazol (Sulfisoxazol)	Gantrisin	1/2	16	6	1:2,4	60	1000 bis 4000	8,3	8,8	10—20	
Sulfisomidin	Aristamid, Elkosin	1	15	7		65—90		0,93	9,0	10—30	40—60
II) Mittellang wirkende Sulfonamide											
Sulfadiazin	Sulfadiazin „Heyl"	1	58	16	1:2,5	60—80		28,3 [b]	9,1	50	40—80
Sulfaphenazol	Orisul	1/2	0,1	10	1:4,1	10	100 bis 1000	4,7 [b] 0,23	1,6 [b] 1,9	≤1	25
Sulfamoxol	Sulfuno, Tardamide	2	18	11	1:4,1	35		0,17	1,8	10—20	50
Sulfamethoxazol [c]	Gantanol	1/2—1/4	35	11	1:1,8	30—35		1,90	0,41	25—30	
III) Langwirkende Sulfonamide											
Sulfamethoxydiazin	Durenat	1	25	37	1:2,1	30	50 bis 100	0,83	1,8	20	30
Sulfaperin	Pallidin	1	20	41	1:4,2	35					
Sulfamethoxypyridazin	Lederkyn, Davosin	1	12	35	1:2,8	15—30		0,02	1,2	8	25
Sulfadimethoxin	Madribon	1	2	41	1:2,7	7	10 bis 50	1,4	3,6	1—4	20—30
IV) Ultralangwirkende Sulfonamide											
Sulfamethoxypyrazin	Longum	1	30	60	1:1,5	10		0,08	2,5		

[a] Sulfadiazin=1.
[b] Bei Dosis von 1 g statt 6 g.
[c] In Deutschland nur in Kombination mit TMP im Handel.

$$\text{Krystalluriepotential} = \frac{\text{In 24 Std ausgeschiedene Menge (frei bzw. acetyliert)}}{\text{Löslichkeit bei pH...} \times \text{Harnvolumen in 24 Std}}$$

[11] Idealwert < 1

Tabelle 29. Gegenwärtige Indikationen der Sulfonamide bei Infektionen bzw. Infektionskrankheiten mit sensiblen Keimen

Als Mittel der Wahl	Als Reserve
Enterobakterien bei Harnwegsinfektionen (E. coli, Proteus, Klebsiella-Aerobacter) Ulcus molle Lymphogranuloma inguinale Trachom Einschlußconjunctivitis Nocardiose Südamerikanische Blastomykose Toxoplasmose (+Pyrimethamin)	Meningokokken Salmonellen V. cholerae Malaria (+Pyrimethamin) Chemoprophylaxe gegen Rheuma Meningokokken Shigellen

Klinische Wirksamkeit außerdem erwiesen bei Infektionen bzw. Infektionskrankheiten mit sensiblen Keimen:

Staphylokokken
Streptokokken
Pneumokokken
Gonokokken
Shigellen

(Listeriose)
(Anthrax)
(Brucellen)
(Pseudomonas aeruginosa)

Die kritische Konzentration für diese ist mit Stämmen zu ermitteln, die vergleichend in Antagonisten-freiem Milieu getestet werden können.

Resistenzverhältnisse **Primärresistenz:** Die einzelnen Stämme der im Indikationsbereich liegenden Bakterienarten sind heute nicht mehr einheitlich sensibel, auch nicht die Pneumokokken und Meningokokken. In Deutschland sind derzeit 10% der Meningokokken resistent [2], in USA fast 60% [3]. Bei E. coli, Klebsiella-Aerobacter ist mit 20—40%, bei Proteus-Arten mit etwa 50% resistenter Stämme zu rechnen. Die Resistenz ist chromosomaler oder extrachromosomaler Natur. **Sekundäre** Resistenz wird gelegentlich beobachtet. Zwischen allen SA besteht **Parallelresistenz.** Für die Resistenzbestimmung genügt bei den oben genannten Errgern daher die Testung eines Repräsentanten.

Wirkungstyp **Bacteriostatisch,** daher ausreichend lange und kontinuierlich behandeln!

Wirkungsmechanismus Blockierung der Dihydrofolsäuresynthese infolge struktureller Ähnlichkeit der SA mit einem ihrer Teilstücke, der p-Aminobenzoesäure. Dadurch Coenzym-F(Tetrahydrofolsäure)-Mangel, der zur Blockade von Purin- und Proteinsynthese führt.

Kinetik und Biotransformation

Alle in Tabelle 28 aufgeführten SA werden oral praktisch vollständig absorbiert. Nahrung verzögert die Absorption, aber reduziert sie nicht [10]. Auch rectal ist die Absorption beträchtlich. Wegen erheblicher individueller Schwankungen in der Absorptionsquote ist dieser Applikationsweg jedoch abzulehnen [11]. In Tabelle 28, S. 94 sind $t_{1/2}$, deren Variation, in die eine genetisch fixierte unterschiedliche Acetylierungsgeschwindigkeit eingeht [12], ferner der Anteil an nicht gebundenem SA bei einer mittleren Gesamtkonzentration sowie die Verteilungsquotienten für Liquor und Gewebe angegeben. Die Ausscheidung über den Darm via Galle beträgt nur wenige Prozent; der übrige, größte Teil wird über die Niere teils unverändert, teils in N^1 und/oder N^4 acetyliert, teils nach Oxydation an Glucuron- oder Schwefelsäure gekoppelt ausgeschieden. Bei Unreife oder Schädigung der Leber ist $t_{1/2}$ verlängert. Die Konjugate sind gut wasserlöslich, die freien SA und ihre Acetylderivate jedoch nur begrenzt. Für sie besteht die Gefahr der Auskristallisation. Sie ist größer bei sauerem pH. Das Risiko läßt sich durch das Krystalluriepotential [13] erfassen (Tabelle 28). Es soll einen numerischen Wert < 1 haben. Alkalisierung des Harns und Flüssigkeitszufuhr vermindern die Gefahr, reduzieren aber auch $t_{1/2}$. Die Metaboliten sind praktisch unwirksam. Kombinationen von SA haben den Vorteil, daß ihre antibakterielle Wirkung sich addiert, das Krystalluriepotential jedoch nicht. Die Krystalluriegefahr ist aber mit den modernen SA und den Dosierungen, wie sie sich für die heutigen Indikationen ergeben, so gering, daß die Poly-SA keine Vorteile mehr bringen. Die SA werden durch verschiedene im Körper vorkommende Metaboliten und Eiter antagonisiert.

Pharmakodynamik

Toxicität und **Nebenerscheinungen** sind nach ihrer Häufigkeit, die auf alle erwähnten SA zutrifft, in Tabelle 30 zusammengestellt.

Alle Erscheinungen, außer der Cyanose, den Magen-Darm-Beschwerden und Kopfschmerzen, sind Anlaß zu sofortigem Absetzen. Die Cyanose ist durch Bildung von Hämi- und/oder Verdoglobin hervorgerufen. Die akute hämolytische Anämie tritt gehäuft bei Glucose-6-phosphat-dehydrogenasemangel auf. Fast alle übrigen Nebenerscheinungen sind Manifestationen einer Allergie. **Zwischen den SA besteht eine nicht obligate Kreuzallergie.**

Auswahl eines Sulfonamids

Zu bevorzugen sind solche mit niedrigem Krystalluriepotential und ohne extrem hohe Eiweißbindung. Für **systemische Infektionen** empfehlen sich die Kurzzeit-SA nicht, weil mit stärkeren Schwankungen der Serumkonzentration zu rechnen ist [14]. Unter den **Mittel-** und **Langzeit-SA** sind diejenigen mit guten Verteilungsquotienten zu wählen. Bei Harnwegsinfekten liefern die Kurzzeit-SA sehr hohe Konzentrationen im Urin. Aber selbst die Langzeit-

Tabelle 30. Toxicität und Nebenerscheinungen der Sulfonamide

% der Fälle	Toxische Symptome und Zeichen
1—3	Magen-Darmbeschwerden Kopfschmerzen Exanthem Fieber
0,1—1	Cyanose Krystallurie akute hämolytische Anämie Leuko-, Granulocyto-, Thrombocytopenie Anämie Neuritis, psychische Störungen Serumkrankheit allergische Nephritis, Myokarditis, Vasculitis Störungen der Darmflora
≦ 0,1	Hepatitis Hypothyreoidismus Stevens-Johnson- und Lyell-Syndrom

Außer bei Magen-Darm-Beschwerden, Kopfschmerzen und Cyanose sofort absetzen!

und Ultralangzeit-SA weisen für die meisten Erreger bacteriostatische Konzentrationen auf und haben den Vorteil der selteneren Applikation. Die Kurzzeit-SA kommen vor allem für die **Hohlrauminfektion** in Betracht. Bei Lokalisation der Erreger in der Niere sind die länger wirkenden SA wegen gleichmäßigerer Gewebekonzentrationen vorzuziehen.

Dosierung, Applikationsformen Die Dosierung ist in Tabelle 27, S. 92 angeführt. Orale Gabe ist Applikationsform der Wahl, rectale Gabe nicht zu empfehlen, intralumbale Injektion kontraindiziert, ebenso — wegen häufiger Allergisierung — die topische Anwendung. Ausnahmen siehe S. 99. Da die Lösungen der Salze, abgesehen von Sulfisomidin, ausgesprochen alkalisch sind, wird i.m. Gabe schlecht vertragen. I.v. Injektion möglich; nicht paravenös spritzen! Spülungen können am besten mit Sulfisomidin (≦ 10%) durchgeführt werden.

Interaktionen Keine gleichzeitige Gabe von Mandelsäure wegen gegenseitiger Behinderung der Nierenexkretion [15] und/oder Hexamethylentetramin (vermehrte Krystalluriegefahr). Metabolische Interferenzen, die zu toxischen Erscheinungen durch die betreffenden Pharmaka führen können, mit Tolbutamid, Cumarinen, Methotrexat, Salicylaten und Diphenylhydantoin [16].

Kontra- **absolute:**
indikationen
1. Gravidität: letzte Woche vor der Geburt bei Langzeit-SA.
2. Neugeborenenperiode: Unreife von Leber und Niere → hohe SA-Konzentrationen → Verdrängung von Bilirubin aus seiner Eiweißbindung → hohe Bilirubinkonzentration → Kernikterus.
3. Stärkere Leberfunktionsstörungen.
4. Kardial und renal bedingte Ausscheidungsstörungen (Rest-N > 70 mg-%, Plasmacreatinin $\geq$ 4 mg-%).
5. Schäden des hämatopoetischen Systems, auch Hb-Anomalien.
6. Sulfonamid-Allergie.

Vorsichts- 1. Nicht auf leeren Magen geben: bessere Verträglichkeit.
maßnahmen 2. Ausreichende Flüssigkeitszufuhr, um Tagesharnmenge von etwa 1,5 Ltr. zu erreichen (Reduktion der Krystalluriegefahr). Evtl. Alkalisierung des Harns.
3. Bei längerer Behandlung Blutbild- und Harnkontrolle.
4. Interferenzen beachten.

Einige Kurzzeitsulfonamide
Handelsformen
Sulfacarbamid: Euvernil (Heyden), Tabl. zu 0,5 g; Saft, 10%ig; Amp. mit 2 g. Sulfafurazol: Gantrisin (Hoffmann-La Roche), Tabl. zu 0,5 g; Saft, 10%ig; Amp. mit 2 g. Sulfisomidin: Aristamid (Nordmark), Elkosin (Ciba), Tabl. zu 0,5 g; Saft, 10%ig; Aristamid auch Lösung 30%ig; Amp. zu 3 g.

Mittelzeitsulfonamide

Sulfadiazin-Heyl (Heyl), Tabl. zu 0,5 g. Sulfaphenazol: Orisul (Ciba), Tabl. zu 0,5 g, Sirup (10%ig). Sulfamoxol: Sulfuno (Nordmark), Tardamide (Grünenthal), beide Tabl. zu 0,5 g und Saft, 10%ig.

Poly-Sulfonamide

Dosulfin (Geigy), Tabl. zu 0,75 g; Saft, 10%ig.

Langzeitsulfonamide

Sulfamethoxydiazin: Durenat (Bayer, Schering), Tabl. zu 0,5 g und Saft, 10%ig. Sulfaperin: Pallidin (Merck), Tabl. zu 0,5 g und Saft, 10%ig. Sulfamethoxypyridazin: Lederkyn (Lederle), Davosin (Parke Davis), Tabl. zu 0,5 g; Sirup bzw. Saft, 5%ig. Sulfadimethoxin: Madribon (Hoffmann-La Roche), Tabl. zu 0,5 g; Sirup, 5%ig.

Ultralangzeitsulfonamide

Sulfamethoxypyrazin: Longum (Farmitalia), Tabl. zu 2 g; Sirup, 2%ig. Longum-etten: Tabl. zu 0,2 g.

B. Sulfonamide für spezielle Anwendungszwecke

a) SA mit vorwiegender Darmlumenwirkung

Zur Behandlung von Enteritiden wurden mäßig und schwer absorbierbare SA geschaffen. Zu 70% absorbierbar: **Sulfaguanidin,**

Handelsformen zu 5—10% absorbierbar: **Formo-sulfathiazol, Formo-phtalylsulfacarbamid.** Tagesdosen: 4—6 g (E), 2—12 J.: 1—3 g, <2 J.: 0,75 g.
Sulfaguanidin: Resulfon (Nordmark), Formo-sulfathiazol: Formo-Cibazol (Ciba), Formo-phtalylsulfacarbamid: Intestin Euvernil (Heyden), alle mit Tabl. zu 0,5 g und Saft, 10%ig.

b) SA bei Colitis ulcerosa und Enteritis regionalis

Salazosulfapyridin: Sulfapyridin, das über eine Azobrücke mit Salicylsäure gekoppelt ist. Klinische Wirksamkeit erwiesen. Blutbildkontrollen erforderlich. Tagesdosis (E): 2—4—6 g.
Handelsform Azulfidine (Pharmacia), Tabl. zu 0,5 g.

c) SA zur lokalen Applikation

Wegen Sensibilisierungsgefahr nur zu empfehlen bei Verbrennungen und Infektionen des Auges. Bei Verbrennungen: Mafenid, früher als Marfanil gegen Anaerobier verwandt. Als Acetat, 11,2%ige Creme. Handelsform: Napaltan (Winthrop). Bei Augeninfektionen Tropfen (T) bzw. Salbe (S): Sulfanilacetamid = Albucid (Schering), T (20%), Aristamid, S (10%), Gantrisin, T (4%), Orisul, S (5%).

Literatur Schönfeld, W., Kimmig, J.: Sulfonamide und Penicilline. Stuttgart: Enke
Monographien, 1948; Lawrence, J. S., Francis, J.: The Sulphonamides. London: H. K.
Übersichten Lewis 1950; Krüger-Thiemer, E., in: Handbuch der Haut- und Geschlechtskrankheiten, Bd. V/1, S. 962. Berlin-Göttingen-Heidelberg: Springer 1962; Struller, Th.: Progr. Res. 12, 389 (1968) sowie [1] und [15], ferner: Yow, E. M.: Ann. intern. Med. 43, 323 (1955).

1. Neipp, L.: Experimental Chemotherapy II, 169 (1964).
2. Berger, U.: Dtsch. med. Wschr. 96, 578 (1971).
3. Wiggins, G. L., McLaughlin, J. V., Bickham, S. T., Jones, W. L., Balows, A.: Appl. Microbiol. 20, 893 (1970).
4. Anton, A. H.: J. Pharmacol. exp. Ther. 129, 282 (1960).
5. Krüger-Thiemer, E., Wempe, E., Töpfer, M.: Arzneimittel-Forsch. 15, 1309 (1965).
6. Krüger-Thiemer, E.: Klin. Wschr. 38, 514 (1960).
7. Dettli, L.: Arzneimittel-Forsch. 11, 861 (1961).
8. Bünger, P.: Hamburger Ärzteblatt 18, 349 (1964).
9. Medical Letter 12, 49 (1970).
10. Macdonald, H., Place, V. A., Falk, H., Darken, M. A.: Chemotherapia (Basel) 12, 282 (1967).
11. Gladtke, E., Schmalz, C.: Arzneimittel-Forsch. 15, 927 (1965).
12. White, T. A., Price Evans, D. A.: Clin. Pharmacol. Ther. 9, 80 (1968).
13. Krüger-Thiemer, E., Bünger, P.: Proc. Europ. Soc. Study Drug Toxicity VI, 185 (1965).

14. Weinstein, L., Madoff, M. A., Samet, C. M.: New Engl. J. Med. 263, 793, 842, 900, 952 (1960).
15. Kamienny, F. M., Barr, M., Nagwekar, J. B.: J. pharm. Sci. 58, 1318 (1969).
16. Kabins, S. A.: J. Amer. med. Ass. 219, 206 (1972).

C. Kombination von Sulfonamiden mit anderen Chemotherapeutica

Sulfamethoxazol (SMZ) + Trimethoprim (TMP) = Co-Trimoxazol

TMP wird mit SMZ zusammen betrachtet, da es nur in Kombination mit diesem als Sulfonamidpotentiator in den Handel gebracht wurde.

Herkunft und Chemie TMP = 2,4-Diamino-5-(3,4,5-trimethoxybenzyl)-pyrimidin, eine schwache Base, gehört zu einer Verbindungsklasse, deren Wirkung gegen Bakterien und Protozoen seit 1948 bekannt ist [1]. SMZ = 5-Methyl-3-sulfanilamidoisoxazol wurde schließlich für die fixe Kombination wegen ähnlicher $t_{1/2}$ ausgewählt. Angaben über SMZ s. auch Tabelle 28, S. 94.

Gründe für die Kombination TMP hemmt die Umwandlung der Dihydro- in die Tetrahydrofolsäure (Coenzym F). Es greift also wie die SA in die Coenzym-F-Synthese ein, aber an einem späteren Punkt [1]. In Kombination

Wirkungsmechanismus mit einem SA kommt es daher zu einer Sequentialblockade. Diese hat zur Folge, daß die Kombination *in vitro* und *in vivo* bei vielen Mischungsverhältnissen, allerdings verschieden stark, synergistisch wirkt [2], wodurch das Wirkungsspektrum verbreitert und der statische Wirkungstyp des SMZ in einen partiell bactericiden [3, 4]

Einschränkungen umgewandelt werden kann. Klinisch relevanter Synergismus besteht bei gramnegativen Keimen nur, wenn sie SMZ-empfindlich sind [4, 5, 29, 30]. Leider sind 20—30—40% der Enterobacteriaceen SA-resistent [5—8]. Auch bei TMP-Resistenz kann nicht sicher mit Synergismus gerechnet werden. Die Resistenztestung muß daher nicht nur mit TMP+SMZ, sondern auch mit beiden Substanzen allein, mindestens mit SMZ, durchgeführt werden. Der Synergismus ist *in vitro* am stärksten, wenn TMP und SMZ im Verhältnis ihrer MHK-Konzentrationen, d. h. im Durchschnitt 1 : 20 vorliegen [9]. In den intra- und extravasalen Räumen ist jedoch mit Mischungsverhältnissen der aktiven Anteile zwischen 1 : 3 und 1 : 50 zu rechnen [10, 11].

Im Indikationsbereich liegen auch die häufigen Infektionen der Atem- und Harnwege. Bei weiterer klinischer Bewährung könnte TMP+SMZ für einige Infektionen Mittel der Wahl werden. Klinische Wirksamkeit außerdem erwiesen bei Infektionen mit sensiblen Staphylokokken, Streptokokken, Gonokokken, Meningo-

Tabelle 31. Sulfamethoxazol+Trimethoprim

Gegenwärtige Indikationen	Gegenwärtige Indikationen bei Infektionen bzw. Infektionskrankheiten mit sensiblen Keimen	
	Als Mittel der Wahl	Als Reserve
	—	Erreger bei chron. Bronchitis (H. influenzae, Pneumokokken) E. coli Proteus-Arten Klebsiella-Aerobacter Salmonellosen (auch Dauerausscheider) Shigellosen Brucellosen (akute) Vibrio cholerae Nocardiose Malaria

kokken, z. T. auch bei schweren systemischen Infektionen. Keine zuverlässige Wirksamkeit ist zu erwarten bei Pseudomonas aeruginosa und Enterokokken. Auch hämolytische Streptokokken sind z. T. unempfindlich [12—14]. Die klinische Wirksamkeit von TMP allein ist erwiesen, es fehlen jedoch ausreichende Vergleiche mit SMZ und TMP+SMZ.

Kritische Konzentration TMP: 0,5—1 µg/ml; SMZ: 20—40 µmol/l, etwa 8—16 µg/ml in Adsorbens- und Antagonisten-freiem Medium. Zu den methodischen Schwierigkeiten der Resistenzbestimmung siehe z. B. [33 bis 35].

Resistenzverhältnisse **Primäre Resistenz:** TMP = 2—7,4% [7, 15], SMZ = 20—40% [5—8] bei Enterobakterien. **Sekundäre Resistenzentwicklung** bei verschiedenen Keimen, recht häufig anscheinend bei H. influenzae [26], beschrieben [14—19, 30, 31], vor allem bei primärer SMZ-Resistenz. Neuerdings auch Nachweis eines R-Faktors für TMP +SMZ [7]. Sonst keine **Parallelresistenz** zwischen TMP und anderen Chemotherapeutica. TMP kann Resistenz gegen SA bei SA-empfindlichen Keimen verzögern [19]. Resistenzbestimmung stets erforderlich.

Pharmakokinetik Biotransformation TMP und SMZ werden fast vollständig, rasch und ohne gegenseitige Beeinflussung oral absorbiert. Nach der üblichen Einzeldosis (2 Tabl. = TMP 160 mg + SMZ 800 mg) fallen im Durchschnitt die Blutkonzentrationen an nicht gebundener, nicht metabolisierter Substanz in 10 Std bei TMP von 0,8 auf 0,4 µg/ml, bei SMZ von 17 auf 8 µg/ml; $t_{1/2}$ im Mittel für TMP 10 Std, für SMZ 11 Std. Eiweißbindung im Serum für TMP 45%, für SMZ 65%, für TMP in Gegenwart von SMZ 42% [10, 20, 21]. Als Serumkonzentration (aktive, nicht gebundene Substanz) nach wiederholter Gabe von jeweils 2 g bei ausreichender Nierenfunktion wurden für das

Ende des Dosierungsintervalls (12 Std) berechnet: etwa 0,8 µg/ml für TMP und rund 15 µg/ml für SMZ [32]. Im Liquor finden sich für TMP 50% der Serumkonzentrationen, für SMZ 25—30% [12]. Im Gewebe kann die Totalkonzentration von TMP erheblich über der von SMZ liegen [12]. Die Größe des aktiven Anteils ist unbekannt. SMZ wird praktisch vollständig über den Harn ausgeschieden. Von TMP sind 4% im Stuhl, über 80% im Harn wiedergefunden [10, 20]. Von TMP erscheinen im Harn 4 Metaboliten, die — soweit untersucht — gering oder gar nicht aktiv sind [22, 23]. Die SMZ-Clearance steigt mit Harnflußrate und alkalischem pH, die TMP-Clearance ist unabhängig von Harnflußrate und steigt bei saurem pH. Für SMZ ist glomeruläre Filtration, tubuläre Sekretion und Rückresorption anzunehmen, für TMP tubuläre Sekretion [11]. Bei normaler Nierenfunktion beträgt nach üblicher Einzeldosis im 12-Std-Harn die Konzentration von TMP etwa 100 µg/ml, von SMZ etwa 80 µg/ml [10]. Bei Nierenausscheidungsstörungen fällt die Clearance von SMZ nur gering, die von TMP deutlich ab. Trotzdem bleibt die Konzentration von TMP im Harn meist therapeutisch ausreichend [11]. TMP und SMZ sind leicht dialysierbar [12]. Nach anderen Angaben wohl SMZ, aber nicht TMP [27].

Pharmakodynamik

Wichtigste und häufigste **Nebenerscheinungen:**

1. **Hämatotoxicität:** Auch die menschliche Dihydrofolatreductase wird durch TMP gehemmt, jedoch erst durch die 50 000fache Menge, die für das bakterielle Enzym benötigt wird [1]. Trotzdem sind beim Menschen auch nach Normdosen hämatopoetische Störungen beschrieben worden, die Folge eines Folatmangels sind, u. a. Hypersegmentation der Granulocyten, Thrombopenie, Leukopenie, Agranulocytose [12]. Aus einer größeren Zahl von Publikationen ergibt sich eine Quote von etwa 4%. Folatmangelerscheinungen erwiesen sich bisher nach Absetzen der Therapie als reversibel und lassen sich bei Fortsetzen der Therapie durch Gabe von Calciumfolinat (Leucovorin) beseitigen, 6—12 mg pro Tag (E), anfangs parenteral, dann oral. Die antibakterielle Wirkung wird dadurch nur bei Enterokokken aufgehoben. Andere pathogene Keime können keine exogene Tetrahydrofolsäure nutzen.

2. **Embryotoxicität:** TMP ist nicht für Kaninchen, aber für Ratten in hohen Dosen teratogen. Der Effekt kann durch gleichzeitige Leucovorin-Gaben vermieden werden. SMZ verursacht hochdosiert Gaumenspalten [24].

3. **Nebenerscheinungen:** Beschrieben sind alle für SA bekannten Nebenerscheinungen [12]. Aus einer größeren Zahl von klinischen Berichten ergibt sich für Hautreaktionen eine Rate von 2%, für gastrointestinale Beschwerden von 4%. Von einzelnen Autoren sind aber auch Exanthemraten von 7% und gastrointestinale Erscheinungen bei 18% berichtet [25, 28].

Interaktionen	Siehe Sulfonamide, S. 97. TMP verstärkt die Folathemmung durch Methotrexat [12].
Kontraindikationen	1. Schwangerschaft. 2. Siehe Sulfonamide, S. 98.
Vorsichtsmaßnahmen	Bei längerer Therapie Blutbildkontrollen. Behandelte Mütter nicht stillen lassen.
Dosierung	Tagesdosen in 2 Einzeldosen:

Altersgruppe	Tagesdosis (mg) TMP + SMZ		Tabl. Zahl	
Erwachsene	320	1600	2×2	Normdosis
und Kinder > 12 J.	480	2400	2×3	Maximal
	160	800	2×1	Minimal
6—12 J.	80—160	400—800	2×¹/₂—1	
2—5 J.	40—80	200—400	2×2—4	(Kindertabl.)

Bei Niereninsuffizienz Reduktion der Normdosis [25]:
wenn Serumcreatinin   1,3—2,5 mg-%   auf 3/4
wenn Serumcreatinin   > 2,5 mg-%   auf 1/2

Handelsformen	Bactrim (Deutsche Hoffmann-La Roche), Eusaprim (Deutsche Burroughs Wellcome). Tabletten mit je 80 mg TMP + 400 mg SMZ; Kindertabletten mit je 20 mg TMP + 100 mg SMZ; Kindersuspension: 5 ml = 40 mg TMP + 200 mg SMZ.
Literatur	1. Hitchings, G. H.: Postgrad. med. J. 45, Suppl., 7 (1969). 2. Böhni, E.: Schweiz. med. Wschr. 99, 1505 (1969). 3. Pechere, J. C., Tancrede, C., Tancrede, D.: Proc. V[th] Intern. Congr. Inf. Dis. VI, 1 (1970). 4. Smith, D. D., Bell, S. M., Levey, J. M., Loy, Y. T.: Med. J. Austr. 1972, 1, 263. 5. Fassmann, F.: Dissertation, Frankfurt/M. 1971. 6. Böhni, E.: Chemotherapy (Basel) 14, Suppl., 1 (1969). 7. Fleming, M. P., Datta, N., Grüneberg, R. N.: Brit. med. J. 1972 I, 726. 8. Bushby, S. R. M., Barnett, M.: Proc. V[th] Intern. Congr. Chemotherapy I/2, 753 (1967). 9. Bushby, S. R. M.: Postgrad. med. J. 45, Suppl., 10 (1969). 10. Schwartz, D. E., Rieder, J.: Chemotherapy (Basel) 15, 337 (1970). 11. Sharpstone, P.: Postgrad. med. J. 45, Suppl., 38 (1969). 12. Editorial: Drugs 1, 7 (1971). 13. Legler, F.: Dtsch. med. Wschr. 96, 823 (1971). 14. Götz, H., Hantschke, D.: Chemotherapy (Basel) 14, Suppl., 57 (1969). 15. Lacey, R. W., Gillespie, W. A., Bouten, D. M., Lewis, E. L.: Lancet 1972 I, 409.

16. Gauthaler, F., Böhni, E., Huber, F.: Schweiz. med. Wschr. 101, 832 (1971).
17. Reeves, D. S., Faiers, M. C., Pursell, R. E., Brumfitt, W.: Brit. med. J. 1969 I, 541.
18. Waterworth, P. M.: Postgrad. med. J. 45, Suppl., 21 (1969).
19. Darrell, J. H., Garrod, L. P., Waterworth, P. M.: J. clin. Path. 21, 202 (1968).
20. Schwartz, D. E., Ziegler, W. H.: Postgrad. med. J. 45, Suppl., 32 (1969).
21. Bushby, S. R. M., Hitchings, G. H.: Brit. J. Pharmacol. 33, 72 (1968).
22. Schwartz, D. E., Vetter, W., Englert, G.: Arzneimittel-Forsch. 20, 1867 (1970).
23. Brossi, A., Grunberg, E., Hoffer, M., Teitel, S.: J. med. Chem. 14, 58 (1971).
24. Udall, V.: Postgrad. med. J. 45, Suppl., 42 (1969).
25. Wegmüller, E.: Schweiz. med. Wschr. 100, 1537 (1970).
26. Nay, J. R., Davies, J.: Brit. med. J. 1972 III, 376.
27. Baethke, R., Golde, G., Gahl, G.: Europ. J. clin. Pharmacol. 4, 233 (1972).
28. Keuth, U., Sabbagh, M., Thesen, E.: Münch. med. Wschr. 112, 802 (1970).
29. Smith, D. D.: Med. J. Australia 1972, 1, 263.
30. Metz, H., Preac-Mursic, V.: Med. Klin. 67, 1626 (1972).
31. Fritsche, D., Schulz-Stübner, A.: Dtsch. med. Wschr. 97, 1963 (1972).
32. Bergan, T., Brodwall, E. K.: Acta med. scand. 192, 483 (1972).
33. Dornbusch, K.: Chemotherapy 16, 229 (1971).
34. Gallien, R., Schönfeld, H.: Arzneimittel-Forsch. 21, 577 (1971).
35. Linzenmeier, G., Neussel, H.: Zbl. Bakt. I. Orig. A, 221, 511 (1972).

Ausführliche Literaturhinweise zur klinischen Wirksamkeit in [12].

b) Kombination mit Nitrofurantoin s. dort, S. 107.
c) Kombination mit Pyrimethamin s. Malaria, Tabelle 62, S. 311.

IV. Nitrofurane

Die Nitrofurane sind Verbindungen, deren chemotherapeutisch wirksamer Kern von der Nitrofurangruppe gebildet wird:

$NO_2-\underset{O}{\bigcirc}-R$ (R = variable Seitenkette)

Die erste chemotherapeutisch angewandte Verbindung wurde 1944 von Dodd und Stillman beschrieben. Die Gruppe enthält Substanzen, die außer gegen Bakterien auch gegen Pilze bzw. Protozoen wirksam sind. In Deutschland sind 4 Verbindungen im Handel: das Nitrofurantoin als oral wirksames Chemotherapeuticum für Harnwegsinfekte, sein Hydroxymethyl-Derivat für die gleiche Indikation, Nifurprazine als topisch anwendbares Mittel, und Nifuratel.

A. Nitrofurantoin (NF)

Herkunft, chemische Eigenschaften
NF ist chemisch 3-[(5-Nitro-furfuryliden)-amino]-hydantantoin, eine gelbliche, lichtempfindliche Substanz, in DMF zu 6% löslich; in Wasser sind bei pH 7,0 190 µg/ml löslich, in Harn bei pH 5—6 200—300 µg/ml bei pH 6—7 300—800 µg/ml. Wäßrige Lösungen sind lichtgeschützt bei pH 7 stabil.

Wirkungsspektrum
Durch die im Harn sich einstellenden Konzentrationen werden viele Stämme der grampositiven und gramnegativen Erreger von Harnwegsinfektionen gehemmt. Die überwiegende Zahl der Proteus- und die meisten Pseudomonas-Stämme sind jedoch resistent. Wirkungsmaximum bei pH 5,5—6.

Gegenwärtige Indikationen
Weiterbehandlung des akuten Harnweginfektes, **suppressive** und **prophylaktische,** entweder intermittierend oder kontinuierlich durchgeführte **Behandlung** des **chronischen** Harnweginfektes, hervorgerufen durch NF-sensible Erreger. Zur Initialbehandlung des akuten Infektes oder des akuten Schubes sind Mittel mit höherer Gewebekonzentration vorzuziehen.

Klinische Wirksamkeit
Wegen der geringen Gewebekonzentrationen nur bei Harnwegsinfekten.

Kritische Konzentrationen
Bei Tagesdosis von 200 mg (E) 128 µg/ml, bei 300—400 mg 256 µg/ml.

Resistenzverhältnisse
Primärresistenz in den letzten 10 Jahren nur geringfügig gestiegen: bei Staphylokokken $\leq$ 10%, Enterokokken 15%, Escherichia coli 20%, Klebsiella-Aerobacter 20—50%, Proteus-Arten 70—80%, Pseudomonas aeruginosa 85—95%. **Sekundärresistenz** nach Mehrschrittmuster, unter Therapie selten. **Parallelresistenz** nur zu anderen Nitrofuranen.

Wirkungstyp
Bactericid mit dem geringen Mehrfachen der MHK, auch bei ruhenden Keimen.

Wirkungsmechanismus
Nicht sicher bekannt. Wahrscheinlich wird NF erst in der Bakterienzelle zum wirksamen Agens reduziert, das mit Proteinen und Nucleinsäuren reagiert [1].

Kinetik und Biotransformation
Weitgehende und schnelle Absorption nach oraler Gabe. Die Elimination ist außerordentlich rasch: $t_{1/2} = 20$ min. Infolgedessen nach oraler Applikation in der üblichen, begrenzten Dosis keine meßbaren Serum- und Gewebekonzentrationen. Im Gewebe außerdem Inaktivierung durch enzymatischen Abbau. In den Faeces werden 2—4% ausgeschieden, im Harn 30—50% in mikrobiologisch aktiver Form, weitere 40—50% als gefärbte, inaktive Metaboliten. Die Ausscheidung erreicht nach 3—4 Std ihr Maximum und ist nach etwa 8 Std beendet. Die Harnkonzentrationen an aktiver Substanz liegen in dieser Zeit meist zwischen 20 und 120 µg/ml, wenn als Einzeldosis 2,5 mg/kg (= 100 mg (E)) gegeben werden [2, 3]. Etwa 17% werden glomerulär filtriert, 83% tubulär sezerniert. Außerdem wird tubulär reabsorbiert, was die über der Serumkonzentration liegenden Konzentrationen in der Nierenlymphe er-

klärt. Mit zunehmender Niereninsuffizienz nimmt die Konzentration im Harn ab und steigt im Organismus an, d. h. die therapeutische Wirkung im Harn läßt nach und die Toxicität wird größer. Fortgeschrittene Ausscheidungsstörung ist daher eine Kontraindikation (s. dort). — Unter der Geburt steigt $t_{1/2}$ auf etwa 1 Std bei der Mutter; für das Neugeborene ist sie auf 4½ Std geschätzt. Im Nabelschnurblut werden $\leq 40\%$ der Konzentration des mütterlichen Serums erreicht [4]. Im ersten Trimenon wurden im Gewebe des Embryo zwischen 1 und 10 µg/g nach Gabe von 100 mg an die Mutter gefunden [12]. NF wird bei Hämodialyse ausgewaschen.

Pharmakodynamik

Wichtigste und häufigste **Nebenerscheinungen**:

1. **Gastrointestinale** Beschwerden; bei den neueren Formulierungen in durchschnittlicher Dosierung in 13—15%, stärkere Beschwerden in 3—4%.
2. **Fieberreaktionen**, in etwa 2%.
3. **Allergische Hautreaktionen** in etwa 2%, andere allergische Reaktionen $< 1\%$, auch als Ikterus.
4. **Zentralnervöse** Störungen (Kopfschmerz, Schwindel u. a.) jetzt relativ selten.
5. **Periphere Polyneuropathien**. Hauptsächlich bei Niereninsuffizienz, Diabetes, Vit. B-Mangel und Elektrolytstörungen [5].
6. **Pleurapulmonale** Reaktionen [6, 7], selten; a) akute Form, oft wie Löfflersches Infiltrat, völlig reversibel, b) chronische Form, nach längerer Behandlung, als Lungenfibrose, partiell reversibel.
7. **Leukopenie**, selten.
8. **Vorübergehender Haarausfall**, selten.
9. **Hämolytische Anämie** bei Glucose-6-Phosphat-Dehydrogenase-Mangel.
10. **Gelb-braune** Verfärbung des Harns durch inaktive Metaboliten.

Kontraindikationen

absolute:

1. Niereninsuffizienz mit $C_{cr} \leq 40$ ml/min [8], bzw. Serumcreatinin von 2,5—3 mg-% oder Rest-N von 60—70 mg-% [9].
2. Oligurie (< 500 ml pro Tag (E)).
3. Ende der Schwangerschaft ⎫ Gefahr der Hämolyse wegen
4. Die ersten 4 Lebenswochen ⎭ unreifer Enzymsysteme.
5. Bestehende Neuropathien.

relative:

1. Leichtere Niereninsuffizienz.
2. Gravidität, I. Trimenon, aus Gründen der Vorsicht. Im II. und III. Trimenon keine Fruchtschäden beobachtet [11].

Vorsichtsmaßnahmen	**1. Kontrolluntersuchungen** **vor der Behandlung:** Nierenfunktion. **während Behandlung:** bei längerer Therapie Blutbild und Nierenfunktion.
Applikationsformen, Dosierung	**Systemische Gabe:** Zur oralen Behandlung als Tabletten, Perlen und Tropfen. Tagesdosis für die längerfristige Behandlung (E und K) 2,5 mg/kg in zwei Einzeldosen, für die kurzfristige (7—10tägige) Stoßbehandlung kann sie auf das Doppelte (5 mg/kg) erhöht werden, wobei sich 3—4 Einzeldosen empfehlen. Makrokristalline Präparationen werden langsamer absorbiert und sind besser verträglich **Topische Gabe:** Für Instillationen in die Harnblase: 100 mg in Polyäthylenglykol, verdünnt auf 200 ml mit physiolog. NaCl.
Einige Handelsformen	Furadantin (Boehringer/Mannheim), Tabl., Perlen, Tropfen. Furadantin retard, Kapseln. Zur Instillation: Ampullen. Fua-Med (Med), Kapseln. Ituran (Promonta), Dragées, Tropfen. Uro-Tablinen (Sanorania), Tabl. Urolong (Thiemann), Dragées.
Literatur Übersichten	1. Paul, H. E., Paul, M. F., in: Experimental Chemotherapy, Bd. II/1, p. 307, 1964 und Bd. IV/1, p. 521 (Schnitzer, R. J., Hawking, F., Hrsg.). New York-London: Academic Press 1966. 2. Miura, K., Reckendorf, H. K.: Progr. Med. Chem. 5, 320 (1967).
Einzelarbeiten	1. McCalla, D. R., Reuvers, A., Kaiser, C.: J. Bact. 104, 1126 (1970). 2. Vömel, W., Spingler, H.: Urologe 2, 1 (1963). 3. Vömel, W., Kienitz, M., Krüger, D., Betzien, G.: Med. Welt 18 (N. F.) 1453 (1967). 4. v. Kobyletzki, D., Althammer, H.: Int. J. clin. Pharm. 2, 120 (1967). 5. Hakamies, L.: Schweiz. med. Wschr. 100, 2212 (1970). 6. Müller, U., Hoigné, R.: Dtsch. med. Wschr. 96, 955 (1971). 7. Hailey, F. J., Glascock, H. W., jr., Hewitt, W. H.: New Engl. J. Med. 281, 1087 (1969). 8. Glascock, H. W., jr.: Ann. intern. Med. 69, 1077 (1968). 9. Hubmann, R., Bremer, G.: Med. Welt 19 (N. F.) 1039 (1965). 10. Garrod, L. P., O'Grady, F.: Antibiotic and Chemotherapy, 3th Ed., p. 272; Edinburgh-London: Livingstone 1971. 11. Perry, J. E., Toney, J. D., Leblanc, A. L.: Tex. Rep. Biol. Med. 25, 270 (1967). 12. Amon, K., Amon, I., Hüller, H.: Intern. J. clin. Pharmacol. 6, 218 (1972).

Fixe Kombination von NF mit Sulfonamiden

Im Handel befinden sich Kombinationen von NF mit Sulfadiazin. Ob die theoretischen Vorteile die Nachteile überwiegen, muß noch durch kontrollierte Studien geklärt werden.

Handelsformen	Sulfa-Furadantin-retard (Boehringer/Mannheim), Urospasmon sine (Heumann). Beide Präparate sind außerdem noch mit Phenazopyridin erhältlich.

B. Hydroxymethyl-Nitrofurantoin

Dieses NF-Derivat unterscheidet sich in Indikation, Art der Nebenerscheinungen und Dosierung nicht von NF. Bisher liegen nur spärliche kontrollierte Prüfungen vor.

Handelsform Urfadyne (Inpharzam).

C. Nifurprazine s. Chemotherapeutica zur lokalen Anwendung, S. 154.

D. Nifuratel (NFT)

NFT ist 5-(Methylthiomethyl)-3-[(5-nitro-2-furfuryliden)-amino]-oxazolidin-2-on, schlecht wasserlöslich, gut löslich in organischen Solventien. Es wirkt in geringen Konzentrationen trichomonacid, hemmt die bakteriellen Erreger der Vaginitis mit $\leq$ 50 µg/ml, sowie Candida mit etwa 500 µg/ml. Die bisherige Literatur zur Wirksamkeit *in vitro* sowie zur Biotransformation und Kinetik ist noch so spärlich, daß verbindliche Angaben nicht gemacht werden können. Klinisch ist für die gleichzeitige orale und vaginale Behandlung Wirksamkeit erwiesen bei Kolpitis durch die genannten Erreger sowie bei bakteriellen Harnwegsinfektionen [1]. Kontrollierte Studien berichten teilweise eine Überlegenheit von NFT über Metronidazol bei Trichomoniasis, teilweise das Gegenteil [z. B. 2, 3]. Die Verträglichkeit ist offenbar gut. Gelegentlich gastrointestinale Beschwerden, selten Hautexanthem. Die Alkoholverträglichkeit ist wie bei Metronidazol herabgesetzt.

Dosierung Bei der Frau 7 Tage 3× tgl. 200—400 mg oral und nachts 10 Tage lang 1 Vaginalstäbchen. Therapie in der Schwangerschaft möglich, aber zu vermeiden während der Menstruation. Partnerbehandlung oral; 3× tgl. 200—400 mg für 7 Tage.

Handelsform Inimur (Woelm), Dragées zu 200 mg, Vaginalstäbchen zu 250 mg.

Literatur
1. Gower, P. E.: Clin. Trials J. 7, 389 (1970).
2. Heiss, H.: Wien. med. Wschr. 121, 832 (1971).
3. Evans, B. A., Gatterall, R. D.: Brit. med. J. 1970 II, 335.

V. Chemotherapeutica mit Wirkung vorwiegend gegen grampositive Keime

In diesen Indikationsbereich, für den als Mittel der Wahl meist Penicillin G und die Oralpenicilline zur Verfügung stehen, fallen die

Makrolidantibiotica:	Erythromycin	(EM)
	Oleandomycin	(OM)
	Spiramycin	(SRM)

Novobiocin (NB)

Lincomycine: Lincomycin   (LM)
                 Clindamycin (CLM)

Außerdem:

Fusidinsäure (FS)
Vancomycin (VCM)
Peptolidantibiotica (Staphylomycin, Pristinamycin)

A. *Makrolide allgemein, Novobiocin*

Makrolide, Novobiocin und Lincomycine müssen gemeinsam betrachtet werden, da sie gleichgerichtete Toxicitäten und/oder reziproke, aber nicht obligate Parallelresistenz aufweisen, die oft zu einer Auswahl unter ihnen zwingen.
Die wichtigsten Daten für diese Auswahl sind in Tabelle 32, S. 110 zusammengestellt. Für die Parallelresistenz gilt: Obligate, reziproke Parallelresistenz besteht zwischen LM und CLM; nicht obligate, reziproke Parallelresistenz zwischen EM und OM sowie SRM und LM/CLM. Resistenz gegen NB ist nicht von Parallelresistenzen gegen die genannten Mittel begleitet.
Tabelle 32 zeigt für die Relation der antibakteriellen Aktivität zur Konzentration des nicht gebundenen Anteils im Serum folgende Rangfolge: CLM = EM > LM > OM > SRM > NB. Berücksichtigt man auch die anderen Daten, insbesondere die Verteilung sowie die Angaben über die klinische Wirksamkeit, ändert sich nichts an der Rangordnung.
Oleandomycin, Spiramycin und Novobiocin werden daher nicht eingehender behandelt (vgl. auch Medical Letter 11, 103 (1969)).

Oleandomycin ist unter dem Namen Oleandocyn (Roerig/Pfizer) im Handel, Spiramycin als Selectomycin (Grünenthal) und Novobiocin als Inamycin (Hoechst).

B. *Erythromycin (EM)*

Herkunft, chemische Eigenschaften

EM gehört zu den Makroliden, die durch einen 12—17gliedrigen, z. T. substituierten Lactonring charakterisiert sind, der meist mit 1 oder 2 Zuckern bzw. Aminozuckern glykosidisch verknüpft ist. EM wird von Streptomyces erythreus gebildet und wurde 1952 von McGuire u. Mitarb. beschrieben. Es ist eine Base, als Substanz bei trockener Aufbewahrung haltbar, nur zu etwa 0,2% wasserlöslich, leicht löslich in organischen Solventien. Wäßrige Lösungen sind bei +4° C und pH 8,5 zwei Monate, bei 37° C 4 Tage haltbar, bei pH 7,4 und 37° C nur 1 Tag; bei pH < 6 rasche Inaktivierung. EM bildet Salze und Ester, die neben der Base therapeutisch angewandt werden (besserer Geschmack, bessere Absorption bei oraler

Tabelle 32. Vergleich der Makrolide (Erythromycin, Oleandomycin, Spir

Antibiotikum	Relative MHK [a]	Kritische Konzentr. [b] µg/ml	Resisten- entw.	Serum- bindung %	$t_{1/2}$ (Std) bei oraler Gabe	Serumkonz. (µg/ml) bei verschiedener Dosierung (E) per os
Erythromycin	1	1 bzw. 4	schnell	50	2—3	4×0,5 g=2—6 4×0,25 g=1—3,5
Oleandomycin	4 (1/2—>10)	1 bzw. 4	schnell	40	2	6×0,5 g=7—10 6×0,25 g=2—3
Spiramycin	7 (1/2—>20)	1 bzw. 2	mehr allmählich	?	?	4×1 g=2—3 3×0,75 g=1,5—3
Novobiocin	10 (1/2—>100)	2 bzw. 4	schnell	95—98	6—10	4×0,5 g=30—40 4×0,25 g=15—20
Lincomycin	4 (1/2—>100)	1 bzw. 4	mehr allmählich	25?	4—6	4×0,5 g=2,5—4
Clindamycin	1 (1/8—4)	1 bzw. 4	mehr allmählich	40	2½—3	3×0,015 g=1—3

[a] Median und Streubereich der im Spektrum von EM liegenden Species: EM = 1.

Wirkungs-spektrum
Gabe bzw. bessere Wasserlöslichkeit). Standardisierung auf Gewichtsbasis.
Die größte Wirkungsintensität besitzt EM gegenüber grampositiven Kokken und Stäbchen sowie gramnegativen Kokken (MHK meist < 1 µg/ml). Von den gramnegativen Stäbchen sind Bordetella pertussis und Haemophilus influenzae z. T. recht gut empfindlich. Unter Brucellen und Pasteurellen sowie den Bacteroides-Arten finden sich Stämme, die therapeutisch erreichbar sind. Wirkungsmaximum bei pH 8—8,5; Escherichia coli und Klebsiella-Aerobacter und andere gramnegative Enterobakterien sind dann so empfindlich, daß Harnwegsinfekte bei alkalisiertem pH mit EM behandelbar werden [1]. Im Wirkungsspektrum liegen ferner Spirochaeten,

amycin) mit Novobiocin, Lincomycin und Clindamycin

Verteilung (% der Serumkonzentrat.)		Wichtigste Nebenerscheinungen	
Liquor [c]	2—5	Gastrointest. Beschw.:	2—6%
seröse Höhl.:	15—50	Bei parenteraler Gabe	
Nabelschn'bl.:	10	lokale Reizerscheing.	
Muttermilch:	50	Estolat lebertoxisch: Ikterus:	2—4%
Liquor [c]	3—10	Gastrointest. Beschw.:	3%
seröse Höhl.:	?	Triacetylester leber-	
Nabelschn'bl.:	?	toxisch	
Muttermilch:	?		
?		Rest-N-Erhöhung	?
Liquor [c]	< 1	Allergien	10%
seröse Höhl.:	10—25	Gastrointest. Beschw.:	1—7%
Muttermilch:	0—25	Ikterus:	1%
Liquor [c]	1—18	Gastrointest. Beschw.:	20%
seröse Höhl.:	30—> 100	Selten Lebertoxicität,	
Nabelschn'bl.:	60	Leukopenie	
Muttermilch:	50—100		
Liquor [c]	?	Gastrointest. Beschw.:	4—6%
seröse Höhl.:	50—100		
Nabelschn'bl.:	?	Selten Lebertoxicität,	
Muttermilch:	?	Leukopenie	

[b] Der erste Wert gilt für Normdosen, der zweite für hohe Dosierung.
[c] Bei nicht entzündeten Meningen.

Klinische Wirksamkeit erwiesen
Mycoplasmen, Actinomyces, Chlamydia der TRIC-Gruppe, Entamoeba histolytica, Giardia lamblia.
auch bei Infektion mit sensiblen Erregern von Listeriose, Brucellose, Erythrasma, Aktinomykose, Lymphogranuloma venereum, Trachom, Einschlußconjunctivitis, Amöbenruhr (intestinale Form) und Lambliasis.

Kritische Konzentration
Bei Normdosis 1 µg/ml, bei Maximaldosen 4 µg/ml EM als Base.

Resistenzverhältnisse
Primärresistenz bei Staphylokokken 10—35(—50)%, bei den verschiedenen Streptokokken-Arten < 10%, bei Enterokokken etwa 15%. Pneumokokken und Streptokokken der Gruppe A, bisher ausnahmslos empfindlich, zeigen jetzt vereinzelt Resistenz. Resi-

Gegenwärtige Indikationen	Bei Infektionen bzw. Infektionskrankheiten mit sensiblen Keimen:

Als Mittel der Wahl	Als Reserve
Corynebacterium diphtheriae * (vor allem bei Keimträgern) Mycoplasma pneumoniae *	Staphylokokken Streptokokken Pneumokokken Enterokokken Gonokokken Meningokokken Erysipelothrix (Rotlauf) Anthrax Clostridien Bordetella pertussis Ulcus molle Lues Frambösie

* Von zahlreichen Autoren vorgeschlagen.

stenzbestimmung stets erforderlich. **Sekundärresistenz** kann sich u. U. rasch entwickeln. **Parallelresistenz** besteht reziprok, aber nicht obligat mit anderen Makroliden und den Lincomycinen. Beim sog. dissoziierten Typ, der häufig klinisch vorkommt, wird die Parallelresistenz nur bei Anwesenheit von EM manifest, da EM hier induzierend wirkt [2].

Wirkungstyp Primär **bacteriostatisch**, bei manchen Erregern auch langsam bactericid.

Wirkungsmechanismus EM wird von der 50 S-Ribosomen-Untereinheit gebunden und blockiert die Protein-Synthese.

Kinetik und Biotransformation Die Absorption nach oraler Gabe zeigt erhebliche individuelle Schwankungen, die vor allem darauf beruhen, daß EM im sauren Magensaft inaktiviert wird. Manche Salze oder Ester haben höhere und regelmäßigere Absorptionsquoten, vor allem solche mit langsamer Auflösung bei saurem pH, aber rascher Auflösung im Alkalischen [3]. Relativ am besten ist die Absorption des Laurylsulfatsalzes des Propionyl-EM-Esters, EM-Estolat genannt. Sie wird auch nicht durch Nahrung reduziert, sondern nur verzögert. EM-Estolat ist jedoch stärker lebertoxisch als andere Ester (siehe Nebenerscheinungen). Deshalb wurde empfohlen [4], bei leichteren Infektionen, für die geringere Konzentrationen genügen, nur die Base oder das Stearatsalz zu geben und das Estolat für die schwereren Infektionen zu reservieren. Die Ester sind als solche unwirksam. Es wirkt offenbar nur die durch Hydrolyse freigesetzte Base [5, 13]. Ob die höheren Serumkonzentrationen nach Gabe von Estolat auch höhere antibakterielle Aktivität bedeuten, ist durch neuere Untersuchungen in Frage gestellt: Das Estolat liegt im Blut zu einem beträchtlichen Teil als unwirksamer Ester vor [11], wird aber bei der üblichen mikrobiologischen Technik als aktiv mitbestimmt. Ferner ist *in vitro* und *in vivo* das Estolat zu > 96 bzw. 98,4% an Serumeiweiß gebunden, das Stearat nur zu 83 bzw. 90%. Dementsprechend scheint der Gewebegehalt nach Gabe des Salzes höher zu sein als nach Gabe des Estolat [12]. Nach mehrmaliger oraler Gabe der durchschnittlichen Dosis (4×0,25 g, E) betragen die Serumkonzentrationen für das Estolat 1—3,5 µg/ml, nach 4×0,5 g 2—6 µg/ml, für andere Präparationen liegen sie niedriger. Bei mehrmaliger Gabe der maximalen intramuskulär verträglichen Einzeldosis von 100 mg (E) liegen die Serumkonzentrationen zwischen 1 und 10 µg/ml. Sie bewegen sich im gleichen Bereich nach i.v. Kurzinfusionen von 0,5 g alle 6 Std bzw. Dauertropf von 2 g in 24 Std. $t_{1/2}$ beträgt 2—3 Std. In den serösen Höhlen werden 15—50% der Serumkonzentration gefunden, im Liquor bei gesunden Meningen ≦ 5%, bei Meningitis 10—20%, im Nabelschnurblut etwa 10% und in der Muttermilch z. T. erheblich über der Serumkonzentration [6]. Ausscheidung über die Niere ist gering: 2—5% der Dosis nach oraler, 12—15% nach i.v. Gabe. Die Harnkonzentrationen liegen nach oraler Gabe durchschnittlich bei 10—50 µg/ml. Stärkere Ausscheidung über die Galle, deren Konzentration (Lebergalle) das 4—> 8fache der Serumkonzentration beträgt. Der Gehalt in den Faeces liegt bei 500 µg/g. Außerdem muß Inaktivierung im Organismus angenommen werden. Bei starker Niereninsuffizienz verlängert sich $t_{1/2}$ auf 6—8 Std.

Pharmakodynamik Wichtigste und häufigste **Nebenerscheinungen:**
1. Alle **Ester** sind **potentiell lebertoxisch** und können zu Erhöhung der Transaminasen führen (auch im U.V.-Test). Bei Säuglingen und Kleinkindern sind Transaminase-Anstiege auch mit einem Salz beschrieben [14].
2. Das **Estolat** kann darüber hinaus, vor allem wenn länger als 14 Tage genommen, eine allergische **Hepatitis** von gemischt cholestatisch-hepatocellulärem Typ verursachen, die klinisch oft unter dem Bild einer akuten Cholecystitis beginnt. Über die tatsächliche Häufigkeit können keine genauen Angaben gemacht werden [7]. Für Patienten, die länger als 14 Tage oder wiederholt behandelt werden, wird Ikterus in 2—4% angegeben [10].
3. Andere allergische Reaktionen sind selten (< 1%).
4. **Gastrointestinale** Beschwerden; bei oraler Therapie in 5—10 (—20)%.
5. Lokale Reizerscheinungen bei parenteraler Gabe: Schmerz nach intrapleuraler und i.m. Applikation; Thrombophlebitis nach i.v. Gabe.

Interaktionen Das Lactobionat ist inkompatibel mit Vitamin B-Komplex plus Vitamin C. Scheinbare Transaminaseanstiege bei colorimetrischer

Bestimmung [8]. EM und LM behindern gegenseitig die Bindung an die Bakterienribosome [9].

Kontra- **absolute:**
indikationen Allergie gegen EM.

relative:
Leberschaden.
Vorsichts- 1. Kontrolluntersuchungen
maßnahmen   vor Behandlung: Leberfunktion
   während Behandlung: Leberfunktion, wenn Therapie > 10 Tage, bzw. sofort bei vorgeschädigter Leber.
2. Estolat nur bei schweren Infektionen.
3. Estolat nicht bei Allergikern.
4. Estolat nicht zur wiederholten Therapie mit EM verwenden. Patienten über Verordnung von Estolat aufklären.

Applikations- **Systemische** Gabe oral:
formen,
Handelsformen als Base: Drag. zu 0,25 g (Erycinum, Schering).
als Stearat: Tabl. zu 0,1 und 0,25 g; für Suspension (Erythrocin, Abbott).
als Äthylsuccinat: Tabl. zu 0,2 g; als Tropfen und Trockensaft (Paediathrocin, Erythrocin, Abbott).
als Estolat: Kaps. zu 0,25 g, Trockensaft (Neo-Erycinum, Schering).
i.m.:
als Äthylsuccinat: Amp. mit 0,1 g (Erythrocin, Abbott).
   Intramuskuläre Gabe tief intraglutaeal!
i.v.:
als Lactobionat: Amp. mit 0,3 g (Erythrocin, Abbott).
als Glucoheptonat: Amp. zu 0,1 und 0,25 g (Erycinum, Schering).
   Lösungsvorschriften genau beachten!
   Keine rasche Injektion!

Lokale Gabe: Instillationen: möglich mit Glucoheptonat oder Lactobionat-Konzentration: 10 mg/ml intrapleural, 2,5—5 mg/ml intraperitoneal, 1,25—2,5 mg/ml intraartikulär.

Dosierung	Applikation	Altersgruppe	Tagesdosen (in 4, evtl. 6 Einzeldosen)
	oral	Erwachsene	1—2(—4) g
		Kinder und Säuglinge	20—40—80 mg/kg
	i.m.	Erwachsene	0,2—0,3(—0,6) g
		Kinder	7 mg/kg
	i.v.	Erwachsene	1(—2) g
		Kinder und Säuglinge	20—40(—80) mg/kg

Literatur 1. Florey, E. M.: The clinical application of antibiotics, Bd. IV, p. 1.
Übersichten Oxford-London: Oxford University Press 1964.
2. Grundy, W. E., in: Experimental Chemotherapy, Bd. III, p. 172. New York-London: Academic Press 1964.
3. Brunner, R., Machek, G. (Hrsg.): Die Antibiotika, Bd. II, S. 2. Nürnberg: Hans Carl 1965.
4. Griffith, R. S., Black, H. R.: Med. Clin. N. Amer. 54, 1199 (1970).

Einzelarbeiten 1. Zinner, S. H., Sabath, L. D., Casey, J. I., Finland, M.: Lancet 1971 I, 1267.
2. Weaver, G. E., Pattee, P. A.: J. Bact. 88, 574 (1964).
3. Nelson, E.: Chem. pharm. Bull. 10, 1099 (1962).
4. Griffith, R. S., Black, H. R.: Clin. Med. 76, 16 (1969).
5. Tardrew, P. L., Mao, J. C. H., Kenney, D.: Appl. Microbiol. 18, 159 (1969).
6. v. Kobyletzki, D.: Pädiat. Pädol. 4, 363 (1968).
7. Braun, P.: J. infect. Dis. 119, 300 (1969).
8. Sabath, L. D., Gerstein, D. A., Finland, M.: New Engl. J. Med. 279, 1137 (1968).
9. Wilhelm, G. M., Oleinick, N. L., Corcoran, J. W.: Antimicrobial Agents and Chemotherapy 1967, 236.
10. Physicians Desk Reference 1972, 857. Medical Economics, Oradell, N. J., 1972.
11. Stephens, V. C., Pugh, C. T., Davis, N. E., Hoehn, M. M., Ralston, R., Sparks, M. C., Thompkins, L.: J. Antibiot. 22, 551 (1969).
12. Wiegand, R. G., Chun, H. C.: J. Pharm. Sciences 61, 425 (1972).
13. Tardrew, P. L., Mao, J. C. H., Kenney, D.: Appl. Microbiol. 18, 159 (1969).
14. Krepler, P., Steinwenter, A.: Arch. Kinderheilk. 180, 129 (1970).

C. Lincomycin (LM), Clindamycin (CLM)

Herkunft, LM wurde aus Filtraten von Streptomyces lincolnensis isoliert und
chemische 1962 von Mason u. Mitarb. beschrieben. Chemisch handelt es sich
Eigenschaften um eine substituierte Aminosäure (Trans-L-4-n-propylhygrinsäure), die durch Amidbindung mit einer substituierten Oktose verbunden ist. CLM ist ein semisynthetisches Derivat des LM, bei dem eine Hydroxylgruppe durch Cl ersetzt ist: 7-Desoxy-7-chlor-LM. LM und CLM sind Basen, als Substanz stabil. Die Hydrochloride sind gut wasserlöslich; ihre wäßrigen Lösungen sind bei 25° C über Monate beständig.

Wirkungs- Es ist für beide Substanzen ähnlich dem von EM, aber enger. Es
spektrum umfaßt Staphylokokken, Streptokokken (mit Ausnahme der Enterokokken), Pneumokokken, ferner Corynebakterien, Anthrax, Clostridien, Actinomyces und Bacteroides. Resistent sind Gonokokken, Meningokokken, oft auch Haemophilus influenzae. Mycoplasma pneumoniae spricht klinisch nicht an. Über die Wirkung von LM und CLM auf Chlamydien und Protozoen sind die Angaben noch sehr spärlich. CLM ist experimentell bei Malaria wirk-

sam. Gegen die im Spektrum liegenden Bakterien ist CLM im Durchschnitt 4× wirksamer als LM. CLM entspricht in der Wirkungsintensität dem EM. Für LM und CLM liegt das Aktivitätsmaximum bei pH 8—8,5.

Gegenwärtige Indikationen Infektionen — auch schwere, generalisierte — durch **Staphylokokken** — vor allem bei Osteomyelitis —, **Streptokokken, Pneumokokken, Bacteroides**. Bei diesen Infektionen kommt auch EM in Frage. Parenteral kann jedoch LM höher dosiert werden als EM, so daß LM den Vorzug verdient. Oral wird CLM bei gleicher Wirksamkeit relativ besser und zuverlässiger absorbiert als EM. Sollte sich klinisch die Wirkung und Verträglichkeit von CLM so wie bisher bestätigen, dürfte es EM vorzuziehen sein.

Klinische Wirksamkeit erwiesen außerdem bei Diphtherie, Aktinomykose und Infektionen durch Clostridien.

Kritische Konzentrationen Für orale Behandlung: Bei Normdosen 1 µg/ml, bei hohen Dosen 4 µg/ml; für intravenöse Höchstdosen: 64 µg/ml.

Resistenzverhältnisse Mit **Primärresistenz** für Normdosen muß bei Staphylokokken in 5—15% gerechnet werden. Bei Bacteroides und anderen Anaerobiern kommt sie häufiger vor. Bei Streptokokken und Pneumokokken sind nur einzelne Fälle beschrieben. Resistenzbestimmung stets erforderlich. **Sekundärresistenz** entwickelt sich nach dem Mehrschrittmuster; unter Therapie mit LM bei Staphylokokken in bis zu 20% beobachtet. **Parallelresistenz** ist obligat zwischen LM und CLM, nicht obligat, reziprok zwischen den Lincomycinen und den Makroliden.

Wirkungstyp Primär **bacteriostatisch**, bei langer Einwirkung auf gut empfindliche Stämme partielle Bactericidie.

Wirkungsmechanismus Blockierung der Proteinsynthese nach Bindung an die 50 S-Ribosomen-Untereinheit, also sehr ähnlich oder gleich den Makroliden. Der ähnliche Wirkungsmechanismus ist die Basis der Parallelresistenz.

Kinetik und Biotransformation Nach oraler Gabe wird LM nur z. T., CLM fast vollständig absorbiert. Die Spitzenkonzentration im Serum wird mit LM nach 3—4 Std, mit CLM nach $\leq$ 1 Std erreicht. Nahrungsaufnahme reduziert die Absorption von LM, nicht die von CLM. Serumkonzentrationen nach verschiedenen Dosen und Applikationsarten in Tabelle 33.

Angaben über die Serumeiweißbindung von LM schwanken zwischen 5 und etwa 80%; für CLM liegen keine Daten vor. $t_{1/2}$ (E und K) von LM 4½—5 Std, von CLM 2½—3 Std. Die Verteilung von LM ist gut: In den serösen Höhlen werden 50—> 100% der Serumkonzentration gefunden, in Geweben und Haut 40—80%, im Knochen etwa 35%, im Gehirn 10—20%, im Fruchtwasser 10—60%, in der Muttermilch 50—100%. Übertritt in den Liquor bei gesunden Meningen sehr gering, bei Meningitis etwa 40% der Serumkonzentration [1—5]. Verteilung von CLM noch wenig

Tabelle 33. Serumkonzentrationen von LM und CLM nach verschiedenen Dosen und Applikationsarten (E)

	µg/ml (abgerundet) nach Std					
	1	2	4	6	8	12
LM einmalig						
0,5 g oral	1	2	2,5	1,8	1,6	0,8
0,6 g i.m.	10	10	7,5	6	5,5	3
0,6 g i.v.		13	6,5	4,5	3,0	1,5
mehrmalig						
4×0,5 g oral			2,5—4			
3×12 g i.v.			60—280 und mehr			
CLM einmalig						
0,5 g oral	5,1	5,0	3,0	1,2		0,3
0,015 g oral	2,0	1,8	1,0	0,5	0,25	
mehrmalig						
3×0,015 g oral			1—3			

untersucht. In serösen Höhlen offenbar ebenfalls 50—> 100% der Serumkonzentration [6, 7]. Auch in den Geweben therapeutische Konzentrationen [20]. Über die Biotransformation von LM ist bisher nichts bekannt. Aus CLM entstehen das gut aktive Demethyl-CLM und weitere, schwach wirksame Metaboliten [8]. Ausscheidung über die Niere ist gering. Nach oraler Gabe erscheinen von LM und CLM 10—20% in aktiver Form, nach parenteraler Gabe 20—40%. Dementsprechend betragen die durchschnittlichen Harnkonzentrationen 10—120 µg/ml. Erhebliche Ausscheidung über die Galle mit den Faeces. Nach oraler Gabe von LM wurden 10—40% der Dosis gefunden. Auch bei parenteraler Gabe werden bis zu 15% mit dem Stuhl ausgeschieden. In der Galle werden daher Konzentrationen bis zu > 60 µg/ml gefunden, im Stuhl von mehreren bis vielen Hundert µg/g. Bei Niereninsuffizienz ist $t_{1/2}$ von LM bis auf das Dreifache verlängert, während $t_{1/2}$ von CLM unverändert bleibt. Bei Funktionsstörungen der Leber steigt sowohl $t_{1/2}$ von LM wie die von CLM auf ein Mehrfaches [9]. LM wird durch Hämo- und Peritonealdialyse nicht ausgewaschen; das Verhalten von CLM bei Dialyse ist bisher nicht bekannt.

Pharmako-dynamik

Wichtigste und häufigste **Nebenerscheinungen:**
1. **Gastrointestinale Beschwerden:** bei LM in etwa 20%, bei CLM in 4—6%; in Einzelfällen als Colitis.
2. **Allergien:** Hautreaktionen meist < 3%, aber auch 10% für CLM [10] berichtet; für LM < 1%. Andere allergische Reaktionen bei CLM und LM < 1%.
3. Vereinzelt Leukopenie, Neutropenie oder Thrombocytopenie.

4. **Leberdysfunktion:** vereinzelt bei LM; bei CLM in einzelnen Untersuchungen bei 15—> 50% der Patienten Transaminasenanstiege [6, 11], in anderen Studien überhaupt nicht.
5. Einzelne Fälle von Photosensibilität durch LM.
6. Nebenerscheinungen bei i.v. Gabe von LM s. unter Applikationsformen.

Interaktionen Gleichzeitige Gabe von EM kann in EM-resistenten Keimen auch Resistenz gegen LM/CLM induzieren [12, 13]. EM und LM können gegenseitig die Bindung an Ribosomen behindern [14]. Die Lincomycine können wie EM Anstieg der Transaminasen im colorimetrischen Test vortäuschen [15]. Leberdysfunktionen sind aber auch in Form von Bilirubin-Anstiegen und Bromsulfaleinretention beschrieben [21, 22].

Kontra- **absolute:**
indikationen
1. Allergie gegen LM und CLM.
2. Schwerere Leberschäden.

relative:

für LM, nicht für CLM: Niereninsuffizienz.

Vorsichts- 1. Kontrolluntersuchungen
maßnahmen **Vor** Behandlung: Leber- und Nierenfunktion.
Während Behandlung: Bei längerer Therapie Leberfunktion und Blutbild.
2. Bei stärkerer Besiedelung mit Candida empfiehlt sich Chemoprophylaxe zur Verhütung einer Candidose.
3. Vermeidung von intensiver Sonnenbestrahlung.

Applikations- **Systemische Gabe:**
formen,
Dosierung

Applikation	Altersgruppe	Tagesdosen (in 3—4 Einzeldosen)
LM oral*	Erwachsene Kinder ab 2. Monat	1,5—2(—4) g 30—60 mg/kg
LM i.m. oder i.v. Normdosen	Erwachsene Kinder ab 2. Monat	1,2—1,8—2,4 g 10—20 mg/kg
CLM oral	Erwachsene Kinder ab 2. Monat	0,6—1,8 g 10—20—30 mg/kg

* Einnahme am besten 2 Std vor oder 2 Std nach dem Essen.

Die geringere Dosierung gilt für leichtere Infekte, die höhere für schwerere.

Intravenöse Bei rascher i.v. Gabe von LM Gefahr von Kollaps und Herzstill-
Gabe stand. Daher nur Infusionen (in 5%iger Dextroselösung oder
physiolog. NaCl); bei Dosen < 4 g in 250 ml, bei Dosen ≥ 4 g in
500 ml.

Hochdosierte Bei lebensbedrohlichen Infektionen, die einer bactericiden Therapie
i.v. Therapie bedürfen, kann LM sehr hoch dosiert i.v. gegeben werden: 36 g (E)
mit LM bzw. 200 mg/kg bei Säuglingen, verteilt auf 3 Infusionen zu 4 Std
= 50 mg/kg und Std [16]. Diese Therapie ist wirksam bei Erregern
mit einer MBK ≤ 10 µg/ml. Wichtig ist Kontrolle der Nebenerscheinungen. Häufig und ungefährlich: Gefühl von Müdigkeit,
Schwindel, Trunkenheit. Gefährlich, Indikation zum Abbruch der
Infusion: Nausea, Erbrechen, Atemnot, Tachykardie, Arrhythmie,
Hypotonie. Vorsicht mit hochdosierter Therapie bei Herz-, Leber-,
Nierenschäden und bei gleichzeitiger Gabe von Ataraktica, Neuro-
plegica und Hypnotica.

Topische Gabe:

1. Inthrathecal: 50 µg/kg in 5—10 ml tgl.
2. Subconjunctival: LM 0,25 ml einer Lösung von 300 mg/ml.
   Reversible Nebenerscheinungen: Chemosis und subconjunctivale
   Hämorrhagien [17].

Einige Lincomycin: Kapseln zu 0,5 g, Sirup, Ampullen zu 0,6 g als Albiotic
Handelsformen (Upjohn), Cillimycin (Hoechst).
Clindamycin: Kapseln zu 75 und 150 mg als Sobelin (Upjohn).

Literatur 1. Mussgnug, G.: Arzneimittel-Forsch. **17**, 866 (1967).
Übersichten 2. Kaplin, K., Weinstein, L.: Pediat. Clin. N. Amer. **15**, 131 (1968).
LM 3. Herrell, W. E. (Ed.): Lincomycin. Chicago: Modern Scientif. Publi-
cations 1969.

CLM 1. Modde, H.: Schweiz. med. Wschr. **101**, 1632 (1971).

Einzelarbeiten 1. Simon, C., Malerczyk, V., Eidelloth, E., in: Lincomycin (Modde, H.,
Kienitz, M., Hrsg.), S. 19. Deisenhofen: Dustri 1971.
2. Vacek, V., Hejzlar, M., Pavlansky, R.: Proc. V[th] Intern. Congr.
Chemoth., Vol. I/1, 345 (1967).
3. Linzenmeier, G., Schäfer, P., Volk, H., Gatos, M.: Arzneimittel-
Forsch. **18**, 204 (1968).
4. Wysocki, S., Wallhäuser, K. H.: Chirurg **41**, 38 (1970).
5. Thomas, P. A., Jolly, P. C.: Amer. Rev. resp. Dis. **96**, 1044 (1967).
6. Fass, R. J., Saslaw, S.: Amer. J. med. Sci. **263**, 369 (1972).
7. Plott, M. A., Roth, H.: Clin. Pharmacol. Ther. **11**, 577 (1970).
8. Wagner, J. G., Novak, E., Patel, N. C., Chidester, C. G., Lummis,
W. L.: Amer. J. med. Sci. **256**, 25 (1968).
9. Brandl, R., Arkenau, C., Simon, C., Malerczyk, V., Eidelloth, G.:
Dtsch. med. Wschr. **97**, 1057 (1972).
10. Geddes, A. M., Bridgwater, F. A. J., Williams, D. N., Oon, J.,
Grimshaw, G. J.: Brit. med. J. **1970 II**, 703.
11. Bongiorno, J. R., Lourdes Alcasid, M., Chiaramonte, L. T.: Curr.
ther. Res. **13**, 667 (1971).

12. Griffith, L. J., Ostrander, W. E., Mullins, C. G., Beswick, D. E.: Science 147, 746 (1965).
13. Bourse, R., Daver, J., Monnier, J.: Ann. Inst. Pasteur 116, 750 (1969).
14. Wilhelm, J. M., Oleinick, N. L., Corcoran, J. W.: Antimicrobial Agents and Chemotherapy 1967, 236.
15. Weinstein, L., in: The pharmacological basis of therapeutics (Goodman, L. S., Gilman, A., Eds.), 4th Ed., p. 1297. London-Toronto: Collier-McMillan 1971.
16. Vacek, V., in: Lincomycin (Modde, H., Kienitz, M., Hrsg.), S. 71. Deisenhofen: Dustri 1971.
17. Boyle, G. L., Lichtig, M. L., Leopold, I. H.: Amer. J. Ophthal. 71, 1303 (1971).
18. Daschner, F., Marget, W.: Arzneimittel-Forsch. 19, 1003 (1969).
19. Meyers, B. R., Kaplan, K., Weinstein, L.: Appl. Microbiol. 17, 653 (1969).
20. Panzer, J. D., Brown, D. C., Epstein, W. L., Lipson, R. L., Mahaffey, H. M., Atkinson, W. H.: J. clin. Pharmacol. 12, 259 (1972).
21. Holloway, W. J., Kahlbaugh, R. A., Scott, E. G.: Antimicrobial Agents and Chemotherapy 1963, 200.
22. Walters, E. W., Romansky, M. J., Johnson, A. C.: Antimicrobial Agents and Chemotherapy 1963, 210.

D. Fusidinsäure (FS)

Gegenwärtige Indikation — FS ist ein Steorid ohne Stoffwechselwirkungen, das ein **Spektrum wie Penicillin G** aufweist, jedoch **Pneumokokken** und **Streptokokken** nicht erfaßt. Es hat sich bewährt als **Reservemittel** bei schweren Infektionen mit **Staphylokokken**, die gegen β-Lactam-Antibiotica und Lincomycine resistent sind. Zur Vermeidung von **Sekundärresistenz** ist **Kombination** erforderlich. Als Partner haben sich LM und RMP bewährt [1, 2]. FS wirkt primär **bacteriostatisch**. Es blockiert die Proteinsynthese durch Verhütung der Translokation. Kritische Konzentration: 4 µg/ml. **Primärresistenz** bei Staphylokokken selten. Wegen lokaler Reizerscheinungen nicht parenteral applizierbar. Spitzenkonzentration im Serum bei Gabe der Normdosis von 0,5 g (E) nach 4 Std 30 µg/ml. Absorption individuell schwankend. $t_{1/2}$ 4—6 Std. Serumeiweißbindung etwa 90%. Gute Verteilung, abgesehen von Liquor; auch im Knochen beträchtliche Konzentrationen, mit Therapiedauer zunehmend [3]. Intensive Metabolisierung in der Leber, minimale Ausscheidung im Harn. Praktisch nicht hämodialysierbar [4]. Nebenerscheinungen

Nebenerscheinungen — Bei etwa 10% gastrointestinale Beschwerden, selten Allergien.

Applikationsformen Dosierung — **Systemische** Gabe: Oral: 1,5—3(—6) g (E), Kinder 22—33 mg/kg, Säuglinge 40—60(—80) mg/kg. Tabl. und Suspension Fucidine (Thomae).
Topische Gabe: Als Salbe, Lösung und Gaze.

Literatur
Übersichten   Gallien, R.: Antibiot. Chemother. 17, 137 (1971).
Einzelarbeiten 1. Wright, G. L. T., Harper, J.: Lancet 1970 I, 9.
2. Jensen, K.: persönliche Mitteilung.
3. Hierholzer, G., Knothe, H., Rehn, J.: Arzneimittel-Forsch. 20, 1473 (1970).
4. Hobby, J. A. E., Beeley, L., Whitby, J. L.: J. clin. Path. 23, 484 (1970).

E. Vancomycin (VCM)

VCM, ein hochmolekulares Glykoprotein, hat ein **Spektrum wie Penicillin G** und blockiert wie dieses die Zellwandsynthese, möglicherweise durch primäre Schädigung der Zellmembran. Es wirkt auf proliferierende Keime **bactericid.**

Gegenwärtige Indikationen   Wegen seiner Toxicität ist es jedoch **nur für schwere Staphylokokkeninfektionen** geeignet, wenn andere bactericide Mittel versagt haben oder nicht angewandt werden können oder der Erreger nur für VCM empfindlich ist. Kritische Konzentration: 8 µg/ml. Keine Parallelresistenz. Da es bei lokaler Gabe die Gewebe reizt, kommt nur i.v. Gabe in Frage. Die Verteilung in den Körperflüssigkeiten ist mit Ausnahme des Liquors gut. 80—90% der i.v.

Wichtigste Nebenerscheinungen   Dosis werden über die Niere ausgeschieden. Lokal: Thrombophlebitis. Während der Infusion: Übelkeit, Schüttelfröste, Schock. Allgemein: Allergische Reaktionen, oft als Fieber bei $\leq 5\%$; Ototoxicität, u. U. mit permanenter Hörminderung. Nephrotoxicität,

Dosierung   u. U. mit Azotämie. Bei Erwachsenen tägl. 2×1 g oder besser $4 \times 0,5$ g als Kurzinfusion oder 2 g im 24-Std-Dauertropf; bei Kindern Tagesdosis von 20(—40!) mg/kg in 3—4 Einzeldosen. Bei Niereninsuffizienz Dosisreduzierung. Bei Anurikern 1 g alle 10 Tage. VCM wird wohl bei Peritoneal-, aber nicht bei Hämodialyse eliminiert.

Handelsform   Vancomycin (Lilly); auf Anforderung beim Hersteller.

Literatur
Übersichten   1. Brunner, R., in: Machek, G. (Hrsg.): Die Antibiotika, Bd. II, p. 352. Nürnberg: Hans Carl 1965.
2. Riley, A. D., jr.: Med. Clin. N. Amer. 54, 1277 (1970).

F. Peptolid-Antibiotica (Staphylomycin, Pristinamycin)

Peptolide bestehen aus zwei Komplexen, von denen der eine der eigentliche antibiotisch wirksame Faktor, der andere ein wirkungssteigernder Faktor ist. Es besteht eine entfernte chemische Verwandtschaft zu den Makroliden und Lincomycinen, daher auch eine nur gelegentliche, schwache Parallelresistenz. Das **Spektrum** entspricht dem von **Penicillin G.** Der Wirkungstyp ist bei proliferierenden

Keimen bactericid. Primärresistenz bei Staphylokokken 10—25%.
Absorption nach oraler Gabe rasch und ausreichend; Metabolisierung vor allem in der Leber, im Harn nur geringe Konzentrationen, die aber zur Hemmung von Staphylokokken ausreichen. Als Nebenerscheinungen in 10—13% gastrointestinale Beschwerden. Klinisch als **wirksam** erwiesen bei **schweren systemischen** *Gegenwärtige* **Staphylokokkeninfektionen** und bei **Gonorrhoe**. Die Peptide kommen bei Staphylokokkeninfektionen als letztes **Reservemittel** in Betracht. Tagesdosen, oral: 2—3 g (E), 50—100 mg/kg (K) in 4—6 Einzeldosen. Pristinamycin im Handel als Stapyocine (Rhodia), Tabl. zu 250 mg.

Literatur
1. Benazet, F., Cosar, C., Dubost, M., Julou, L., Mancy, D.: Sem. Hôp. (Sem. Therapeut.) **38**, 13 (1962).
2. Janbon, M., Brunel, D., Bertrand, A., Michel-Briand, Y.: Sem. Hôp. (Sem. Therapeut.) **38**, 25 (1962).
3. Frey, H., Meyer, H. J., Nievergelt, J.: Schweiz. med. Wschr. **92**, 785 (1962).
4. Hammerl, H., Pichler, O.: Med. Klin. **58**, 1305 (1963).

VI. Chemotherapeutica mit Wirkung vorwiegend gegen gramnegative Keime

In diesen Indikationsbereich fallen die
Aminoglykoside:
 Streptomycin
 Kanamycin
 Gentamicin (Gentamycin)
 Spectinomycin (speziell f. Gonorrhoe)
Chloramphenicol, Thiamphenicol
Polymyxine:
 Polymyxin B
 Polymyxin E = Colistin
Nalidixinsäure (nur für Harnwegsinfekte)

A. Aminoglykoside

Die Antibiotica dieser Gruppe bestehen aus untereinander sehr ähnlichen, glykosidisch verknüpften Aminozuckern, z. T. auch aus N-freien Zuckern. Aufgrund der Strukturverwandtschaft sind antibakterielles Spektrum, Verhalten im Organismus und Toxicität qualitativ gleich, quantitativ jedoch verschieden. Außerdem besteht weitgehend Parallelresistenz innerhalb der Gruppe. Die Auswahl wird daher durch den therapeutischen Index bestimmt. Die Entwicklung weiterer Substanzen dieser Gruppe (Sisomicin, Tobramycin) kann zu einer Neubewertung führen. Neomycin und Paromomycin kommen nur noch zur lokalen Therapie in Betracht (s. S. 152 bzw. S. 153). Spectinomycin ist für die Behandlung der Gonorrhoe reserviert.

Aminoglykosid-Antibiotica

Antibioticum	Als identisch erwiesen
Streptomycin	
Dihydrostreptomycin	
Neomycin-Komplex	
Neomycin A	Neamin
Neomycin B	Framycetin, Streptothricin B II u. a.
Neomycin C	Streptothricin B I
Paromomycin	Aminosidin, Catenulin, Hydroxymycin u. a.
Spectinomycin	Actinospectacin
Gentamicin	

1. Streptomycin (SM) und Dihydrostreptomycin (DHSM)

Herkunft, chemische Eigenschaften — Das von Streptomyces griseus gebildete Antibioticum SM wurde 1944 von Waksman u. Mitarb. beschrieben. Die Salze sind als Substanz stabil, gut wasserlöslich und behalten gelöst bei Zimmertemperatur für etwa 1 Woche, im Eisschrank für mehrere Monate ihre Aktivität. Standardisierung heute nach Gewicht; 1,25 mg SM-Sulfat entsprechen 1 mg freier Base. SM und DHSM verhalten sich abgesehen von der Toxicität und Eiweißbindung gleich. Wenn nicht anders vermerkt, gilt das für SM Gesagte auch für DHSM.

Wirkungsspektrum — Es erstreckte sich ursprünglich sehr breit auf grampositive und gramnegative Erreger; heute z. T. erheblich durch Selektion resistenter Stämme eingeengt. Wirksamkeitsmaximum bei alkalischem pH (7,5—8).

Gegenwärtige Indikationen — Bei Infektionen bzw. Infektionskrankheiten mit sensiblen Keimen

Als Mittel der Wahl	Als Reservemittel
Brucellen (+TC)	Streptokokken (viridans)
Pasteurella pestis	Enterokokken
Pasteurella tularensis	Erysipelothrix
Malleus (=Rotz) (+TC)	Ulcus molle
Melioidose (+TC)	Rückfallfieber
	Tuberkulose

Klinische Wirksamkeit erwiesen — bei Staphylokokken, Streptokokken, Pneumokokken, Gonokokken, Anthrax, Haverhill-Fieber, H. influenzae, Bordetella pertussis, Bartonellosis, Escherichia coli, Klebsiella-Aerobacter, Proteus-Arten,

	Pseudomonas aeruginosa, Granuloma inguinale Donovani, Lues, Aktinomykose.
Kritische Konzentrationen	Bei TB auf Löwenstein-Jensen-Medium, Testung nach Empfehlung des DZK für Sensibilität und Resistenz: 4 µg/ml; bei nicht säurefesten Erregern MHK von 8(—16) µg/ml.
Resistenzverhältnisse	Primäre Resistenz heute bei den ehemals sensiblen Erregerspecies in 30—>60% der Stämme. Sekundärresistenz entwickelt sich rasch, auch gegen hohe Konzentrationen nach dem Einschrittmuster. Die Resistenz kann genetisch chromosomal oder extrachromosomal fixiert sein. Auch SM-abhängige Mutanten sind beschrieben. Bei Mycobacterium tuberculosis in Wildstämmen nur wenige primär resistente Mutanten. Unter Monotherapie jedoch rasche Resistenzentwicklung: Nach 3 Mon. bei etwa 70% der noch positiven Patienten. Einbuße an klinischer Wirksamkeit schon bei Anstieg der MHK für Tb auf das 2—4fache. Parallelresistenz: SM-resistente Keime meist für andere Aminoglykosid- und Polypeptid-Antibiotica sensibel. Bei Resistenz gegen Mittel aus den beiden Antibioticagruppen meist auch Resistenz gegen SM.
Wirkungstyp	Intensive bactericide Wirkung auf proliferierende Keime mit therapeutisch erreichbaren Konzentrationen. Auch gegenüber ruhenden Bakterien besteht eine gewisse abtötende Wirkung.
Wirkungsmechanismus	Festgestellt sind Störung 1.) der Zellpermeabilität und 2.) der Proteinsynthese (Fehlablesung des Codons). Wodurch der bactericide Effekt bewirkt wird, ist noch unklar.
Kinetik und Biotransformation	Absorption bei oraler Gabe < 2%, noch geringer bei Aerosolbehandlung. Rasche Absorption aus serösen Höhlen und nach i.m. Applikation. Spitzenkonzentration im Serum 1—2 Std nach i.m. Gabe von 1 g = 15 mg/kg (E) mit 40 µg/ml; Abfall nach 6 Std auf etwa 20, nach 8 Std auf etwa 10 µg/ml. $t_{1/2} = 2—2^{1/2}$ Std. Beim Neugeborenen $t_{1/2}$ etwa $4^{3/4}$ Std, nach 6 Wochen fast wie beim Erwachsenen. Während eines 24stündigen Dauertropfs von 1 g (E) beträgt die durchschnittliche Serumkonzentration 5 µg/ml, bei 2 g (E) 10 µg/ml. Serumeiweißbindung von SM = 35%, von DHSM = 15%. Rasche Verteilung, beschränkt auf den extracellulären Raum. Keine Wirkung auf phagocytierte Keime. In den serösen Höhlen werden (20—)50—100% der Serumkonzentration gefunden, ebenso in Kavernen- und Bronchialsekret. Bei intakten Meningen praktisch kein Übertritt in den Liquor; bei Meningitis werden 10—20% der Serumkonzentration erreicht, d. h. nicht immer therapeutisch ausreichende Mengen. Geringe Konzentrationen auch im Kammerwasser des Auges. In Nabelschnurblut, Amnionflüssigkeit und Muttermilch etwa 50% der Konzentration des mütterlichen Blutes. Ausscheidung überwiegend durch die Niere (glomeruläre Filtration ohne tubuläre Rückresorption), gering über die Galle (in Lebergalle das 1—2fache der Serumkonzentration). In 24 Std wer-

den im Harn in aktiver Form 50—60% der Dosis nach i.m. Gabe, 80—100% nach i.v. Gabe ausgeschieden. Harnkonzentrationen nach 1 g (E) i.m. im Bereich von 200—1000 µg/ml. SM ist mäßig dialysierbar.

Pharmako-dynamik

Wichtigste und häufigste **Nebenerscheinungen**:

1. Ototoxicität: Schädigung des VIII. Hirnnerven, wahrscheinlich — wie auch bei den anderen Aminoglykosiden — primär durch Schädigung verschiedener Zelltypen des Innenohrs bedingt [3]. Bei SM ist der N. vestibularis etwa $5\times$ öfter befallen als der N. cochlearis, bei DHSM ist das Verhältnis genau umgekehrt. Bei mehrmonatiger täglicher Behandlung mit 1 g SM werden Vestibularisschäden bei rund 25% der Fälle nachweisbar. Sie machen sich frühzeitig subjektiv durch Kopfschmerz, Schwindel, Übelkeit, Leseschwierigkeiten und Nystagmus bemerkbar, schreiten nach Therapieende nicht fort und können fast stets kompensiert werden. Im Gegensatz dazu wird die Hörschädigung in ihrem Beginn subjektiv nicht wahrgenommen, da sie bei Tonfrequenzen oberhalb des Sprechbereiches anfängt. Hinweisend sind Ohrensausen und -klingen, Druckgefühl im Ohr. Die Hörschädigung kann auch nach Therapieende fortschreiten und ist irreparabel. SM ist daher vorzuziehen. Schädigungen des VIII. Hirnnerven treten vor allem bei Vorschädigung und bei Ausscheidungsstörungen auf. Sie sind in gewissem Umfange dosisabhängig. Auch beim Fetus sind Schäden gesehen, besonders bei Behandlung der Mutter im I. Trimenon [1].

2. Weitere neurotoxische Erscheinungen: Einzelne Fälle von Skotom, Schleiersehen und Augenmuskellähmungen; Encephalopathie oder Radiculitis u. a. nach überhöhten Konzentrationen im Liquor; neuromuskuläre Blockade mit Atemstillstand, besonders bei gleichzeitiger Gabe curareartiger Mittel und i.p. Applikation. Antidot: Calciumgluconat oder Neostigmin. Parästhesien, vor allem circumoral und an den Händen treten des öfteren auf. Sie beginnen $1/2$—1 Std nach Injektionen und schwinden nach mehreren Stunden.

3. Allergische Reaktionen, vor allem der Haut (u. U. als exfoliative Dermatitis) und als **Fieber** bei etwa 5% der Fälle. **Eosinophilie** in 30% und mehr. Nicht selten Kontaktdermatitis bei Krankenhauspersonal. Allergische Reaktionen mit DHSM seltener als mit SM. Bei SM-Allergie wird DHSM meist vertragen.

4. Hämatopathien, meist wohl allergisch bedingt: Neutropenie, evtl. Agranulocytose, Anämie, Thrombopenie.

5. Selten bei normaler Dosierung: Schädigung der Nierentubuli mit Ausscheidung von Eiweiß und Zellen, u. U. mit Azotämie.

6. Lokalreaktionen, Schmerz und Schwellung, an der Injektionsstelle; gelegentlich.

Interaktionen	Synergismus mit β-Lactam-Antibiotica gegenüber Enterokokken und anaeroben Streptokokken, mit INH und anderen bactericiden Antituberkulotica gegenüber Mycobacterium tuberculosis. Antagonismus durch verschiedene Oxydationsmittel, saures pH, Ionen, Anaerobiose. INH ist in Lösung nicht mit SM kompatibel.
Kontraindikationen	**absolute:** 1. Allergie gegen SM bzw. DHSM. 2. Vorschäden des VIII. Hirnnervs. **relative:** 1. Ausscheidungsstörungen (vgl. Dosierung bei Niereninsuffizienz). 2. Gravidität, vor allem I. Trimenon.
Vorsichtsmaßnahmen	1. Kontrolluntersuchungen: Vor Behandlung: Prüfung von Gehör, Gleichgewichtsorgan und Nierenfunktion. Schwangerschaft ausschließen. Patienten über Symptome der möglichen Schädigung des VIII. Hirnnervs aufklären. Während Behandlung: desgleichen; bei Tuberkulose alle 4 Wochen Audiometrie und Vestibularisuntersuchung. Häufiger nach Symptomen fragen (s. Pharmakodynamik). Alle 3 Mon. Blutbild und Harnstatus. 2. Dosierung nach Körpergewicht richten. 3. Spitzenkonzentration im Serum von > 50 µg/ml vermeiden. 4. Bei Symptomen einer Schädigung des N. octavus Therapie sofort abbrechen. 5. Während Therapie auf Vermeidung der Gravidität hinwirken. 6. Gleichzeitig keine andere oto- und nephrotoxischen Medikamente verabfolgen. 7. Für ausreichende Diurese sorgen ($\geq$ 1 Ltr. tgl.). 8. Gesamtdauer der Therapie möglichst auf 10 Tage beschränken, außer bei Tuberkulose und Endokarditis.
Applikationsformen, Dosierung	**Systemische** Behandlung: Durchschnittliche Tagesdosis: 15(—30) mg/kg (E); bei Tuberkulose 15 mg/kg (E). Vom 3. Mon. bis 12. J.: 20—30 mg/kg. Säuglinge < 3 Mon = 10 mg/kg. Dosierungsintervall: 12 Std, in den ersten Lebenstagen 24 Std. Applikation üblicherweise tief i.m. Möglich i.v. als Kurzinfusion (1 g in 30—40 min) oder als 24-Std-Dauertropf.
Dosierung bei Niereninsuffizienz	Verlängerung des Dosierungsintervalls entsprechend der Creatinin-Clearance näherungsweise zu berechnen nach [2]. **Lokale** Behandlung: intralumbal: Nur im Notfall! Kein DHSM!

Einmalige tägliche intralumbale Dosis in mg			
< 1 J.	1—3 J.	4—12 J.	> 12 J.
10—15	15—25	25—50	75—100

Suboccipital höchstens halbe Dosis! Zusätzlich volle systemische Therapie.
Instillationen: seröse Höhlen (nicht i.p.!), 0,5—1 g in 10—50 ml, abgegrenzte Herde 0,5—1 g in 1—3 ml, Dosen der Gesamttagesdosis zurechnen.
Aerosol und Applikation auf der Haut wegen Allergisierungsgefahr nicht angebracht.

Einige Handelsformen — Als Sulfat: Ampullen mit 1 bzw. 5 g von den Firmen Bastian, Heyl, Hoechst, Fatol, Horm (Hormon Chemie), Novo, Sarbach, Hefa-Frenon); als Mischung aus Sulfat und Pantothenat: Streptothenat (Grünenthal). Die Minderung der Ototoxicität durch Pantothenat ist klinisch nicht erwiesen.

Literatur Übersichten
1. Suter, E.: Adv. Tuberc. Res. 3, 210 (1950).
2. Brunner, R., Machek, G. (Hrsg.): Die Antibiotika, Bd I/2, S. 1. Nürnberg: Hans Carl 1962.
3. Florey, M. E.: The clinical application of antibiotics, Vol. II, 1. Oxford University Press 1961.

Einzelarbeiten
1. Ganguin, G., Rempt, E.: Z. Laryng. Rhinol. 49, 496 (1970).
2. Hitzenberger, G.: Dtsch. med. Wschr. 96, 1805 (1971).
3. Stupp, H.-F.: Acta otolaryngol., Suppl. 262 (1970).

2. Kanamycin (KM)

Herkunft, chemische Eigenschaften — Das von Streptomyces kanamyceticus gebildete Antibioticum wurde 1957 von Umezawa u. Mitarb. beschrieben. Es besteht aus 3 Komponenten, von denen die Handelspräparate nur die Komponente A enthalten. Die Salze sind gut wasserlöslich, als Substanz und in wäßriger Lösung sehr stabil. Lösungen bleiben im Eisschrank mehrere Monate voll wirksam, ebenso nach Kochen für 30 min. Standardisierung auf Gewichtsbasis.

Wirkungsspektrum — Viele grampositive und gramnegative Erreger sind durch therapeutische Dosen erreichbar, auch Mycobacterium tuberculosis und M. bovis sowie z. T. die atypischen Mykobakterien; pH-Optimum der Aktivität liegt bei pH 7,5—8.

Gegenwärtige Indikationen — Bei schweren Systeminfektionen durch gramnegative Erreger Reservemittel oder Kombinationspartner geeigneter β-Lactam-Antibiotica. Vielfach wird heute bei dieser Indikation jedoch GM bevorzugt. — Bei der Tuberkulose Reservemittel in der Reihe der Streptomyces-Antibiotica hinter SM und CM, vor VM.

Klinische Wirksamkeit erwiesen — bei Infektionen durch Staphylokokken, Pneumokokken, Gonokokken, Mima, Herellea, Corynebacterium diphtheriae, Anthrax, Mykobakterien, Haemophilus influenzae, Bordetella pertussis, Escherichia coli, Proteus, Klebsiella-Aerobacter, Pseudomonas aeruginosa; bei Shigellen, Salmonellen, Vibrio cholerae vor allem durch orale Gabe. Unwirksam gegen Streptokokken, Enterokokken, Brucellen, Bacteroides, andere Anaerobier.

Kritische Konzentrationen	Bei Mykobakterien für Sensibilität 8 µg/ml, für Resistenz 16 µg/ml; Testung auf Löwenstein-Jensen nach Empfehlungen des DZK. Bei allen anderen Erregern 4 µg/ml, für maximale Dosierung (30 mg/kg/tgl, E) 8 µg/ml.
Resistenzverhältnisse	**Mykobakterien: Primärresistenz** selten. Anteil resistenter Mutanten in Wildstämmen relativ hoch. **Sekundärresistenz** unter Monotherapie rasch: nach 2 Mon. bei 50% der noch positiven Fälle. Wirkungseinbuße, wenn MHK auf das 1½- bis 2fache angestiegen ist. **Parallelresistenz:** KM-Resistenz ist begleitet von Resistenz gegen SM und CM, nicht gegen VM. VM-resistente Tb jedoch manchmal resistent gegen KM. Daher Reihenfolge der Mittel: SM, CM, KM, VM. Bei *nicht säurefesten Erregern:* Komplette **Kreuzresistenz** zwischen KM und NM sowie Paromomycin. *In vitro* gegen KM resistent gewordene Keime können für GM empfindlich sein. GM-resistente Keime sind auch KM-resistent. KM-Resistenz ist von Resistenz gegen SM/DHSM begleitet. Das Umgekehrte gilt nicht. **Primärresistenz** der gramnegativen Species selten bei E. coli, Klebsiella-Aerobacter, etwas öfter bei Proteus, häufig bei Pseudomonas.
Wirkungstyp	*In vivo* kommt wegen begrenzter Dosierbarkeit der **an sich bactericide** Wirkungstyp kaum zum Tragen.
Wirkungsmechanismus	Störung der Proteinsynthese durch Fehlablesung des Codons.
Kinetik und Biotransformation	Bei oraler Gabe praktisch keine Absorption. 1—2 Std nach 1 g (E) i.m. Spitzenkonzentration im Serum von 30 µg/ml, die nach 8 Std auf etwa 8 µg/ml abfällt. Mit 0,5 g halbe Serumkonzentrationen. $t_{1/2} = 2½$ Std. Keine Bindung an Serumeiweiß. Rasche Verteilung im extracellulären Raum mit Konzentrationen in Organen, Körperflüssigkeiten und Nabelschnurblut von 30—50—100% der Serumkonzentration. Übertritt in den Liquor praktisch nur bei Entzündung, dann 20—30—> 50% der Serumkonzentration [1]. Keine Wirkung auf phagocytierte Erreger. Ausscheidung vor allem über die Niere durch glomeruläre Filtration (50—90% der Dosis in 24 Std), geringfügig über die Galle (im Gallensaft etwa 50% der Serumkonzentration). Nach oraler Gabe werden in den Faeces 10—20 mg/g gefunden, bis zu 1,5% der Dosis über die Niere ausgeschieden. KM ist gut dialysierbar.
Pharmakodynamik	Wichtigste und häufigste **Nebenerscheinungen:** 1. **Ototoxicität,** vor allem Hörverlust, beginnend mit den hohen Frequenzen, häufiger als bei DHSM [2], weniger Gleichgewichtsstörungen; besonders bei Nierenausscheidungsstörungen beobachtet. 2. **Nephrotoxicität;** Tubulusschädigungen. Häufig Ausscheidung von Eiweiß und Zellen, selten mit Retention harnpflichtiger Stoffe. Intensität dosisabhängig, reversibel.

3. **Allergische Reaktionen: Eosinophilie** in $\leq 20^0/0$, Hautreaktionen und andere allergische Manifestationen bei etwa $3^0/0$. Bei SM-Allergie kann KM verträglich sein.
4. **Neurologische Erscheinungen:** Parästhesien (circumoral, Finger), Ruhelosigkeit, Kopfschmerz, Sehstörungen u. a., in etwa 5 bis $10^0/0$.
5. **Neuromuskuläre Blockade** mit Atemstillstand, besonders nach rascher i.v. oder bei i.p. Gabe in Kombination mit anderen Mitteln, die einen Curareeffekt haben. Antidot: Calciumgluconat oder Neostigmin.
6. Schmerzen an der Injektionsstelle, häufig.

Interaktionen Synergismus zwischen KM und β-Lactamantibiotica [3, 4].
Antagonismus durch Phosphat, Citrat, Chlorid, Magnesium, Liquoid, Anaerobiose.
Alkalisierung des Harns verstärkt die Wirkung bei Harnwegsinfektionen.

Kontra- **absolute:**
indikationen
1. Allergie gegen KM.
2. Empfindlichkeit der Erreger für SM, bei Tb auch für CM.
3. Vorschäden des VIII. Hirnnervs.

relative:

1. Ausscheidungsstörungen (vgl. Dosierung bei Niereninsuffizienz).
2. Kleinkindesalter, solange Kontrolle des Gehörs unzuverlässig.
3. Gravidität.

Vorsichts- 1. **Kontrolluntersuchungen:**
maßnahmen
Vor Behandlung: Prüfung von Gehör, Gleichgewichtsorgan und Nierenfunktion. Bei Tb auch Untersuchung auf Schwangerschaft. Patienten über Symptome der möglichen Schädigung des VIII. Hirnnervs aufklären.
Während Behandlung: Häufige Befragung auf Symptome der Schädigung des VIII. Hirnnervs: Ohrenklingen, Druckgefühl im Ohr (Gehör), Schwindel, Leseschwierigkeiten, Übelkeit, Nystagmus (Gleichgewicht); Kontrolle von Harnstatus und Serum-Creatinin (bei der Tuberkulosetherapie monatlich, sonst öfter). Bei Tuberkulose alle 3 Monate Blutbild.
2. Spitzenkonzentration im Serum von $>$ 30 µg/ml vermeiden.
3. Bei Symptomen der Schädigung des VIII. Hirnnervs Therapie sofort abbrechen.
4. Gleichzeitig keine andere oto- und nephrotoxischen Medikamente verabfolgen.
5. Tagesdosis nicht über 15 mg/kg, bei Menschen $>$ 50 J. nicht über 10 mg/kg (Verkleinerung des extracellulären Verteilungsraumes im Alter).

6. Abgesehen von Tuberkulose Gesamtdosis auf 15 g begrenzen.
7. Bei Tuberkulose auf Vermeidung von Gravidität hinwirken.
8. Für ausreichende Diurese ($\geq$ 1 Ltr. tgl.) sorgen.

Applikations- **Systemische** Gabe: Tagesdosis: 15 mg/kg (E und K) in 2—3 Einzel-
formen, dosen. Für Neugeborene Tagesdosis 7,5—10 mg/kg in 2—4 Einzel-
Dosierung dosen. Nur bei Lebensgefahr und unter Risiko schwerer Hörschäden darf die Tagesdosis verdoppelt werden. Bei Tuberkulose wird KM nur intermittierend verabfolgt: 3—4× wöchentlich 1 g (E) als Tagesdosis. Applikation üblicherweise i.m. Im i.v. Dauertropf mit 2,5 mg/ml sollen nicht mehr als 4 ml/min gegeben werden (Vermeidung toxischer Spitzenkonzentrationen).

Lokale Gabe: Injektionen in seröse Höhlen und abgegrenzte Herde mit 2,5 mg/ml, nicht mehr als 0,5—1 g. Als Aerosol können 250 mg pro ml gegeben werden. Tagesdosis: bis 3 ml. Intralumbale Gabe nur bei vitaler Indikation. Dosis 2,5 mg (K), 12,5 mg (E), Konzentration: 0,5—2,5 mg/ml. Zur Anwendung am Auge: Tropfen und Salbe.

Die vorgenannten lokal applizierten Dosen stets zur Gesamttagesdosis hinzurechnen.

Orale Gabe bei Darminfektionen bzw. zur präoperativen Keimreduktion: Tagesdosis 4—8 g (E), 50 mg/kg (K) in 4—6 Einzeldosen. Vorsicht bei Mucosa-Schäden wegen stärkerer Absorption.

Dosierung Verschiedene Formeln sind vorgeschlagen, u. a. auch ein Computer-
bei Nieren- programm [5]. Die einfachste Formel lautet: [Körpergewicht in
insuffizienz kg×7] mg als Einzeldosis, gegeben alle [Serumcreatinin mg-% ×9 Std [6]. Dosierung in Relation zur Creatinin-Clearance: [7].

Einige Zur **parenteralen** Applikation:
Handelsformen
Kanamycin (Grünenthal), Kanamytrex (Boehringer/Ingelheim) als Sulfat. Spritzfertige Lösungen zu 1 g Base.

Zur **lokalen** Applikation:

KM als Salbe + Hydrocortison: Kanamyson (Boehringer/Ingelheim), Kanamytrex-Augensalbe; Augentropfen (+ Borax und Borsäure) (Boehringer/Ingelheim).

Literatur 1. Finland, M.: Ann. N. Y. Acad. Sci. **76**, 391 (1958).
Übersichten 2. Florey, M. E.: The clinical application of antibiotics, Vol. II, p. 259. Oxford University Press 1961.
3. McC Murdoch, J.: Practitioner **189**, 683 (1962).
4. Brunner, R., Machek, G. (Hrsg.): Die Antibiotika, Bd. II, S. 479. Nürnberg: Hans Carl 1965.

Einzelarbeiten 1. Kuntz, E.: Klin. Wschr. **40**, 1107 (1962).
2. Meuwissen, H. J., Rolinson, G. F.: Clin. Pediat. (Phila.) **6**, 262 (1967).
3. Bulger, R. J., Roosen-Runge, U.: Amer. J. med. Sci. **258**, 7 (1969).
4. Standiford, H. D., de Maine, J. B., Kirby, W. M. M.: Arch. intern. Med. **126**, 255 (1970).

5. Mawer, G. E., Knowles, B. R., Lucas, S. B., Stirland, R. M., Tooth, J. A.: Lancet 1972 I, 12.
6. Tisman, G.: New Engl. J. Med. 281, 851 (1969).
7. Hitzenberger, G.: Dtsch. med. Wschr. 96, 1805 (1971).
Zahlreiche experimentelle und klinische Daten in: Ann. N. Y. Acad. Sci. 76, 17—408 (1958).

3. Gentamicin (Gentamycin, GM)

Herkunft, chemische Eigenschaften

GM wurde 1963 von Weinstein u. Mitarb. isoliert. Es ist im wesentlichen ein Komplex aus 3 Komponenten (Aminoglykosiden), die praktisch wirkungsgleich sind. GM ist als Sulfat zu etwa 45% wasserlöslich; die Lösungen sind stabil und können auf 100° C ohne Aktivitätsverlust erhitzt werden. Standardisierung auf Gewichtsbasis; 1 mg hat je nach Charge 550—> 700 µg Aktivität.

Wirkungsspektrum

Durch therapeutisch erzielbare Konzentrationen werden zahlreiche grampositive und gramnegative Erreger gehemmt. Wirkungsmaximum bei pH 7,5—8. Die Wirkungsintensität ist mehrfach höher als die von KM. **Nicht** bzw. **nicht genügend** zuverlässig wirksam ist GM bei Infektionen durch Pneumokokken, vergrünende Streptokokken, Enterokokken, Mykobakterien, Anaerobier, Meningokokken, Haemophilus influenzae, Salmonella typhi und bei systemischer Behandlung anderer Salmonellosen. Providencia und P. mirabilis sind häufiger resistent. **Gute** bzw. **ausreichende,** erwiesene klinische Wirksamkeit bei Infektionen durch Gonokokken, E. coli und Brucellen, mit oraler Therapie bei Salmonellen und Shigellen.

Klinische Wirksamkeit

Gegenwärtige Indikationen

Bei Infektionen mit sensiblen Keimen, insbesondere Systeminfektionen.

Als Mittel der Wahl	Als Reserve
Klebsiella-Aerobacter (evtl. +Cephalothin) Pseudomonas aruginosa (+Carbenicillin) Serratia andere gramnegative, gegen β-Lactamantibiotica resistente Keime	sog. Methicillin-resistente Staphylokokken Indol-pos. Proteus-Arten (P. rettgeri, vulgaris, morganii)

GM ist KM vorzuziehen, da es sich in kontrollierten Prüfungen als wirksamer erwies [1, 2], mehr Stämme erfaßt, die Ototoxicität den N. vestibularis und nicht den N. cochlearis wie bei KM betrifft und die Nephrotoxicität nicht größer als die von KM ist.

Kritische Konzentration	1 µg/ml bei Normdosis, 4—8 µg/ml bei hoher Dosierung, für reine Harnwegsinfektionen 16 µg/ml.
Resistenzverhältnisse	**Primäre Resistenz** z. Z. noch selten. Bei den in Betracht kommenden Species meist > 90%/o der Stämme sensibel. GM daher besonders geeignet zur Initialbehandlung schwerer Infektionen. **Sekundäre Resistenz** nach dem Mehrschrittmuster, relativ selten, begünstigt durch lokale Therapie mit GM [3]. **Parallelresistenz:** SM-, KM- oder NM-resistente Stämme von Patienten sind meist GM-sensibel; GM-resistente Stämme können auch gegen SM-resistent geworden sein [4]. Resistenz ist chromosomal wie extrachromosomal bedingt.
Wirkungstyp	**Bactericide** Wirkung mit dem 2—4fachen der MHK. Auch bei ruhenden Keimen Abtötung in erheblichem Ausmaß.
Wirkungsmechanismus	Störung der Proteinsynthese durch Fehlablesung des Codons.
Kinetik und Biotransformation	Nach oraler Gabe werden bei intakter Darmschleimhaut etwa 0,2%/o im Harn wiedergefunden, bei Säuglingen mit Shigella-Dysenterie jedoch 10%/o [5]. Aus 0,1%/oiger Salbe werden etwa 0,5%/o, aus 0,1%/oiger Creme rund 2%/o über die Haut absorbiert. Bei Inhalation von 80 mg bleibt Serumkonzentration < 0,5 µg/ml. Nach i.m. Gabe von 0,8 mg/kg ist in einer Stunde die Spitzenkonzentration im Serum mit 5 µg/ml erreicht. Sie fällt nach 8 Std auf etwa 0,4 µg/ml. Bei Einzeldosen zwischen 0,2 und 3,2 mg/kg verschieben sich die Konzentrationen Dosis-proportional. $t_{1/2}$ etwa 2 Std nach i.m. Gabe, 1¼ Std nach i.v. Gabe. Neugeborene haben nach i.v. Gabe eine $t_{1/2}$ von etwa 2¼ Std; ab der 4. Woche $t_{1/2} = 1$ bis 1¼ Std [13]. Serumeiweißbindung wird mit 0—25—30%/o angegeben [6, 28]. Verteilung im extracellulären Raum, in dem sich praktisch die gleiche Konzentration wie im Serum einstellt [7]. Dementsprechend werden in den Körperhöhlen ≥ 50%/o der Serumkonzentration gefunden. Übertritt in den Liquor nur bei entzündeten Meningen; dann werden 25—60%/o der Serumwerte erreicht. Subconjunctivale Injektion von 10 mg führt zu therapeutischen Konzentrationen im Kammerwasser [8]. Im Nabelschnurblut werden nach Gabe von 40 mg an die Mutter nach 1 Std im Durchschnitt 0,6 µg/ml, nach 6 Std 0,3 µg/ml gefunden [9]. GM wird fast ausschließlich über die Niere in aktiver Form ausgeschieden, und zwar durch glomeruläre Filtration. Tubuläre Reabsorption ist wahrscheinlich [10]. Die Clearance von GM ist praktisch pH-unabhängig [11]. Die Harnkonzentrationen liegen bei Normdosen meist zwischen 20 und 100 µg/ml. GM ist gut dialysierbar. Minimale Ausscheidung mit der Galle.
Pharmakodynamik	Wichtigste und häufigste **Nebenerscheinungen:** 1. **Ototoxicität,** in erster Linie für N. vestibularis; bei ≤ 2,5%/o der Fälle, vor allem bei Ausscheidungsstörungen und hoher Dosierung.

2. **Nephrotoxicität:** Reversible Tubulusschädigungen mit Proteinurie und Ausscheidung von Zellen, gelegentlich mit Azotämie. Häufigkeit dosisabhängig.
3. **Allergische Reaktionen:** < 1%. Kontaktallergie gegen NM kann auch Allergie gegen GM bedingen [12].
4. Erhöhung der Serumtransaminasen: gelegentlich, eher bei Kombination mit Carbenicillin.
5. **Neuromuskuläre Blockade** mit Atemstillstand, vor allem bei Kombination mit curareartig wirkenden Mitteln und i.p. Gabe. Antidot: Calciumgluconat oder Neostigmin.
6. Schmerzen an der Injektionsstelle: gelegentlich, gering.

Interaktionen Synergismus: *In vitro* und auch in der Klinik [14] besteht, vor allem für Pseudomonas aeruginosa [15], ein Synergismus von GM mit Carbenicillin. Der unter bestimmten *in-vitro*-Bedingungen gefundene Antagonismus zwischen GM und CBC [16] ist therapeutisch nicht relevant; jedoch GM und Carbenicillin nicht gemeinsam im Dauertropf geben. Serum steigert meist die Aktivität von GM [17]. Antagonistisch wirkt sich zunehmende Ionenstärke aus sowie Anaerobiose. CA und T reduzieren den bactericiden Effekt.

Kontra- **absolute:**
indikationen
1. Allergie gegen GM.
2. Vorschäden des VIII. Hirnnervs.

relative:
1. Ausscheidungsstörungen (vgl. Dosierung bei Niereninsuffizienz).
2. Gravidität.

Vorsichts- 1. **Kontrolluntersuchungen:**
maßnahmen
Vor Behandlung: Prüfung von Gehör, Gleichgewichtsorgan und Nierenfunktion.
Während Behandlung: desgleichen. Fragen nach Schwindel, Leseschwierigkeiten, Übelkeit, Nystagmus, Ohrenklingen. Bei hoher Dosierung und/oder hämodynamischen Störungen Kontrolle der Serumkonzentration (u. U. auch zu niedrig!).
2. Spitzenkonzentration im Serum von > 10 µg/ml vermeiden.
3. Bei Symptomen der Schädigung des VIII. Hirnnervs Therapie sofort abbrechen.
4. Gleichzeitig keine anderen oto- und nephrotoxischen Medikamente verabfolgen.
5. Für ausreichende Diurese ($\geq$ 1 Ltr. Harn tgl.) sorgen.
6. Therapiedauer möglichst auf 1 Woche beschränken.
7. Bei Harnwegsinfektionen den Harn alkalisieren; dadurch Dosisreduktion möglich [29].

Applikations- **Systemische** Behandlung: Durchschnittliche Tagesdosis, verteilt auf
formen, 2—3 Einzeldosen: 1—1,5 mg/kg (E und K > 6 J.), 1,8 mg/kg (K

Dosierung < 6 J.). Bei schweren Infektionen muß höher dosiert werden unter laufender Kontrolle der Serumkonzentration [18]: Am ersten Tag unabhängig von Nierenfunktion 6 mg/kg in 3 Einzeldosen, dann etwa 3 mg/kg bei normaler Nierenfunktion tgl. Für schwere Infektionen des Neugeborenen [19]: 5 mg/kg in 2 Einzeldosen. Bei Meningitis in der 1. Lebenswoche gleiche Dosierung, ab der 2. Lebenswoche 7,5 mg/kg. Ist der Liquor 24 Std später nicht steril, zusätzlich 1 mg intralumbal (Spezialampullen!); Applikation normalerweise i.m. Äquivalent einer i.m. Dosis von 1 mg/kg ist die i.v. Infusion von 1 mg/kg, wenn sie in 1—2 Std in 100—200 ml verabfolgt wird. Konzentration der Lösung (physiol. NaCl oder 5% Dextrose) nicht > 1 mg/ml [20].

Dosierung bei Niereninsuffizienz In Relation zum Plasmacreatinin siehe Tabelle 30 bei [21], in Relation zur Creatinin-Clearance: $\geq$ 70 ml/min = 1 mg/kg alle 8 Std, 30—50 ml/min = 1 mg/kg alle 12 Std, 5—10 ml/min = 1 mg/kg alle 2 Tage [22]; ferner ist eine Formel angegeben, nach der das Dosierungsintervall variiert wird [23] bzw. ein Nomogramm, nach dem die Dosis bei gleichbleibendem Intervall (8 Std) abgewandelt wird [24]; außerdem Tabelle 30 bei [21].

Lokale Behandlung der Haut: 0,1%ige Creme, Salbe und Puder (2—3× tgl.); am Auge: subconjunctival 1 ml einer 0,2%igen Lösung [25]; als Aerosol: Kleinkinder 1(—2) mg tgl., > 12 J. 5 mg tgl.; auch: 20 mg in 5 ml Kochsalz 4× tgl. [27]. Bei Tracheotomierten war endotracheale Instillation (6×40 mg in je 1 ml) wirksamer als systemische Behandlung [26].

Einige Handelsformen Ampullen mit 10, 40 und 80 mg Base zur i.m. und i.v. Gabe als Refobacin (Merck) bzw. Sulmycin (Byk-Essex). Trockenampullen mit 1 bzw. 5 mg Base zur intrathecalen Injektion: Refobacin-L. 0,1%ige Creme, Salbe und Puder als Refobacin bzw. Sulmycin.

Literatur Übersichten
1. Hepding, L., Wahlig, H.: Arzneimittel-Forsch. **16**, 1 (1966).
2. Medical Letter: **11**, 57 (1969).
3. Finland, M.: Med. Tms **97**, 161 (1969).
4. Cox, C. E.: Med. Clin. N. Amer. **54**, 1305 (1970).

Einzelarbeiten
1. Cox, C. E., Harrison, L. H.: J. infect. Dis., Suppl. **124**, 156 (1971).
2. Holloway, W. J., Taylor, W. A.: J. infect. Dis., Suppl. **124**, 180 (1971).
3. Shulman, J. A., Terry, P. M., Hough, C. E.: J. infect. Dis., Suppl. **124**, 18 (1971).
4. Martin, C. M., Ikari, N. S., Zimmermann, J., Waitz, J. A.: J. infect. Dis., Suppl. **124**, 24 (1971).
5. Nunnery, A. W., Riley, H. D., jr.: J. infect. Dis. **119**, 460 (1969).
6. Gordon, R. C., Regamey, C., Kirby, W. M. M.: Antimicrobial Agents and Chemotherapy **2**, 214 (1972).
7. Rodriguez, V., Stewart, D., Bodey, G. P.: Clin. Pharmacol. Ther. **11**, 275 (1970).
8. Furgiuele, F. P.: Amer. J. Ophtal. **69**, 481 (1970).
9. v. Kobyletzki, D.: Med. Welt **19** (N. F.), 2010 (1968).

10. Nedden, R., Fuchs, T., Schröder, K., Wundt, W.: Dtsch. med. Wschr. 97, 1496 (1972).
11. Mariel, C., Veyssier, P., Péchère, J.-C., de Cerner, E.: Brit. med. J. 1972 II, 406.
12. Braun, W., Schütz, R.: Hautarzt 20, 108 (1969).
13. Rohwedder, H.-J. Goll, U.: Dtsch. med. Wschr. 95, 117 (1970).
14. Klastersky, J., Cappel, R., Debuscher, L.: Curr. ther. Res. 13, 174 (1971).
15. Klastersky, J.: Lancet 1971 I, 653.
16. McLaughin, J. E., Reeves, D. S.: Lancet 1971 I, 261.
17. Adam, D.: Intern. J. clin. Pharmacol. 4, 175 (1971).
18. Riff, L. J., Jackson, G. G.: J. infect. Dis. 124, 98 (1971).
19. Riley, H. D., jr., Rubio, T., Hinz, W., Nunnery, A. W., Englund, J.: J. infect. Dis., Suppl. 124, 236 (1971).
20. Chambers, W. B.: Lancet 1971 II, 873.
21. Höffler, D.: Antibakterielle Therapie bei Niereninsuffizienz. Mainz: Beecham Pharma 1971.
22. Gingell, J. C., Waterworth, P. M.: Brit. med. J. 1968 II, 19.
23. Hitzenberger, G.: Dtsch. med. Wschr. 96, 1805 (1971).
24. Chan, R. A., Benner, E. J., Hoeprich, P. D.: Ann. intern. Med. 76, 773 (1972).
25. Hanselmayer, H.: Arch. klin. exp. Ophthalm. 181, 277 (1971).
26. Klastersky, J., Geuning, C., Monawad, E., Danean, D.: Chest 61, 117 (1972).
27. Pines, A.: First Intern. Symp. Gentamicin 1967, 138.
28. Naumann, P., Auwärter, W.: Arzneimittel-Forsch. 18, 1119 (1968).
29. Sabath, L. D., Gerstein, D. A., Leaf, C. D., Finland, M.: Clin. Pharmacol. Ther. 11, 161 (1970).

4. Spectinomycin (SPM)

Herkunft, chemische Eigenschaften — SPM, ursprünglich Actinospectacin genannt, von Streptomyces spectabilis gebildet, als Salz gut wasserlöslich, in Substanz mindestens 2 Jahre stabil, als gebrauchsfertige Lösung 24 Std zu verwenden.

Wirkungsspektrum — Viele grampositive und gramnegative Species fallen in das Spektrum. Jedoch sind bei wichtigen Erregergruppen beträchtliche Prozentsätze resistent. Neisseria gonorrhoeae ist generell gut empfindlich.

Gegenwärtige Indikation — Eine einmalige Injektion wirkt bei **Gonorrhoe bactericid** (durch Störung der Proteinsynthese) und führt durchschnittlich in $> 90^0/0$ zur Heilung. Wegen der häufigeren Primärresistenz anderer Erregerarten gegenüber SPM sind bei diesen andere Aminoglykoside vorzuziehen, wenn auch bei SPM-empfindlichen Erregern klinische Heilung erzielt wurde.

Kritische Konzentration — 15 µg/ml. Bei Gonokokken MBK fast gleich MHK.

Resistenzverhältnisse — **Primärresistenz** selten, **Sekundärresistenz** *in vitro* bei Gonokokken nach dem Vielschrittmuster, nicht bei allen Stämmen erzielbar; keine **Parallelresistenz** mit Penicillinen.

Kinetik und Biotransformation	Praktisch keine Absorption nach oraler Gabe. 1—2 Std nach i.m. Injektion Spitzenkonzentration im Serum (mit 2 g etwa 100 µg/ml, mit 4 g etwa 130 µg/ml). $t_{1/2} = 2-2^{1}/_{2}$ Std. Keine Eiweißbindung. Mit den genannten Dosen wird etwa 8 Std eine Gonokokken abtötende Konzentration im Serum aufrechterhalten. Ausscheidung fast vollständig über die Niere.
Pharmakodynamik	Wichtigste und häufigste **Nebenerscheinungen**: 1. Ototoxicität und Nephrotoxicität sind offenbar geringer als bei anderen Aminoglykosiden und fallen bei einmaliger Gabe nicht ins Gewicht. 2. Allergische Reaktionen (Haut, Fieber) in $< 1^{0}/_{0}$. 3. Beschwerden an der Injektionsstelle für mehrere Stunden.
Interaktionen	SPM kann die Manifestation einer gleichzeitig erworbenen Lues maskieren oder verzögern.
Kontraindikationen	**absolute:** 1. Allergie gegen SPM. 2. Gravidität. 3. Neugeborenenperiode. 2. und 3. wegen fehlender ausreichender Erfahrung.
Vorsichtsmaßnahmen	Wegen der Gefahr einer maskierten Lues Nachbeobachtung nach etwa 6 Wochen. Gegebenenfalls serologische Kontrolle auf Lues.
Applikationsformen, Dosierung	Einmalige Injektion tief intraglutäal, beim Mann von 2 g, bei der Frau von 4 g (verteilt auf beide Glutäen).
Handelsform	Vorgesehener Handelsname: Stanilo (Upjohn).
Literatur Übersichten	1. Savage, G. M.: Proc. IIIrd Intern. Congr. Chemoth. II, p. 1302. Stuttgart: G. Thieme 1964. 2. Savage, G. M.: Int. J. clin. Pharmacol. 6, 143 (1972).
Einzelarbeiten	1. Shapiro, L. H., Lentz, J. W.: Amer. J. Obstet. Gynec. 97, 968 (1967). 2. Cornelius III, C. E., Domescik, G.: Brit. J. vener. Dis. 46, 212 (1970). 3. Smithhurst, B. A.: N. Z. med. J. 75, 82 (1971). 4. Meyer-Rohn, J.: Fortschr. Med. 90, 1037 (1972). 5. Rohde, B. Th., Tegtmeyer, P.-G.: Wehrmedizinische Monatsschrift, im Druck. 6. Brunnberg, F. J.: Dtsch. Ärzteblatt, im Druck.

B. Chloramphenicol, Thiamphenicol

1. Chloramphenicol (CAP)

Herkunft, chemische Eigenschaften	CAP wurde von P. R. Burkholder 1947 isoliert. Es wurde 1949 als D-(−)-threo-1-p-Nitrophenyl-2-dichloracetylamino-propan-1,3-diol erkannt.

Substanz	R=
Chloramphenicol	NO_2
Thiamphenicol	CH_3SO_2

Die bittere Substanz und ihre wäßrigen Lösungen, die kochfest sind und ein pH von 5,5 haben, sind lichtgeschützt für mehrere Jahre haltbar. Die Löslichkeit in Wasser beträgt 0,25%, in Alkohol 40%. Standardisierung auf Gewichtsbasis. Die zur oralen Behandlung verwendeten Palmitat- und Stearoylglycolat-Ester sind praktisch wasserunlöslich und daher nicht bitter schmeckend. Der zur parenteralen Applikation dienende Na-Monosuccinatester ist dagegen gut wasserlöslich. Die Ester sind als solche unwirksam und wirken erst nach Spaltung durch die Esterasen des Organismus.

Wirkungs- Sehr breit: grampositive und gramnegative Kokken und Bakterien,
spektrum Actinomyceten, Rickettsien, Chlamydia.
Gegenwärtige Diese sind heute erheblich eingeschränkt infolge der inzwischen
Indikationen weit verbreiteten Primärresistenz, der Hämatotoxicität und der Möglichkeit, andere Chemotherapeutica einzusetzen (s. Tabelle 34). CAP darf nur bei schweren Infektionen gegeben werden.

Tabelle 34. Chloramphenicol. Gegenwärtige Indikationen bei Infektionen bzw. Infektionskrankheiten mit sensiblen Keimen:

Als Mittel der Wahl	Als Reserve
Salmonellosen Bartonellosis	Nur bei schweren Infektionen! Enterokokken Meningokokken Anthrax H. influenzae B. pertussis E. coli Klebsiella-Aerobacter Proteus Rickettsiosen Ornithose

Klinische bei Infektionen durch sensible Staphylokokken, Streptokokken,
Wirksamkeit Pneumokokken, Gonokoken, Corynebacterium diphtheriae, Shigel-
erwiesen len, Pseudomonas aeruginosa, Lues, Granuloma inguinale Donovani, Trachom, Einschlußconjunctivitis, Lymphogranuloma inguinale.

Kritische Konzentrationen	Bei Normdosen (E = 2 g tgl.) 4 µg/ml, bei hohen Dosen (E = 3 g tgl.) 8 µg/ml.
Resistenzverhältnisse	**Primärresistenz** regional verschieden. In Deutschland derzeit bei Staphylokokken in 15—25%, Streptokokken < 5%, Enterokokken 20—30%, Escherichia coli 25—35%, Proteus-Arten 30—40%, Klebsiella-Aerobacter 35—60%, Pseudomonas aeruginosa > 90%, Salmonellen < 10%. Resistenz sowohl chromosomal wie extrachromosomal bedingt. Auch bei den Salmonellen besteht Gefahr der epidemiologischen Ausbreitung von Stämmen mit episomaler Mehrfachresistenz [1]. Resistenzbestimmung stets erforderlich. **Sekundärresistenz** nach dem Mehrschrittmuster, **Parallelresistenz** unter Therapiebedingungen nicht bekannt.
Wirkungstyp	*In vitro* bei Enterobakterien **bacteriostatisch**, in Einzelfällen langsame Bactericidie; bei grampositiven Kokken und Haemophilus influenzae Bactericidie unter Proliferationsbedingungen.
Wirkungsmechanismus	Blockierung der Proteinsynthese durch Bindung an die 50 S-Ribosomen-Untereinheit und Störung der Peptidknüpfung.
Kinetik und Biotransformation	Nicht verestertes CAP wird rasch und fast vollständig absorbiert. Da auch die Verteilung schnell erfolgt, sind etwa von der dritten Stunde an die Serumkonzentrationen nach oraler und i.m. oder i.v. Gabe weitgehend gleich. Bei mehrmaliger Gabe von 4×0,5 g tgl. betragen die durchschnittlichen Serumkonzentrationen an aktiver Substanz 4—6 µg/ml, bei 3×1 g tgl. 10—25 µg/ml. $t_{1/2}$ beträgt etwa 3½ Std, die Serumeiweißbindung 50—60%. Verestertes CAP wird nach enzymatischer Spaltung im Darm ebenfalls rasch und vollständig absorbiert; lediglich bei Säuglingen erfolgt die Spaltung langsamer und nicht so komplett; die Spiegelmaxima treten etwas später ein und liegen niedriger. In den serösen Höhlen, in der Galle und im Liquor werden 30—50% der Serumkonzentration gefunden, im Nabelschnurblut und Fruchtwasser 30—80%, in der Muttermilch 0—50%. Intracellulär lokalisierte Erreger werden gehemmt. 3% der Dosis werden mit den Faeces ausgeschieden, 90% über die Niere, aber nur 10% in aktiver Form; 80% werden überwiegend mit Glucuronsäure konjugiert eliminiert oder nach Reduktion zu Arylaminen in verschiedenen Organen, vor allem in der Leber. Das aktive CAP wird glomerulär filtriert und teilweise tubulär rückresorbiert; die Metaboliten werden filtriert und tubulär sezerniert. Bei Normdosen betragen die Harnkonzentrationen an aktivem CAP 100—200 µg/ml. Sie nehmen bei Niereninsuffizienz auf 10—20 µg/ml ab, $t_{1/2}$ bleibt jedoch unverändert, die Metaboliten kumulieren [2, 3]. Dagegen nimmt $t_{1/2}$ bei Leberinsuffizienz erheblich zu, meist auf 4½—5 Std [2]. Sie ist auch beim Neugeborenen wegen der unreifen Leber- und Nierenfunktion in der Regel auf > 24 Std verlängert. CAP wird bei Hämodialyse entfernt; für die Peritonealdialyse sind die Angaben widersprüchlich.

Pharmako-dynamik

Wichtigste und häufigste **Nebenerscheinungen:**

1. **Hämatotoxicität** [4—8]

    a) **Dosisabhängige,** reversible, grundsätzlich bei jedem Behandelten erzielbare, während der Therapie auftretende **Suppression der Erythropoese.** Erste Zeichen sind Störungen der Ferrokinetik: Anstieg des Serumeisens, Abnahme der latenten Eisenbindungskapazität sowie verzögerte Eisen-Clearance. Dann fallen der Hämatokritwert und die Reticulocytenzahl: die cellulären Vorstufen der Erythrocyten im Knochenmark zeigen Vacuolenbildung. Als Ursache wird eine Störung der Synthese von Proteinen der Knochenmark-Mitochondrien angesehen. Mit diesem Typ von Störungen ist zu rechnen, wenn die Serumkonzentration an aktivem CAP $>$ 15 µg/ml liegt [9].

    b) **Nicht streng Dosis-abhängige,** meist irreversible, tödlich ausgehende nur **sehr selten,** relativ oft erst nach Therapieende **auftretende,** nicht vorhersehbare Knochenmarkaplasie. Sie führt zu aplastischen Anämien und/oder Granulocytenpenien bzw. Thrombocytopenien. Die Pathogenese ist unklar. Vielfach wird vermutet, daß diese Komplikation anderer Natur als die Dosis-abhängige Störung der Erythropoese ist und auf der Basis einer wahrscheinlich genetisch determinierten Disposition (durch Enzymdefekte?) entsteht. Die Häufigkeit wird sehr verschieden geschätzt und weist möglicherweise geographische Differenzen auf. Die höchste Schätzung an Todesfällen ist mit 1 : 24 500 bis 1 : 40 800 Behandelte für Kalifornien angegeben [10], für Deutschland gab die Arzneimittelkommission die — mit größerer Unsicherheit behaftete — Quote von 1 : 300 000 bis 1 : 600 000 an [11]. Nach langdauernder Behandlung oder nach mehreren Kuren scheint die Frequenz höher zu sein als nach einmaliger Therapie mit einer Gesamtdosis bis zu 30 g.

2. **Gray-Syndrom** (auch „Grey" geschrieben) bei Früh- und Neugeborenen bedingt durch Kumulation infolge Nichtbeachtung der längeren $t_{1/2}$ des Neugeborenen, charakterisiert durch Auftreibung des Abdomens, Erbrechen, Cyanose, kardiovasculären, u. U. tödlichen Kollaps.

3. **Gastrointestinale** Beschwerden: Brechreiz, Übelkeit, schlechter Geschmack, weiche Stühle in $<$ 5%, ferner in $\leq$ 15—20% **Schleimhautreizungen** in Mundhöhle oder Anogenitalregion. Die gastrointestinalen Beschwerden sind seltener als bei den klasssichen T durch Erregerwechsel (Candida, Staphylokokken) bedingt.

4. **Allergien** verschiedener Formen ($<$ 2%), gelegentlich auch als Kontaktallergie.

5. **Herxheimer Reaktion,** unter hoher Dosierung zu Therapiebeginn bei Lues, Brucellose, Typhus.

6. Neurotoxische Erscheinungen, sehr selten, nach langer Therapie als periphere, retrobulbäre oder Opticus-Neuritis sowie psychische Störungen.
7. Bei starker Reduktion der physiologischen Darmflora: Abnahme des Urobilinogen im Harn und des Prothrombin im Plasma.
8. Leichte Herabsetzung der Antikörperproduktion, auch beim Menschen nachgewiesen [12].
9. Hämolytische Anämie aufgrund eines Glucose-6-Phosphat-Dehydrogenase-Mangels.
10. Toxicität für das Innenohr bei direkter topischer Applikation [16].
11. Im Tierversuch erwiesen sich hohe Dosen als embryotoxisch und teratogen [13].

Interaktionen In Infusionslösungen ist CAP-succinat inkompatibel mit Vitamin B-Komplex plus Vitamin C. Verlangsamung der Biotransformation von Tolbutamid, Diphenylhydantoin und Dicumarol [15].

Kontraindikationen absolute:
1. Alle banalen Infektionen.
2. Schwere Leberinsuffizienz.
3. Allergie gegen CAP.
4. Letzte Woche der Gravidität einschl. Geburtsperiode.
5. Therapie bei Früh- und Neugeborenen für mehr als 3 Tage ohne Kontrolle der Blutkonzentration (außer bei Typhus).
6. Hämatopathien.

relative:
1. Gravidität.
2. Frühere, vor allem wiederholte Behandlung mit CAP.
3. Allgemeine Allergieneigung.

Vorsichtsmaßnahmen 1. Kontrolluntersuchungen:
Vor Behandlung: Blutbild, Leberfunktion, Anamnese auf allgemeine Allergieneigung, frühere Behandlung mit CAP.
Während Behandlung: Blutbild jeden 2. Tag, vor allem Reticulocyten beachten, außerdem nach Möglichkeit Serumeisen bestimmen. CAP bei Hinweis auf Hämatotoxicität sofort absetzen.
2. Empfohlene Tages- und Gesamtdosis nur bei lebensbedrohlichen Situationen überschreiten.
3. Intermittierende Behandlung vermeiden.
4. Zeigt Resistenzbestimmung Empfindlichkeit der Keime für ein anderes Mittel mit adäquater Wirksamkeit, CAP absetzen.
5. Gleichzeitig keine anderen potentiell hämatotoxischen Mittel verabfolgen (Cytostatica, Phenylbutazon, Phenothiazine usw.).

*Applikations-
formen*
6. Ester nicht topisch geben und nicht oral bei Verdauungsstörungen: unzureichende Spaltung.

Systemische Gabe: Orale Applikation in Form von Tabletten, Kapseln, Dragees und Saft. Dosierung für die freie Substanz und Palmitat- bzw. Stearoylglykolatester gleich. Die Dosierungsintervalle müssen einen gleichmäßigen Blutspiegel garantieren.

Rectale Applikation in Form von Zäpfchen führt nur zu niedrigeren und unregelmäßigen Serumkonzentrationen, ist daher **abzulehnen**.

Zur **parenteralen** Applikation wird der gut wasserlösliche Na-Monosuccinatester verwandt. Er wird erst wirksam nach Hydrolyse in der Leber und ist nicht geeignet zur Lokalbehandlung [14]. Das Succinat kann i.m. und i.v. gegeben werden. Zur i.v. Gabe Auflösung in 5% Dextrose oder physiologischer NaCl; Injektion (1 g als maximale Einzeldosis) in nicht weniger als 1 min. Auch Dauertropf möglich. Parenterale Gabe nur angezeigt bei Resorptionsstörungen und hämodynamisch bedingten Verteilungsstörungen.

Topische Gabe: Zu Instillationen in seröse Höhlen nicht das Succinat, sondern eine Lösung von CAP in Propylenglykol oder Butandiol (50—100 mg/ml) benutzen, bzw. eine 0,25%ige wäßrige Lösung Dosis: $\leq$ 300 mg. Bei gleichzeitiger systemischer Therapie die lokal gegebene Dosis in der Tagesdosis berücksichtigen.

Subconjunctival und intracameral werden Lösungen mit 1—2 mg pro ml angewandt.

Intrathecale Gabe wegen der guten Diffusion nicht erforderlich.

Als Aerosol können 3 × tgl. 250 mg gegeben werden.

Ferner sind zur externen Therapie Salben, Puder, Augen- und Ohrentropfen im Handel.

Dosierung s. Tabelle 35. Bei Niereninsuffizienz keine Dosisreduktion, da $t_{1/2}$ des Wirkstoffs unverändert, bei Leberschaden Dosierung gemäß Blutspiegel.

Tabelle 35. Chloramphenicol, Dosierungsrichtlinien. Therapiegesamtdauer: 7—10—14 Tage. Gesamtdosis (E): im allgemeinen nicht über 25—30 g

	Tagesdosen (in 3—4 Einzeldosen *)	
	normal	hoch
Erwachsene	2 g (30 mg/kg)	3 g (40 mg/kg)
Kinder	50 mg/kg	50—100 mg/kg
Säuglinge	50 mg/kg	100(—200) mg/kg
Neu-Frühgeb.	25 mg/kg	50 mg/kg

* bei Früh- und Neugeborenen in den ersten 2 Tagen Tagesdosis in einer Dosis.

Einige CAP wird derzeit von > 20 Firmen in den Handel gebracht. Lang be-
Handelsformen kannte Präparate: Chloromycetin (Parke-Davis), Leukomycin (Bayer), Paraxin (Boehringer).

Literatur
Übersichten

1. Brock, T. D., in: Experimental Chemotherapy (Schnitzer, R. J., Hawking, F., Eds.), Bd. III, p. 119. New York-London: Academic Press 1964.
2. Brunner, R., Machek, G.: Die Antibiotica, Bd. I/2, S. 167. Nürnberg: Hans Carl 1962.
3. Ingall, I., Sherman, J. D.: Pediat. Clin. N. Amer. 15, 57 (1968).
4. Kähler, H. J.: Med. Klin. 60, 2005 (1965).

Einzelarbeiten

1. Anderson, E. S., Smith, H. R.: Brit. med. J. 1972 III, 329.
2. Kunin, C. M., Glazko, A. J., Finland, M.: J. clin. Invest. 38, 1498 (1958).
3. Höffler, D., Scheler, F., Wigger, W.: Klin. Wschr. 43, 202 (1965).
4. Editorial: J. Amer. med. Ass. 213, 1183 (1970).
5. Weisberger, A. S.: J. Amer. med. Ass. 209, 97 (1969).
6. Rubin, D., Weisberger, A. S., Clark, D. R.: J. Lab. clin. Med. 56, 453 (1960).
7. Speck, B., Moeschlin, S.: Schweiz. med. Wschr. 99, 910 (1969).
8. Wohlenberg, H.: Dtsch. med. Wschr. 94, 2240 (1969).
9. Suhrland, L. G., Weisberger, A. S.: Arch. intern. Med. 112, 747 (1963).
10. Wallerstein, R. O., Condit, P. K., Kasper, C. K., Brown, J. W., Morrison, F. R.: J. Amer. med. Ass. 208, 2045 (1969).
11. Arzneimittelkommission der Deutschen Ärzteschaft: Deutsches Ärztebl. 66, 185 (1969); 67, 71 (1970).
12. Daniel, T. M., Suhrland, L. G., Weisberger, A. S.: New Engl. J. Med. 273, 367 (1965).
13. Fritz, H., Hess, R.: Toxicol. appl. Pharmacol. 19, 667 (1971).
14. Naumann, P., Ristow, H. J.: Dtsch. med. Wschr. 90, 204 (1965).
15. Manten, A., in: Side Effects of Drugs, 7, 363 (1972). (Meyer, L., Herxheimer, A., Eds.): Excerpta med. (Amsterdam).
16. Küpper, K., Stupp, H., Orsulakova, A., Quante, M.: Arch. klin. exp. Ohr.-, Nas.- u. Kehlk.-Heilk. 196, 169 (1970).

2. Thiamphenicol (TAP)

Der Ersatz der Nitrogruppe des CAP durch die Methylsulfonylgruppe (Formel s. S. 137) verändert folgende Eigenschaften des Moleküls:

1. Wirkungsintensität *in vitro*
   Die MHK steigt gegenüber denjenigen gramnegativen Erregern, die zu den klassischen Indikationen von CAP zählen, meist um den Faktor 10: Proteus, Klebsiella-Aerobacter, Salmonellen, Escherichia coli [Ü 1].
2. Kinetik und Biotransformation
   Die Serumkonzentrationen sind offenbar etwas höher, $t_{1/2}$ etwas kürzer, die Serumeiweißbindung geringer (0—10%). Verteilung

im Gewebe gut [1, 2]. Keine Biotransformation, Ausscheidung vor allem über die Niere. Daher höhere Konzentrationen im Harn und Verlängerung von $t_{1/2}$ bei Niereninsuffizienz. Mäßige Dialysierbarkeit bei Hämodialyse [3, 4].
3. Stärkere immunsuppressive Wirkung [5, 6].
4. Stärkere Suppression der Erythropoese [7, 8]. Vereinzelt auch reversible Agranulocytosen beschrieben [9, 10]. Knochenmarkaplasien bisher nicht bekanntgeworden.

Die Vorteile der Kinetik wiegen den Verlust der Wirkungsintensität gegen Enterobacteriaceen und die höhere Hämatotoxicität nicht auf. Kontrollierte Studien über die Wirkung bei den genannten gramnegativen Keimen liegen bisher nicht ausreichend vor. Für die therapeutisch beeinflußbaren grampositiven Erreger gibt es weniger toxische Mittel.
Handelsname: Urfamicina (Inpharzam).

Literatur
Übersichten
1. Thiamphenicol. Broschüre der Firma Zambon. Dtsche Ausgabe 1968.

Einzelarbeiten
1. Azzolini, F., Mascheroni, V.: Gazz. med. ital. **128**, 278 (1969).
2. Bernasconi, A.: Minerva otorinolaring., im Druck.
3. Azzolini, F., Gazzaniga, A., Lodola, E.: Intern. J. Clin. Pharmacol. Ther. Toxicol. **4**, 303 (1970).
4. Moskovchenko, J., Monier, J. C., Zech, P., Traeger, J.: Lyon méd. **225**, 1103 (1971).
5. Petrescu, D., Marca, G., Verone, M.: Chemotherapy (Basel) **17**, 200 (1972).
6. Weisberger, A. S.: J. Amer. med. Ass. **209**, 97 (1969).
7. Rubin, D., Weisberger, A. S., Clark, D. R.: J. Lab. clin. Med. **56**, 453 (1960).
8. Moeschlin, S.: Schweiz. med. Wschr. **101**, 1393 (1971).
9. Chassagnon, G., Jocteur-Monrozier, D.: Journ. Méd. Lyon **50**, 977 (1969).
10. Corcos, A., Le Beau, J.: Sem. Hôp. Paris **47**, 1579 (1971).

C. Polymyxine (Polymyxin B, Colistin; POM)

Herkunft, chemische Eigenschaften
Die Polymyxine, von denen 5 identifiziert sind und mit A bis E bezeichnet werden, sind Oberflächen-aktive, basische, verzweigte Dekapeptide. Sie werden von Bacillen gebildet und wurden 1947 in 3 verschiedenen Laboratorien unabhängig voneinander isoliert (Ainsworth u. Mitarb.; Stansly u. Mitarb.; Benedict u. Longbykke). 1950 wurde von Koyoma u. Mitarb. Colistin isoliert, das sich später als identisch mit Polymyxin E erwies. Zur Therapie wurden nur Polymyxin B und E (Colistin) eingesetzt, da sie die geringste Toxicität aufweisen. Beide Antibiotica sind im Handel als Sulfate sowie als Na-Methansulfonate. Bei den Methansulfonaten ist ein Teil der Aminogruppen durch Methansulfongruppen

substituiert. Im Organismus entstehen durch Hydrolyse weniger substituierte, wirksamere Substanzen (freie Base?) [1, 2]. Die Methansulfonate, von denen das des Colistin mit chem. Kurznamen Colistimethat bezeichnet wird, sind antibakteriell weniger wirksam, bei i.m. Gabe aber weniger schmerzhaft. Sie sollen auch generell besser verträglich sein. Es wird jedoch die Ansicht vertreten, daß äquipotente Dosen von Colistimethat ebenso toxisch sind wie z. B. die von Polymyxin B als Sulfat [1, 3]. Die Polymyxine sind als Substanzen stabil, wäßrige Lösungen sind bei $+4°$ C im pH-Bereich 3—6 1 Monat haltbar. Standardisierung in E bzw. Gewicht.

Umrechnung von E in mg für die freie Base (Reinsubstanz)

Polymyxin	Colistin
1 Mega = 100 mg Base	1 Mega = 33,3 mg Base 3 Mega = 100 mg Base

Gehalt an Base in den verschiedenen Handelsformen (Durchschnittswerte)

Handelsform	E/mg	µg/ml
Polymyxin B-Sulfat	66 000	660
Colistin-Sulfat	18 000	600
Colistimethat	12 500	416,5

Wirkungsspektrum — Das Wirkungsspektrum der Polymyxine ist qualitativ gleich. Es umfaßt die gramnegativen Bakterien, jedoch ist nicht bei allen diesen Erregern klinisch ein Effekt zu erzielen. Polymyxin B ist etwas wirksamer als Colistin, Colistinsulfat 3mal wirksamer als Colistimethat.

Gegenwärtige Indikationen — Als **Reservemittel** bei System- und Harnwegsinfektionen durch **Pseudomonas aeruginosa, Klebsiella-Aerobacter** und **E. coli**; oral als **Reservemittel** mit begrenzter Zuverlässigkeit bei Darmlumeninfektionen durch **Dyspepsie-Coli, Shigellen** und **Salmonellen**.

Klinische Wirksamkeit erwiesen — Außer bei den Indikationen auch bei Bordetella pertussis- und Haemophilus influenzae-Infektionen.

Kritische Konzentration — 1 µg/ml, bei Höchst-Dosen 2 µg/ml (freie Base) für systemische Infektionen; 8 µg/ml für Hohlrauminfekte der Harnwege.

Resistenzverhältnisse — **Primärresistenz** selten, meist $< 10\%$. **Sekundärresistenz** nur sehr selten beobachtet. **Parallelresistenz** zwischen Polymyxin B und Colistin. Resistenzbestimmung stets erforderlich.

Wirkungstyp	*In vivo* bei den meisten Erregern nur bacteriostatisch; bei **einem Teil auch bactericid**, auch bei ruhenden Keimen.
Wirkungsmechanismus	Die Funktion der Zellmembran als Permeabilitätsbarriere wird gestört.
Kinetik und Biotransformation	Vorliegende Daten recht spärlich. Bei oraler Gabe nur minimale Absorption, wohl aber gewisse Absorption aus Lunge und serösen Höhlen, zumindest bei Kindern. Bei einer Tagesdosis von 5 mg/kg (E) Polymyxin B in 3 Einzeldosen kann mit Serumkonzentrationen zwischen 8 und 1 µg/ml gerechnet werden. Mit 3 Mega (100 mg) i.m. werden nach 1—2 Std Spitzenkonzentrationen im Serum von 3,7 µg/ml erreicht, die nach 6 Std auf 1,4 µg/ml abfallen [4]. Mit 4,5 Mega (150 mg) i.v. wurden nach 10 min 18 µg/ml gemessen, die nach 1¹/₂ Std auf 5 µg/ml abfielen und danach etwas unter den Spiegeln nach i.m. Gabe der gleichen Dosis lagen [5]. $t_{1/2}$ beträgt 2—3 Std. Die Serumeiweißbindung scheint gering zu sein. Praktisch kein Übertritt in den Liquor, nur sehr gering in Körperhöhlen. Ausscheidung mit der Galle sehr gering, weitgehend über die Nieren. Colistimethat geht rasch in den Harn über (etwa 60%/o der Dosis in 6 Std [5]); bei Polymyxin B setzt die Ausscheidung nur zögernd ein. Erst nach 12 Std werden gut wirksame Harnkonzentrationen erreicht, in 4 Tg. sind 60%/o ausgeschieden. Die Harnkonzentrationen liegen bei Normdosen nicht $<$ 10 µg/ml mit Spitzenwerten von $>$ 100 µg/ml. Bei Niereninsuffizienz Verlängerung von $t_{1/2}$, die Dosisreduktion erforderlich macht. Bei C_{cr} $>$ 20 ml/min: 75—100%/o, bei C_{cr} 5—20 ml/min: 50%/o, bei C_{cr} $<$ 5 ml/min: 30—35%/o, jeweils in 2 Einzeldosen [10]. Colistimethat ist durch Peritonealdialyse auswaschbar (1 mg/Std), nicht durch Hämodialyse [10]. Oral aufgenommenes Polymyxin ist nur in $\leq$ 10%/o der Dosis biologisch aktiv.
Pharmakodynamik	Häufigste und wichtigste **Nebenerscheinungen:**

1. **Nephrotoxicität:** fast stets reversible Tubulusschädigung mit Ausscheidung von Eiweiß und Zellen, bei Dosen $>$ 2,5 mg/kg häufig und öfter mit Azotämie.

2. **Neurotoxicität**, reversibel: sehr häufig periphere Parästhesien, vor allem circumoral, Schwindel, Gesichtsröte, Juckreiz. Seltener: Seh- und Sprachstörungen, curareartige Wirkungen, u. U. als Atemstillstand.

3. Allergien, nicht selten; vor allem Fieber und Hautreaktionen.

4. Häufig Schmerz nach i.m. Injektion von Polymyxin B, selten durch Colistimethat. Polymyxin B in 1%/oigem Procain lösen.

5. Ototoxicität bei Applikation im Innenohr [6].

6. Sehr selten: Blutschäden.

7. Teratogene und embryotoxische Wirkung bei Kaninchen.

8. Reizung der Meningen bei hohen intrathecalen Dosen.

Interaktionen In Einzelfällen beschrieben Synergismus mit Carbenicillin [7]. Antagonistisch wirken zweiwertige Kationen; Inaktivierung im Darm durch ungesättigte Fettsäuren und Gewebebindung. Inaktivierung durch Liquoid [11].

Kontraindikationen
absolute:
1. Allergie gegen Polymyxine.
2. Schwerere Nierenschäden.
3. Gravidität, I. Trimenon.

relative:
1. Leichtere Nierenschäden.

Vorsichtsmaßnahmen
1. Polymyxine parenteral **nur im Krankenhaus** anwenden.
2. Kontrolluntersuchungen:
   Vor Behandlung: Kontrolle der Nierenfunktion; Gravidität ausschließen.
   Während Behandlung: Kontrolle der Nierenfunktion; bei Gabe trotz Ausscheidungsstörungen auch Bestimmung der Polymyxin-Konzentration im Serum.
3. Bei Anstieg des Serumharnstoffs und Abnahme der Harnmenge Therapie absetzen. Bei Lebensgefahr Wiederbeginn mit reduzierten Dosen.
4. Therapiedauer möglichst auf 5—7 Tage begrenzen.
5. Keine gleichzeitige Gabe von anderen potentiell nephrotoxischen Medikamenten.
6. Keine gleichzeitige Gabe von anderen curareartigen oder Curarewirkung potenzierenden Medikamenten.
7. Auf ausreichende Diurese achten ($\geq$ 1 Ltr./Tag).

Applikationsformen, Dosierung Die in Deutschland im Handel befindlichen Präparate zu Injektionszwecken können für sämtliche parenteralen Applikationsformen benutzt werden (ausländische Präparate nicht uneingeschränkt). Intravenöse Kurzinfusionen mit 5%iger Dextrose oder physiol. NaCl als Lösungsmittel. Zur oralen Behandlung von Darmlumeninfektionen Tabl. Dosierung bei oraler, intrathecaler, i.m. und i.v. Gabe s. Tabelle 36, S. 147. Instillationen möglich: 0,5—1 Mega tgl. (d. h. Polymyxin 50—100 mg, Konzentration 1 mg/ml, in physiol. NaCl oder Aqua bidest.). Als Aerosol sind 3×50 mg und mehr Colistimethat appliziert worden [8]. Die Berichte über die Wirksamkeit bei Lungeninfektionen sind jedoch geteilt [8, 9]. Subconjunctival können 10 mg in 1 ml gegeben werden, intracameral 0,1 mg. Zur topischen Behandlung meist in Kombination mit anderen Antibiotica (vgl. Handelsformen).

Einige Handelsformen Tabl. zu 25 mg Polymyxin B (Pfizer) oder zu 16,7 mg Colistin als Base (Grünenthal). Ampullen mit 50 mg Polymyxin B (Pfizer) oder 33,3 bzw. 100 mg (= 1 bzw. 3 Mega) Colistin (Grünenthal). Ohrentropfen: in

Tabelle 36. Dosierung von Polymyxin B und Colistin. Tagesdosen, als freie Base, bei normaler Nierenfunktion. In Klammern: Zahlen der Einzeldosen

	oral		i.m. oder i.v. [b]		intrathecal [a]	
	E/kg	mg/kg	E/kg	mg/kg	absolute Dosis E	mg
Polymyxin B-Sulfat						
Erwachsene			15 000—20 000	1,5—2,5	50 000	5
1—12 J.	0,1—0,2 Mega (3—4)	10 bis 20	25 000—50 000 (3—4)	2,5—5	20 000—30 000	2—3
1—12 Mon.		(3—4)	25 000—50 000 (3—4)	2,5—5	10 000—20 000	1—2
Neugeb.			25 000—50 000 (3)	2,5—5	10 000	1
Colistimethat						
Erwachsene			75 000—150 000 (3—4)	2,5—5	300 000	10
1—12 J.	50 000 bis 150 000 (3—4)	3—7,5 (3—4)	60 000—180 000	2—6	150 000—300 000	5—10
1—12 Mon.	(3—4)	(3—4)	75 000—200 000 (4—6)	2,5—6,7	60 000	2
Neugeb.	150 000 (3—4)	7,5 (3—4)	80 000—200 000 (2—4)	2,7—6,7 (2—3)	30 000	1

[a] Intrathecale Behandlung 3—4 Tage einmal tgl., dann jeden 2. Tag.
[b] i.v. Gabe nicht als Injektion: Gefahr des Atemstillstandes.
Bei Harnwegsinfekten gelten für die parenterale Therapie die geringeren Dosen.

Kombination mit Neomycin und Hydrocortison: Otosporin (Wellcome).
Augentropfen: in Kombination mit Gramicidin und Neomycin: Polyspectran (Thilo).

Literatur
Übersichten

1. Paul, R., Marget, W.: Dtsch. med. Wschr. 88, 1638 (1963).
2. Petersdorf, R. G., Plorde, J. J.: J. Amer. med. Assoc. 183, 123 (1963).
3. Schwartz, B. J., in: Experimental Chemotherapy, Vol. III, p. 217. New York-London: Academic Press 1964.
4. Brunner, R., Machek, G. (Hrsg.): Die Antibiotika, Bd. II, S. 214 u. 235. Nürnberg: Hans Carl 1975.
5. Hoeprich, P. D.: Med. Clin. N. Amer. 54, 1257 (1970).

Einzelarbeiten

1. Barnett, M., Bushby, S. R. M., Wilkinson, S.: Brit. J. Pharmacol. 23, 552 (1964).
2. Beveridge, E. G., Martin, A. J.: Brit. J. Pharmacol. 29, 125 (1967).
3. Medical Letter: 5, 15 (1963).
4. Auwärter, W.: Arzneimittel-Forsch. 15, 595 (1965).
5. Froman, J., Gross, L., Curatola, S.: J. Urol. (Baltimore) 103, 217 (1970).
6. Küpper, K., Stupp, H., Orsulakova, A., Quante, M.: Arch. klin. exp. Ohr.-, Nas.- u. Kehlk.-Heilk. 196, 169 (1970).
7. Stephenson, J. B. P.: Lancet 1969 I, 1098.
8. Herrell, W. A.: Clin. Med. 75, 18 (1968).
9. Pines, A., Raafat, H., Siddiqui, G. M., Greenfield, J. S. B.: Brit. med. J. 1970 I, 633.
10. Goodwin, N. J., Friedman, E. A.: Ann. intern. Med. 68, 984 (1968).
11. Traub, W. H.: Experientia (Basel) 25, 206 (1969).

D. Nalidixinsäure (NA)

Herkunft, chemische Eigenschaften

NA: 1-Äthyl-7-methyl-1,8-naphthyridin-4-on-3-carbonsäure, wurde 1962 beschrieben. Schlecht löslich in Wasser, löslich in organischen Solventien. Lösungen bei Zimmertemperatur mehrere Wochen stabil. Standardisiert auf Gewichtsbasis.

Wirkungsspektrum

Beschränkt auf gramnegative Kokken und gramnegative Enterobakterien mit Ausnahme von Pseudomonas.

Gegenwärtige Indikationen

Aufgrund der Kinetik und Toxicität kommt praktisch nur Einsatz als **Reservemittel** bei **Infektionen der Harnwege** durch **gramnegative Erreger** in Frage, vor allem bei Hohlrauminfekten.

Klinische Wirksamkeit erwiesen

Klinische Wirksamkeit auch beschrieben bei einigen Fällen von Brucellose [1], bei Dyspepsie-Coli-Enteritis [2] und bei Typhus und Paratyphus [3].

Kritische Konzentration

16 µg/ml; bei reinen Hohlwegsinfekten der Harnwege 64 µg/ml.

Resistenzverhältnisse

Primärresistenz bei Escherichia coli $\leq$ 20%, Klebsiella-Aerobacter $\leq$ 30%, Proteus-Species $\leq$ 40%; von der Mehrzahl der Autoren werden nur geringe Prozentsätze angegeben. **Sekundärresistenz**

Wirkungstyp	rasch nach dem Einschrittmuster unter Therapie in 6—37% der Fälle [4, 5]. Keine **Parallelresistenz**. bei proliferierenden Keimen, z. T. mit dem 2—4fachen der MHK bactericid; z. T. erst mit dem 10—20fachen MHK.
Wirkungs- mechanismus	Hemmung der Synthese einer funktionsfähigen DNS.
Kinetik und Biotrans- formation	NA wird nach oraler Gabe rasch und weitgehend absorbiert. 2 Std nach Gabe von 1 g ist eine Spitzenkonzentration im Serum von 25—35 µg/ml erreicht, die nach 6 Std auf etwa 5 µg/ml abfällt. $t_{1/2}$ bei Erwachsenen etwa 1½ Std, bei Neugeborenen fast 4 Std, im 1. Quartal 2¾ Std, bei Kindern 1¾ Std [6]. Serumeiweißbindung von NA 93%, des mikrobiologisch fast ebenso aktiven Metaboliten Hydroxy-NA = 63%. Im Nierengewebe wurde annähernd dieselbe Konzentration gefunden wie im Serum [7]. Erhebliche Biotrans- formation, vor allem in der Leber. Als Metaboliten erscheinen im Harn NA-Glucuronid (55% der Dosis), Hydroxy-NA-Glucuronid (21%), NA-3,7-dicarbonsäure (4%), alle nicht antimikrobiell wirksam. Aktiv ist Hydroxy-NA (13%) und das unveränderte NA (1—2%). Der Rest der Dosis (etwa 4%) wird mit den Faeces ausgeschieden [8]. Die Konzentration an biologisch aktiver Sub- stanz im Harn beträgt nach wiederholten Tagesgaben von 4 g (E) bei normalem Harnfluß nicht unter 50 µg/ml [4], meist 6—10fach mehr [5, 9] und wird durch zusätzliche Alkaligabe fast ver- doppelt [8]. Bei Niereninsuffizienz ($C_{cr} \geq 30$ ml/min) keine Dosis- reduktion, da nur die inaktiven Metaboliten kumulieren, nicht die aktiven Substanzen. Die Verträglichkeit wird nicht schlechter [10].
Pharmako- dynamik	Wichtigste und häufigste **Nebenerscheinungen**: 1. Gastrointestinale Beschwerden (in 3, 5 und mehr %), in Einzel- fällen mit Blutungen. 2. Allergische Reaktionen, vor allem der Haut ($< 5\%$). 3. Phototoxicität [11, 12] ($\leq 10\%$). 4. ZNS-Störungen (selten): Sehstörungen, Schwindel, Schläfrigkeit, Unruhe, Schlaflosigkeit, Muskelschwäche und -schmerzen, Krämpfe, Depression des Atemzentrums, intrakranielle Druck- steigerungen. 5. Eosinophilie, Leukopenie, Thrombocytopenie, hämolytische Anämie, selten Drucksteigerungen. 6. Cholestase, selten.
Interaktionen	Durch die glucuronisierten Metaboliten kann bei verschiedenen Nachweisverfahren (Fehling, Benedict) Glucosurie vorgetäuscht werden. NA interferiert mit Bestimmungsmethoden der 17-Keto- steroide, die m-Dinitrobenzol benötigen. Es verdrängt Warfarin aus der Serumeiweißbindung, das deshalb u. U. in der Dosierung reduziert werden muß [13].

Kontra- **absolute:**
indikationen
1. Allergie.
2. Schwere Leberschädigung.
3. Schwerere Nierenschädigung (Serumcreatinin $>$ 3 mg-%).

relative:
1. Cerebrale Anfallsleiden.
2. I. Trimenon der Gravidität.
3. 1. Lebensmonat.

Vorsichts- 1. Kontrolluntersuchungen:
maßnahmen
Vor Behandlung: Leber- und Nierenfunktion, Blutbild. Während der Behandlung: wie vor Behandlung. Bei unzureichendem klinischen Erfolg oder Rückfall auf jeden Fall Kultur und Resistenzbestimmung wegen Gefahr der Sekundärresistenz.

Dosierung Oral 4 g (E) in 4 Einzeldosen, Kinder 3× tgl. 20 mg/kg, Kinder $\leq$ 3 Mon. initial 20 mg/kg, dann 3× tgl. 12 mg/kg [6].

Handelsform Tabl. zu 0,5 g, Suspension mit 60 mg/ml. Nogram (Winthrop).

Literatur
Einzelarbeiten
1. Sharma, B.: Lancet 1965 I, 1171.
2. Lackner, H., Potacs, W.: Wien. med. Wschr. 114, 257 (1964).
3. Hassan, A., Abdel Wahab, M. F., Farid, Z., El Rooby, A. S.: J. trop. Med. Hyg. 73, 145 (1970).
4. Stamey, T. A., Nemoy, N. J., Higgins, M.: Investig. Urol. 6, 582 (1969).
5. Atlas, E., Clark, H., Silverblatt, F., Turck, M.: Ann. intern. Med. 70, 713 (1969).
6. Rohwedder, H.-J., Simon, C., Kübler, W., Hohenauer, M.: Z. Kinderheilk. 109, 124 (1970).
7. Jameson, R. M.: Brit. med. J. 1965 II, 621.
8. McChesney, E. W., Froelich, E. J., Lesher, G. Y., Crain, A. V. R., Rosi, D.: Toxicol. appl. Pharmacol. 6, 292 (1964).
9. Buchbinder, M., Webb, J. C., Anderson, L. V., McCabe, W. R.: Antimicrob. Agents and Chemotherapy 1962, 308.
10. Haschek, H., Porpáczy, P.: Wien. Klin. Wschr. 80, 769 (1968).
11. Brehm, G., Korting, G. W.: Med. Welt 21, 423 (1970).
12. Gardaz, P. C., Genton, N.: Praxis 57, 595 (1968).
13. Sellers, E. M., Koch-Weser, J.: Clin. Pharmacol. Ther. 11, 524 (1970).

VII. Chemotherapeutica zur lokalen Anwendung

Die Substanzen, die bei systemischer Anwendung zu toxisch und/oder in ihrer Wirksamkeit zu begrenzt sind und daher praktisch nur zur lokalen Anwendung im Handel sind, gehören verschiedenen chemischen Gruppen an.

Lokal-Chemotherapeutica

Gruppe	Substanzen	wirksam gegen	
		grampos. Keime	gramneg. Keime
Polypeptide	Bacitracin	+	—
	Tyrothricin	+	—
	Amphomycin	+	—
Aminoglykoside	Neomycin	+	+
	Framycetin	+	+
	Paromomycin	(+)	+
Nitrofuran	Nifurprazine	+	+
Di-p-hydroxy-phenyl-di-iso-nitrilo-butadien	Xanthocillin	+	+

1. Bacitracin (BAC)

Komplex aus mehreren Polypeptiden. Standardisierung nach E. Wegen Reizerscheinungen bei parenteraler Gabe und Nephrotoxicität nur lokal anwendbar. Das **Spektrum** entspricht dem des Penicillin G und erfaßt darüber hinaus die Neisserien sowie Haemophilus influenzae und Bordetella pertussis. Der **Wirkungstyp** ist bactericid. Die Wirkung beruht auf Störung der Zellwandsynthese und gleichzeitiger Schädigung der Zellmembran. **Primärresistenz** selten, **Sekundärresistenz** nur sehr langsam und geringfügig. Keine **Parallelresistenz**. Lokal an sich gut verträglich. Nicht selten bei Allergie gegen NM auch Allergie gegen BAC, da meist gleichzeitig angewandt. In Deutschland nur in Kombination mit NM im Handel (s. S. 152).

2. Tyrothricin (TYR)

Komplex aus basischen Tyrocidinen und neutralen Gramicidinen. Standardisierung auf Gewichtsbasis. Bei systemischer Gabe Hämolyse; deswegen auch keine Instillationen, die von den Nebenhöhlen aus auch zu toxischer Meningitis sowie Par- und Anosmie führen können. Das **Wirkungsspektrum** umfaßt grampositive Kokken und Bakterien. Tyrocidin schädigt die Zellmembran, Gramicidin entkoppelt die oxydative Phosphorylierung. Der **Wirkungstyp** ist bei lokaler Gabe bactericid. **Sekundärresistenz** bisher nicht beobachtet. Keine **Parallelresistenz**. Sensibilisierungsgefahr gering.

Einige Handelsformen Zur Anwendung in der Mundhöhle meist in Kombination mit anderen antibakteriell wirkenden Substanzen: Sirit (Starck), Tyro-Balangin (Chemiepharm), TYR + Xanthocillin = Tyrocid-X (Grünenthal), Tyrosirinal-Halstabletten (Woelm), Tyrosolvetten (Tosse). Als Salbe: Tyrosolvin (Tosse), Tyrosur (Engelhard); als Lösung: Tyrosolvin (Tosse).

3. Amphomycin

Bei parenteraler Gabe Hämolyse, Nierenschäden und Herz-Kreislauf-Reaktionen. Daher nur oberflächlich anwendbar. Wirksam gegen grampositive Kokken und Bakterien. Lokal gut verträglich, wenig sensibilisierend.

Handelsform Im Handel nur in Kombination mit NM + Cortison als Ecomytrin-Salbe (Tropon).

4. Neomycin (NM); Framycetin (= Neomycin B)

Wirkungsspektrum NM ist ein Komplex aus 3 Aminoglykosiden, von denen sich Neomycin B als identisch mit Framycetin (Soframycin) erwies. Standardisierung auf Gewichtsbasis. NM ist mäßig wirksam gegen Kokken, gut wirksam gegen grampositive und gramnegative Stäbchen. Im allgemeinen ist *in vitro* NM wirksamer als KM und PRM, weniger wirksam als GM, etwa gleich dem SM.

Gegenwärtige Indikationen Wegen seiner hohen Oto- und Nephrotoxicität nur zur **lokalen** oberflächlichen Behandlung geeignet; **oral** als **Reservemittel** bei nicht invasiver **Enteritis** durch E. coli und Shigellen sowie bei **portaler Encephalopathie** [2, 7]. Voraussetzung: Es bestehen keine größeren Wundflächen, die eine gesteigerte Absorption gestatten. Auch nach topischer Anwendung sind Ertaubungen beschrieben! [3]

Resistenzverhältnisse **Primärresistenz** örtlich verschieden, da stark vom Umfang des NM-Gebrauchs abhängig. **Parallelresistenz** mit KM, GM, PRM; $SM_R = NM_S$, $NM_R = SM_R$.

Pharmakodynamik Wichtigste und häufigste **Nebenerscheinungen:**

1. **Ototoxicität**, vor allem für N. cochlearis.
2. **Nephrotoxicität.**
3. **Allergie.** Kontaktallergie bei 8—15% [4, 5]. Kreuzallergie mit KM, PRM und GM in 40% [4].
4. **Neuromuskuläre Blockade,** vor allem bei i.p. Gabe.
5. Bei oraler Gabe temporäres Malabsorptionssyndrom mit Vermehrung der Stuhlmenge, der Fett-, N- und Ionenausscheidung sowie herabgesetzter Absorption von Zuckern [6].

Bei portaler Encephalopathie (neurologisch-psychiatrisches Syndrom bei Pfortaderhochdruck oder portocavaler Shuntoperation) setzt NM durch Reduktion der Darmflora die Bildung toxischer Eiweißmetaboliten herab.

Vorsichtsmaßnahmen 1. Vor der Behandlung vergewissern, daß Gehör und Nierenfunktion nicht eingeschränkt sind.

2. Orale Gabe bei Enteritis nur, wenn Polymyxin oder schwer absorbierbare Sulfonamide nicht indiziert sind. Therapiedauer auf 1 Woche begrenzen.
3. Keine lokale Applikation am Innenohr.
4. Keine Instillationen; GM weniger toxisch!

Kontraindikationen absolute:

a) bei oraler Gabe und bei Instillationen:
1. Ausscheidungsstörungen.
2. Stärkere Schleimhautschädigungen.
3. Vorschädigung des VIII. Hirnnerv.
4. Allergie.
b) bei topischer Gabe:
Allergie.

Applikationsformen Dosierung Zur **oralen** Behandlung: NM-Sulfat in Kapseln (Bykomycin). Tagesdosis der freien Base bei Enteritis 2—4 g (E), 30—60—100 mg/kg (K) in 4—6 Einzeldosen; bei portaler Encephalopathie 6 bis 8 g tgl. (E), dabei Gehör und Niere überwachen.
Zur **lokalen** Behandlung: Puder, Salbe, Augensalbe (Bykomycin), als Wundtüll (Sofra-Tüll). In Kombination mit BAC: Nebacetin als Salbe, Augensalbe (3,3 mg NM Base + 250 E BAC je g), als Puder-Spray, in Tabl. zu 0,165 g NM Base + 12 500 E BAC (BYK Gulden).

Literatur
1. Faloon, W. M.: Amer. J. clin. Nutr. **23**, 645 (1970).
2. Müting, D.: Dtsch. med. Wschr. **96**, 1403 (1971).
3. Editorial: Brit. med. J. 1969 IV, 181.
4. Pirilä, U., Förström, L., Rouhunkoski, S.: Acta derm.-venereol. (Stockh.) **47**, 419 (1967).
5. Patrick, J., Panzer, J. D., Derbes, V. J.: Arch. Derm. **102**, 532 (1970).
6. Braun, O. H.: Arch. Kinderheilk. **179**, 1 (1969).

5. Paromomycin (PRM) = Aminosidin, Catenulin, Hydroxymycin

Mäßige Wirkung gegen grampositive Kokken, gute Wirkung gegen gramnegative Bakterien, gewisse Wirkung auch bei Entamoeba histolytica und Trichomonas vaginalis. Für systemische Anwendung sind die toxikologischen Daten nicht ausreichend. Da mit KM und NM reziproke Kreuzresistenz besteht und der therapeutische Index ungünstiger ist als bei diesen Antibiotica, ist PRM nur zur lokalen Anwendung (Darm, Haut) indiziert. Bei Darmlumeninfektionen bietet es gegenüber NM und KM nur Vorteile bei Amöbiasis (ist aber unwirksam bei Amöbenhepatitis). Oral tgl. 30—60(—100) mg/kg.

Handelsform Humatin (Parke-Davis), Kapseln und Syrup, Humatin S, Salbe (in Kombination mit CAP und Cortison).

6. Nifurprazine (NFP)

Hydrochlorid des 1-(5-Nitro-2-furyl)-2-(6-amino-3-pyridazyl)-äthylen. Bei lokaler Gabe ist mit **bactericider** Wirkung gegen grampositive und gramnegative Stäbchen einschließlich Pseudomonas aeruginosa zu rechnen. Die Hautverträglichkeit ist gut [1]. Kontaktallergien sind beschrieben, Kreuzallergie mit Nitrofurazon ist selten [2].

Handelsform Carofur-Sol und -Streusol (Boehringer, Mannheim).
Literatur
1. Junghanss, W.: Med. Welt 17, 530 (1966).
2. Braun, W.: Dtsch. med. Wschr. 94, 1685 (1969).

7. Xanthocillin

Das Wirkungsspektrum umfaßt bei lokaler Gabe grampositive und gramnegative Erreger, z. T. mit **bactericidem** Effekt. Keine **Sekundär-** oder **Parallelresistenz** bekannt. Relativ starkes lokales Allergisierungspotential.

Handelsform Im Handel nur noch in Kombination mit TYR als Pastillen: Tyrocid X (Grünenthal).

VIII. Antimykotica

Behandelt werden nur diejenigen Substanzen, deren Spektrum sich ganz oder fast ausschließlich auf Faden- und/oder Sproßpilze beschränkt, deren Wirkung experimentell geprüft ist und die sich in kontrollierten Studien als wirksam erwiesen haben. Diese Antimykotica sind in Tabelle 37 zusammengefaßt.

Tabelle 37. Antimykotica. Übersicht über die verfügbaren Präparate

Gattungsname	Handelsname	Wirksam gegen	
		Fadenpilze	Sproßpilze
Systemisch anwendbar			
Amphotericin B	Amphotericin B	+	+
Clotrimazol	Canesten	+	+
5-Fluorcytosin	—	—	+
Griseofulvin	Fulcin, Likuden	+	—
Topisch anwendbar			
Clotrimazol	Canesten	+	+
Miconazol	Daktar	+	+
Tolnaftat	Tonoftal	+	—
Variotin	Supral	+	—
Nystatin	Moronal	—	+
Pimaricin	Pimafucin	—	+

A. Systemisch anwendbare Antimykotica

1. Amphotericin B (AMT-B)

Herkunft, chemische Eigenschaften
AMT-B wird von Streptomyces nodosus neben AMT-A gebildet und wurde 1955 von Gold u. Mitarb. beschrieben. Es ist ein amphoteres Heptaen aus der Gruppe der Polyenmakrolide, das in Substanz unter Luft- und Lichtabschluß mindestens 6 Mon. haltbar ist. Es ist in Wasser praktisch unlöslich, zu 3% löslich in DMSO. Die Handelsform enthält Na-desoxycholat als Lösungsvermittler. Lösungen des Komplexes können bei Zimmertemperatur im Dunkeln 24 Std, im Eisschrank bis zu 5 Tage aufbewahrt werden. Standardisierung auf Gewichtsbasis.

Wirkungsspektrum
In vitro ist AMT-B bei den wichtigsten pathogenen Sproß- und Fadenpilzen meist in therapeutisch erreichbaren Konzentrationen wirksam.

Gegenwärtige Indikationen
Wegen der Toxicität systemische Gabe nur bei schweren tiefen und generalisierenden Mykosen. Literatur zur klinischen Wirksamkeit: [8—12].

Als Mittel der Wahl	Als Reservemittel
Coccidioidomykose	Cryptococcose
Histoplasmose	Nordamer. Blastomykose
Aspergillose	Südamer. Blastomykose
Phykomykose	Candidose
	Sporotrichose
	Chromomykose *

* Nur lokal als Infiltration.

Kritische Konzentration
0,5—1 µg/ml.

Resistenzverhältnisse
Primärresistenz bei den wichtigsten Erregern von Systemmykosen selten. **Sekundärresistenz** unter Therapie ebenfalls selten. **Parallelresistenz** mit Nystatin und anderen Polyenen, nicht mit Pimaricin.

Wirkungstyp
Fungistatisch unter *in-vivo*-Bedingungen.

Wirkungsmechanismus
Schädigung der Zellmembran als Permeabilitätsbarriere durch Bindung an Sterole, wie andere Polyene.

Kinetik und Biotransformation
Geringe und ungleichmäßige Absorption nach oraler Gabe. Wegen lokaler Reizungen i.v. Infusion erforderlich. $t_{1/2}$ 16—24 Std. Bei Infusion der Standarddosis (1 mg/kg) in 6 Std wird eine Spitzenkonzentration im Serum von etwa 2 µg/ml erzielt, die 6—8 Std anhält und bei normaler Nierenfunktion bis zum nächsten Morgen auf 0,5—1 µg/ml abfällt [1, 5]. Wenn jeden 2. Tag die doppelte Dosis gegeben wird, fällt die Konzentration auf die gleichen Minimalwerte ab [1]. Daten zur Verteilung sind sehr spärlich. In der

Pleuraflüssigkeit wurden 50% der Serumkonzentration gefunden [1]. In den Liquor gehen nur geringe, oft nicht meßbare Mengen über [1, 2]. Bei schweren Formen der Meningitis daher intrathecale Therapie. Über die Niere werden in 24 Std 1—13% der Dosis in aktiver Form ausgeschieden [1], in 7 Tagen bis 40% [2]. Niereninsuffizienz beeinflußt die Kinetik, jedoch in komplizierter Weise, die individuelle Bestimmung der Serumkonzentration erforderlich macht [1]. Dialysierbarkeit (Hämodialyse) wird teils verneint [3], teils bejaht [4].

Pharmakodynamik Wichtigste und häufigste **Nebenerscheinungen:**

1. Fieber und Schüttelfröste ($\leq$ 80%).
2. Übelkeit, Erbrechen und andere gastrointestinale Erscheinungen ($\leq$ 50%).
3. Kopfschmerz, häufig bis sehr häufig.
4. Nierenschäden: in $>$ 80% herabgesetzte Ausscheidung mit Anstieg der Creatinin- und Harnstoffkonzentration im Serum, oft als Azotämie; regelmäßig renale tubuläre Acidose, welche die Nephrocalcinose und die oft beobachtete Hypokaliämie begünstigt [16]. Die Nierenschäden können bei Gesamtdosen von $>$ 5 g partiell irreversibel sein; bei geringeren Gesamtdosen gehen sie meist völlig zurück [7]. Vgl. auch Vorsichtsmaßnahmen.
5. Abfall des Hämoglobins (in 30—50%), selten Thrombopenie.
6. Thrombophlebitis (in $\leq$ 20%).
7. Muskel- und Gelenkschmerzen, epigastrische Krämpfe, gelegentlich.
8. Hypomagnesiämie, gelegentlich.
9. Neurotoxicität: Krämpfe, Sehstörungen, Schwindel, Paresen, periphere Neuritis, vor allem nach intrathecaler oder hoher i.v. Dosis; selten.
10. Allergische Reaktionen, selten.
11. Leberschäden, selten.

Interaktionen Antagonistisch wirken Cystein und verschiedene Ionen. In physiolog. NaCl-Lösung Ausfällung. Zur Infusion daher nur 5%ige Sorbit- odere Dextrose-Lösung verwenden, deren pH $>$ 4,2 liegen muß.

Kontraindikationen **absolute:**

1. Allergie gegen AMT.
2. Resistenz des Erregers. Stets Empfindlichkeit nachweisen!

relative:

Vorsichtsmaßnahmen keine bei schwerer Mykose.
1. Systemische Therapie nur im Krankenhaus.

2. Kontrolluntersuchungen:
Vor Behandlung: Blutbild, Leber- und Nierenfunktion, Serum-Elektrolyte, Harn-pH.
Während der Behandlung: wöchentliche Kontrolle von Blutbild, Harnstoff oder Creatinin im Serum, Elektrolyten, Transaminasen. Wiederholte Kontrolle der Amphotericin-Serumkonzentration.
3. Einschleichende Dosierung bei Therapiebeginn (s. Dosierung).
4. Unterbrechung der Therapie bei Anstieg des Harnstoffs > 50 mg-% bzw. des Creatinins > 3 mg-%, bei deutlicher Anämie, bei Leberdysfunktion und anderen schweren toxischen Erscheinungen. Dauert die Unterbrechung ≥ 7 Tage, bei Wiederbeginn ebenfalls einschleichende Dosierung.
5. Substitutionstherapie bei tubulärer Acidose (Alkali) und Hypokaliämie.

Symptomatische Therapie der Nebenerscheinungen Kopfschmerz, Fieber und gastrointestinale Beschwerden lassen sich meist durch Salicylate, Antihistaminica und Phenothiazin-Derivate ausreichend beherrschen. In schweren Fällen Zusatz von 25—50 mg Hydrocortison. Bei Phlebitis Zusatz von 5—10 mg Heparin.

Applikationsformen, Dosierung **Systemische Gabe:** Verbindliche Empfehlungen über Höhe der Einzeldosis, Dosierungsintervall und Therapiedauer können nicht gegeben werden, weil die vorliegenden Daten dazu nicht ausreichen. Meist wird eine Tagesdosis von 1 mg/kg, maximal 1,5 mg pro kg (E und K) genannt und für die einzelnen Pilzinfektionen eine Gesamtdosis angegeben (s. S. 263). Wenn die Einzel- = Tagesdosis individuell so bemessen wird, daß am Ende der Infusion die Serumkonzentration das Doppelte der MHK beträgt, und die Therapie 10 Wochen durchgeführt wird, sind die Gesamtdosen bei gutem Erfolg meist niedriger [8] Nach eingetretener Besserung kann u. U. auf Infusionen jeden 2. Tag zurückgegangen werden. Für die initiale einschleichende Dosierung werden verschiedene Schemata empfohlen: 1. Beginn mit 0,25 mg/kg und tgl. Steigerung um 0,25 mg/kg bis zur Dosis von 1 mg/kg. Schonender ist 2.: 1. Tag = 1 mg, 2. Tag 5 mg, 3. Tag 10 mg, dann entsprechend Verträglichkeit tägliche Steigerung um 5 bis 10 mg (E) (Kinder 1—2 mg) bis zur vollen Dosis von 1 mg/kg. Infundiert wird in 500—1000 ml (E) (maximal 0,1 mg/ml); Infusionsdauer etwa 6 Std. Herstellung der Infusionslösung: In die Trockenampulle mit 50 mg AMT-B + Na-desoxycholat + Na-phosphat-Puffer werden 10 ml steriles aqua dest. gegeben. Gut schütteln, bis diese Stammlösung (5 mg/ml) keine Partikel mehr erkennen läßt, dann mindestens 1:50 mit 50%iger wäßriger steriler, u. U. gepufferter Dextrose- oder Sorbitlösung (pH $> 4,2$) verdünnen. Diese Gebrauchslösung nur verordnen, wenn frisch hergestellt oder frei von Partikeln; sie ist während der Infusion schwarz abzudecken.

Lokale Gabe:
intrathecal: 0,5 mg AMT-B in mindestens 5 ml Liquor aufnehmen, jeden 2., später 3. Tag bis zu einer Gesamtdosis 15 mg. CAVE: Radikulitis und Arachnoiditis!
oral: als Lutschtabletten und Tabletten zur Behandlung der auf den Magen-Darm-Trakt beschränkten Candidose.
vaginal: als Ovula bei Candida-Vaginitis.
oberflächlich: als Creme, Lotio und Salbe für superfizielle Mykosen; nicht empfehlenswert wegen Instabilität und unzulänglicher Wirksamkeit *in vivo* [13].
Aerosol: 5—10 mg in 1—2 ml 2× tgl. mit Druckinhalator; nur Wirkung auf endobronchiale Herde zu erwarten.

Handelsformen Amphotericin B zur Infusion (Heyden), Trockenampullen zu 50 mg; Ampho-Moronal (Heyden), zur lokalen Therapie als Tabletten, Lutschtabletten, Lotio, Creme, Salbe und Ovula.

Literatur
Übersichten 1. Brunner, R., Machek, G. (Hrsg.): Die Antibiotica, Bd. II, S. 577. Nürnberg: Hans Carl 1965.

Einzelarbeiten
1. Bindschadler, D. D., Bennett, J. E.: J. infect. Dis. **120**, 427 (1969).
2. Louria, D. B.: Antibiot. Med. **5**, 295 (1958).
3. Shadomy, S., McCay, J. A., Schwartz, S. L.: Appl. Microbiol. **17**, 497 (1969).
4. Barousse, A. P., de Bercovich, C., Firmat, J., Malamund, E. E.: Medicina **31**, 26 (1971).
5. Fields, B. T., jr., Bates, J. H., Abernathy, R. S.: Appl. Microbiol. **19**, 955 (1970).
6. Patterson, R. M., Ackermann, G. L.: Arch. intern. Med. **127**, 241 (1971).
7. Miller, R. P., Bates, J. H.: Ann. intern. Med. **71**, 1089 (1969).
8. Drutz, D. J., Spickard, A., Rogers, D. E., Koenig, M. G.: Amer. J. Med. **45**, 405 (1968).
9. Scholer, H. J.: Schweiz. med. Wschr. **98**, 602 (1968).
10. Sarosi, G. A., Parker, J. D., Doto, I. L., Tosh, F. E.: Ann. intern. Med. **71**, 1079 (1969).
11. Sutliff, W. D.: Amer. Rev. resp. Dis. **105**, 60 (1972).
12. Busey, J. F.: Amer. Rev. resp. Dis. **105**, 812 (1972).
13. Plempel, M.: pers. Mitteilung.

2. 5-Fluorcytosin (5-FC)

Gegenwärtige Indikation Dieser Antimetabolit des Cytosin ist *in vitro* wirksam gegen die meisten Stämme von Cryptococcus neoformans, Candida albicans, Torulopsis glabrata, die Erreger der Chromomykose sowie gegen einen Teil der Stämme von Aspergillus-Species. Als **Mittel der Wahl** gilt 5-FC heute bei tiefen oder generalisierten Mykosen durch **C. albicans, T. glabrata, C. neoformans, Chromomykose-Erregern**, sofern die Keime empfindlich sind (MHK in Antagonistenarmem Milieu $\leq$ 10 µg/ml [1—5]. In 5—10% ist mit **Primär-**

	resistenz zu rechnen. **Sekundärresistenz** kann sich unter Therapie rasch durch Einschrittmutation entwickeln. Daher Resistenzbestimmung auch bei jeder Kultur, die während Therapie positiv ausfällt. Keine **Parallelresistenz** zu anderen gebräuchlichen Antimykotica.
Kinetik und Biotransformation	**Wirkungstyp** *in vivo* fungistatisch, bestenfalls partiell fungicid. Rasche und gute Absorption nach oraler Gabe. Mit Standardeinzeldosis von 2 g Spitzenkonzentrationen im Serum nach 2 Std von 30 bis 40 µg/ml. $t_{1/2}$ bei Kindern und jüngeren Erwachsenen etwa 3 Std, bei Älteren etwa 6 Std. Verteilung im extra- und intracellulären Raum mit Konzentrationen, die nahe der Serumkonzentration liegen. Ausscheidung von $\geq$ 90% in unveränderter Form über die Niere, von $\leq$ 10% mit den Faeces [6].
Wichtigste Nebenerscheinungen Dosierung	Leukopenie, Thrombopenie, Leberdysfunktion, gastrointestinale Beschwerden, allergische Reaktionen. Tagesdosis: 100—200 mg/kg (E) in 4 Einzeldosen. Bei Niereninsuffizienz Dosisreduktion.

Die Substanz wird auf Anforderung vom Hersteller (Hoffmann La Roche) zur Verfügung gestellt.

Literatur Übersicht
1. Herrell, W. E.: Clin. Med. **78**, 11 (1971).

Einzelarbeiten
1. Fass, R. J., Perkins, R. L.: Ann. intern. Med. **74**, 535 (1971).
2. Warner, J. F., Duma, R. J., McGehee, R. F., Shadomy, S., Utz, J. P.: Antimicrobial Agents and Chemotherapy **1970**, 473.
3. Steer, P. L., Marks, M. I., Klite, P. D., Eickhoff, T. C.: Ann. intern. Med. **76**, 15 (1972).
4. Webb, A. J., Speller, D. C. E., Buckler, K. G.: Lancet **1970 I**, 839.
5. Itani, Z.: Dtsch. med. Wschr. **95**, 1110 (1970).
6. Koechlin, B. A., Rubio, F., Palmer, S., Gabriel, T., Duschnisky, R.: Biochem. Pharmacol. **15**, 435 (1966).

3. Griseofulvin (GF)

Herkunft, chemische Eigenschaften	GF wurde aus Penicillium griseofulvum isoliert und 1939 beschrieben, aber erst 1958 bei menschlichen Dermatomykosen geprüft. GF ist ein Benzofuranderivat, sehr schlecht in Wasser, mäßig in Aceton, gut in Dimethylformamid löslich. Die Substanz ist stabil auch gegen Hitze; die Lösungen sind bei pH 3—8,8 weitgehend beständig. Standardisierung auf Gewichtsbasis.
Wirkungsspektrum	Nur folgende menschenpathogene Fadenpilze sind empfindlich: Trichophyton-Arten, Microsporon-Arten, Epidermophyton floccosum.
Gegenwärtige Indikation	GF kommt daher lediglich bei **Dermatophytosen** in Betracht, sofern diese durch Lokalbehandlung nicht beherrscht werden können. Bei Onychomykosen ist der Therapieerfolg mäßig bis schlecht, wenn mehr als 10 Nägel insgesamt bzw. mehrere Nägel schwer befallen sind oder wenn es sich um eine Mykose der Zehennägel handelt [1].
Kritische Konzentration	25 µg/ml (= Konzentration, die in der Hornhaut bei längerer Therapie erreicht wird [2]. MHK deutlich von Testmethodik abhängig.

Resistenz-verhältnisse	Praktisch keine **Primärresistenz** bei den sensiblen Arten. **Sekundärresistenz** *in vitro* erzeugbar, unter Therapie beim Menschen aber nicht beobachtet. Keine **Parallelresistenz** zu anderen Antimykotica.
Wirkungstyp	Fungistatisch.
Wirkungsmechanismus	1. Störung der Zellwandsynthese, die zum „curling effect" der Pilzfäden führt, 2. Störung der RNS-Synthese mit konsekutiver Hemmung der Proteinsynthese [3].
Kinetik und Biotransformation	Absorption nach oraler Gabe mit erheblichen inter- und intraindividuellen Schwankungen zwischen 27 und 72%. Die Absorption ist relativ rasch in den ersten 2—3 Std, geht aber für 20 bis 30 Std weiter. Dies bedingt trotz einer $t_{1/2}$ von 9—21 Std einen fast plateauartigen Verlauf der Serumkonzentration über 24 Std, sobald das Maximum nach etwa 4 Std erreicht ist [4]. Die Absorption ist bei Mikropartikeln etwa doppelt so hoch wie bei einer Partikelgröße von $\geq 10\,\mu$. Fettreiche Mahlzeiten wirken absorptionsfördernd. Geteilte Dosen geben höhere Serumkonzentration als einmalige Gabe der Gesamtdosis. Mit 0,5 g der mikrokristallinen Substanz liegt die Serumspitzenkonzentration bei 1 µg/ml. Über 80% sind an Serumprotein gebunden. Über die Verteilung ist mit Ausnahme von Haut und Nägeln nichts bekannt. In ihnen findet eine Anreicherung statt. Die nachwachsende Haut ist mit GF imprägniert und kann von dem Pilz nicht befallen werden. Mit Heilung ist nur zu rechnen, wenn alles infizierte Gewebe abgestoßen ist. Dies bedingt die lange Therapiedauer. Biotransformation in der Leber zu unwirksamem 6-Demethyl-GF als Hauptmetabolit, der über die Niere ausgeschieden wird. Außerdem wird ein wechselnder Anteil mit den Faeces eliminiert.
Pharmakodynamik	Wichtigste und häufigste **Nebenerscheinungen**:

1. **Störungen des ZNS** in $\leq 15\%$, vor allem bei höheren Dosen: Kopfschmerz, Schwindel, Schleiersehen, psychische Veränderungen, herabgesetzte Alkoholtoleranz, Neuritis u. a.
2. Gastrointestinale Beschwerden.
3. Im Tierversuch sind hohe Dosen **embryotoxisch** und **mutagen** [5].
4. Allergien, vor allem Hautreaktionen.
5. Hämatopathien, selten; als Leukopenie oder Monocytose.
6. Albuminurie und Zylindrurie, selten.
7. **Leberschädigung**, selten.
8. Oestrogen-artige Effekte bei Kindern.
9. Photosensibilisierung, selten.
10. **Steigerung der Porphyrinsynthese** und vermehrte Porphyrinausscheidung.
11. **Mitosehemmung in der Metaphase.** Keine Beeinflussung der Spermatogenese beim Menschen.

Interaktionen	Die fungistatische Wirkung wird beeinträchtigt durch Guanin und Hypoxanthin [3]. Gleichzeitige Gabe von Phenobarbital verringert die Absorption von GF, beschleunigt aber nicht den Abbau [6]. Von GF ist Induktion der abbauenden Enzyme für Warfarin und Hexobarbital berichtet [Ü 1].
Kontraindikationen	**absolute:** 1. Kinderwunsch. 2. Frühschwangerschaft. 3. Störungen des Porphyrinstoffwechsels, vor allem Porphyria acuta intermittens. 4. Schwere Leberschäden. **relative:** 1. Säuglings- und Kleinkindesalter. 2. Nierenschäden.
Vorsichtsmaßnahmen	a) **Vor** Behandlung: 1. Kulturelle Identifizierung des Erregers. 2. Ausschluß von Gravidität, Porphyrie, Leber- und Nierenschäden. b) **Während** Behandlung: 1. Kulturelle Kontrolle des Therapieerfolges. 2. Bei längerer Therapie regelmäßige Kontrolle von Niere, Leber und Blutbild.
Applikationsformen, Dosierung	Orale Therapie mit Tabletten. Tagesdosis bei mikrokristallinen Präparaten 0,5 g (E), 10 mg/kg (K $<$ 12 J.), möglichst in 4 Einzeldosen. Zusätzliche Maßnahmen wie Nagelextraktion bei Onychomykose, Haarscheren bei Tinea capitis vergrößern die Heilungsaussichten. Therapiedauer: bei Hautmykosen 3—4 Wochen; wenn palmare Handfläche oder Fußsohle befallen sind, 4—8 Wochen; bei Onychomykose der Hände 4—6 Monate, der Füße 6—12 Monate.
Einige Handelsformen	Tabl. zu 125 mg als Fulcin S (Rhein-Pharma) und Likuden M (Hoechst).
Literatur Übersichten	1. Fiedler, H., Schlenzka, K., Tannons, J.: Derm. Wschr. 157, 79 u. 88 (1971). 2. Götz, H. (Hrsg.): Die Griseofulvinbehandlung der Dermatomykosen. Berlin-Göttingen-Heidelberg: Springer 1962. 3. Goldman, L., Schwarz, J., Preston, R. H., Beyer, A., Loutzenhiser, J.: J. Amer. med. Ass. 172, 532 (1960).
Einzelarbeiten	1. Fritsch, P.: Hautarzt 20, 68 (1969). 2. Shah, V. P., Riegelman, S., Epstein, W. L.: J. pharm. Sci. 61, 634 (1972). 3. Plempel, M., in: Krankheiten durch Actinomyzeten und verwandte Erreger (Heite, H. J., Hrsg.), S. 141. Berlin-Heidelberg-New York: Springer 1967.

4. Rowland, M., Riegelman, S., Epstein, W. L.: J. pharm. Sci. **57**, 984 (1968).
5. Klein, M. F., Bell, J. R.: Science **175**, 1483 (1972).
6. Riegelman, S., Rowland, M., Epstein, W. L.: J. Amer. med. Ass. **213**, 426 (1970).

4. Clotrimazol (CTM)

Bis-phenyl-(2-chlor-phenyl)-1-imidazolyl-methan besitzt *in vitro* ein breites **Wirkungsspektrum** gegen Dermatophyten, Sproßpilze, biphasische Pilze und Schimmelpilze. Die meisten Stämme werden durch 0,1—4 µg/ml gehemmt, durch höhere Konzentrationen auch Trichomonas vaginalis und z. T. grampositive Kokken. Der Wirkungstyp ist < 10 µg/ml fungistatisch, mit 10—20 µg/ml partiell fungicid. Keine **Parallelresistenz**. Sekundärresistenz — außer bei T. glabrata — nicht oder nur geringfügig zu erzielen [1]. Zur topischen Behandlung hat sich CTM als klinisch wirksam erwiesen und ist indiziert bei Erythrasma, Pityriasis versicolor, Dermatophytosen (Tinea) und Candidamykosen [2, 3]. In kontrollierten Studien hat es sich bei Dermatophytosen dem Tolnaftat als gleichwertig erwiesen, dem Nystatin bei Candidamykosen als überlegen [4, 5, 15—17]. Die Verträglichkeit ist gut [6]. Auch die Trichomoniasis wird lokal beeinflußt [7].
Systemisch ist mit oraler Gabe von 60 mg/kg tgl. (E und K) in 3 Einzeldosen klinische Wirksamkeit erwiesen in Einzelfällen von generalisierten oder tiefen Mykosen durch Candida, Dermatophyten und Aspergillus [8—14]. Bei längerer Therapiedauer kann sich $t_{1/2}$ durch Enzyminduktion der Arznei-abbauenden Enzyme verkürzen. Gastrointestinale Beschwerden sind häufig, gelegentlich tritt Leberdysfunktion auf. Die Nebennierenfunktion kann bei vorgeschädigten Kranken beeinträchtigt werden. CTM kann gegeben werden, wenn Amphotericin B und 5-Fluorcytosin wegen Unverträglichkeit bzw. Resistenz des Erregers nicht indiziert sind.

Handelsformen 1%ige Creme, Lösung; ferner Vaginal-Tabl. (Canesten, Bayer). Tabl. zur oralen Behandlung in der Klinik werden auf Anforderung vom Hersteller zur Verfügung gestellt.

Literatur
Einzelarbeiten
1. Plempel, M., Bartmann, K.: Arzneimittel-Forsch. **22**, 1280 (1972).
2. Heinke, E., Müller, H. B., Würker, I.: Ärztl. Forsch. **26**, 188 (1972).
3. Fredriksson, T.: Brit. J. Derm. **86**, 628 (1972).
4. Hall-Smith, P.: Postgr. med. J., im Druck.
5. Male, J.: Postgr. med. J., im Druck.
6. Freis, A.: Arzneimittel-Forsch. **22**, 1289 (1972).
7. Schnell, J. D.: Geb. h. Frh.-K. **32**, 787 (1972).
8. Oberste-Lehn, H., Baggesen, I., Plempel, M.: Mykosen **13**, 1 (1970).
9. Schwacke, H.: Dtsch. med. Wschr. **95**, 2437 (1970).
10. Malchow, H., Seybold, D., Lange, H., Freund, J., Rüger, K.: Dtsch. med. Wschr. **97**, 935 (1972).

11. Meinhof, W., Günther, D.: Arch. Derm. Forsch. 242, 293 (1972).
12. Evans, E. G. V., Watson, D. A., Matthews, N. R.: Brit. med. J. 1971 IV, 599.
13. Marget, W., Adam, D.: Acta paediat. scand. 60, 341 (1971).
14. Huguenin-Dumittan, S. A.: Schweiz. med. Wschr. 102, 118 (1972).
15. Marx, H. J.: Postgr. med. J., im Druck.
16. Higton, B. K.: Postgr. med. J., im Druck.
17. Comaish, J. S.: Postgrad. med. J., im Druck.

B. Topisch angewendete Antimykotika

1. Gegen Faden- und Sproßpilze wirksam

a) Clotrimazol, s. S. 162.

b) Miconazol (MNZ)

Chemisch: 1-[2,4-dichlor-β(2,4-dichlorbenzyloxy)phenäthyl]imidazol als Nitrat. Entspricht in Spektrum und Wirkungsintensität dem Clotrimazol. **Indikation: topische** Behandlung von **Sproß-** und **Fadenpilzinfektionen.** In klinischer Prüfung als systemisch wirksames Mittel.

Handelsformen In Vorbereitung als Puder und Creme; vorgesehener Handelsname: Daktar, Gynodaktar (Janssen).

Literatur Einzelarbeiten
1. Brugmans, J. P., van Cutsem, J. M., Thienpont, D. C.: Arch. Derm. 102, 428 (1970).
2. Proost, J. M., Maes-Dockx, F. M., Nelis, M. O., van Cutsem, J. M.: Amer. J. Obstet. Gynec. 112, 688 (1972).
3. Thiery, M., Mrozowski, J., van Kets, H.: Mykosen 15, 35 (1972).
4. Heinke, E.: Mykosen 15, 405 (1972).

2. Nur gegen Fadenpilze wirksam

a) Tolnaftat (TN)

Chemisch: 2-Naphtyl-N-methyl-N-(3-tolyl)-thiocarbamat, löslich in organischen Solventien, in niedrigen Konzentrationen fungicid gegen Dermatophyten, aber unwirksam gegen Hefen. Klinisch gute Verträglichkeit und gute **Wirksamkeit** bei **Dermatophytosen** (Tinea), **Erythrasma** und **Pityriasis versicolor.** Allergisierung selten. Sekundäre Resistenz bisher nicht beschrieben.

Handelsformen Als Lösung und Puder: Tonoftal, als Creme in Kombination mit Nystatin: Tonoftal N (Byk-Essex).

Literatur
1. Council on Drugs: J. Amer. med. Ass. 196, 1145 (1966).
2. Editorial: Brit. med. J. 1967 III, 785.
3. Fischer, A., Heinke, E.: Therapiewoche 19, 954 (1969).

b) Variotin (VT)

Ungesättigtes Fettsäurederivat, ölig. Wirksam gegen Dermatophyten, nicht gegen Hefen.

Handelsform Im Handel als Salbe und in flüssiger Form: Supral (Basotherm).

3. Nur gegen Sproßpilze wirksam

a) Nystatin (NT)

Als Tetraen wie AMT-B zur Gruppe der Polyen-Macrolide gehörig. Als Substanz unter Luft- und Lichtabschluß stabil. In Wasser oder Plasma relativ rasche Inaktivierung; in Wasser schlecht löslich, in DMSO, DMF und Propylenglykol gut löslich. Standardisiert in E; 1 I.E. = 0,33 µg/ml. Das **Wirkungsspektrum** umfaßt Candida und andere Sproßpilze, viele **Aspergillus**-Stämme sowie in höheren Konzentrationen auch die Dermatophyten. Indiziert ist *Gegenwärtige* NT **klinisch** jedoch **nur bei Candidabefall** äußerer und innerer *Indikationen* Oberflächen (Soor von Mund, Nabel oder Analregion beim Säugling; Vulvovaginitis, Perlèche, Candidiasis der Gebißträger, Soor des Darmes). In Einzelfällen wurde auch Wirkung gegen Aspergillus gesehen [1]. Parenterale Gabe kommt wegen Toxicität nicht in Frage. Bei oraler Gabe ist die Absorption sehr geringfügig; es ist daher nur mit Wirkung in Mundhöhle und Magen-Darm-Trakt zu rechnen. *In vitro* kann Resistenz mit **Parallel-Resistenz** gegen andere Polyen-Antibiotica erzeugt werden. Unter Therapie ist **Sekun-** *Wirkungstyp* **därresistenz** bisher jedoch nicht beobachtet. Der Wirkungstyp ist *Wirkungs-* primär fungistatisch; das 4—10fache der MHK wirkt fungicid. NT *mechanismus* stört wie AMT-B die Funktion der Zellmembran als Permeabilitätsbarriere.

Applikations- Orale Gabe bei Candidainfektion der Mundhöhle oder des Magen-*formen,* Darm-Traktes sowie als Reinfektionsschutz bei gleichzeitiger topi-*Dosierung* scher Behandlung einer Candida-Vaginitis bzw. -Dermatitis im anogenitalen Bereich. Dosierung: 1,5—3 Mega tgl. (E und K), in 3 Einzeldosen; bei Säuglingen 0,5—1 Mega tgl. in 4 Einzeldosen. Zur **topischen** Behandlung bei Candida-Infektionen der Haut und Schleimhäute: Salbe, Puder, Ovula und Suspension als Moronal (Heyden); in Kombination mit Neomycin, Gramicidin und Cortico-*Prophylaktische* steroid als Moronal-V-Salbe. Prophylaktische Gabe von NT zur *Anwendung* Unterdrückung der Vermehrung von Hefen bei Therapie mit antibakteriellen Breitbandantibiotica wird heute nicht mehr als indiziert angesehen.

Literatur Brunner, R., Machek, G. (Hrsg.): Die Antibiotika, Bd. II, S. 594. Nürn-*Übersichten* berg: Hans Carl 1965.

Einzelarbeiten 1. Vedder, J. S., Schorr, W. F.: J. Amer. med. Ass. 209, 1191 (1969).

b) Pimaricin (Natamycin, Pimafucin)
Tetraen aus der Gruppe der Polyen-Macrolide. Außer **Wirkung gegen Sproßpilze** auch gegen **Trichomonas vaginalis**; kommt daher auch zur topischen Behandlung von Mischinfektionen der Vagina mit Candida und Trichomonas in Betracht.

Handelsform Im Handel als Lutschtabletten, Creme, Puder, Vaginaltabletten: Pimafucin (Basotherm).

Literatur 1. Raab, W.: Arzneimittel-Forsch. 17, 538 (1967).
Übersichten 2. Raab, W. P.: Natamycin (Pimaricin). Stuttgart: G. Thieme 1972.

IX. Antituberkulotica

Die Antituberkulotica werden in der alphabetischen Reihenfolge ihrer Gattungsnamen aufgeführt. Ihr Einsatz im Rahmen des gesamten Behandlungsplanes ist auf S. 257 beschrieben.

Zur Orientierung über die Gruppe der Antituberkulotica können folgende Übersichten dienen:

1. Schaich, W.: Erg. ges. Tuberk.- u. Lung.-Forsch. XIII, 109 (1956).
2. Hein, J., Stecher, W.: Erg. ges. Tuberk. u. Lung.-Forsch. XIII, 479 (1956).
3. Jančik, E.: Fortschr. Tuberk.-Forsch. 13, 121 (1964).
4. Trendelenburg, F.: Fortschr. Arzneimittel-Forsch. 7, 193 (1964).
5. Mordasini, E. R., Eulenberger, J.: Int. J. clin. Pharmacol. 5, 70, 360 u. 499 (1971/72).

1. Capreomycin (CM)

Herkunft, chemische Eigenschaften CM ist ein Komplex aus wasserlöslichen, basischen Polypeptiden, der sich aus den Komponenten I A und B, II A und B zusammensetzt. CM wurde aus Streptomyces capreolus isoliert und 1960 beschrieben. I B ist Viomycin sehr ähnlich [1].

Wirkungsspektrum Es umfaßt die echten Tuberkulosebakterien und auch eine große Zahl Stämme von atypischen Mykobakterien. Die Aktivität beträgt $1/2 - 1/4$ des SM. Mycobacterium leprae ist im Tierversuch ebenfalls zu beeinflussen [2].

Gegenwärtige Indikationen Aufgrund seiner Wirksamkeit, Toxicität und Parallelresistenz steht CM als Reservemittel in der Reihe der Streptomyces-Antibiotica hinter SM, aber vor KM und VM. Bei Infektionen mit atypischen Mykobakterien ist es u. U. führendes Mittel.

Kritische Konzentrationen Auf Löwenstein-Jensen-Medium bei Testung entsprechend den Empfehlungen des DZK: 16 µg/ml.

Resistenzverhältnisse Primärresistenz selten; Zahl der primär resistenten Mutanten in Wildstämmen gering. **Sekundärresistenz** nach dem Mehrschrittmuster. Unter Monotherapie schieden nach 2 Monaten 10%, aber auch 60% der noch positiven Fälle resistente Keime aus [3, 4]. Wirkungseinbuße, wenn MHK auf das 1½- bis 2fache angestiegen ist. Parallelresistenz: häufig und wechselseitig zwischen CM und VM; KM-resistente Stämme sind oft auch gegen CM resistent, CM-resistente sind nur manchmal auch KM-resistent [5].

Wirkungstyp In vivo bakteriostatisch.

Wirkungsmechanismus Nicht bekannt.

Kinetik und Biotransformation Enteral keine Absorption in aktiver Form. 1—2 Std nach i.m. Gabe von 1 g Spitzenkonzentration im Serum etwa 30 µg/ml, die nach 10 Std auf 4 µg/ml abfällt; $t_{1/2}$ etwa 3 Std [6]. Über Eiweißbindung und Verteilung liegen keine Angaben vor. Volle Wirkung auf phagocytierte Tb [7]. Ausscheidung in unveränderter Form über die Niere, in 24 Std etwa 60% der Dosis. $t_{1/2}$ nimmt zu, wenn Inulin-Clearance unter 70 ml/min abfällt [8].

Pharmakodynamik Wichtigste und häufigste **Nebenerscheinungen**:

1. **Nierenschäden.** Bei den meisten Patienten Auftreten von Eiweiß, Leukocyten und Zylindern im Harn. Zunahme des Serumharnstoffs bei 2—7—15%, in Abhängigkeit von Lebensalter und Nierenfunktion [9—14]. Nach Absetzen reversibel. Selten: vermehrte Elektrolytausscheidung mit Alkalose.
2. **Schädigungen des VIII. Hirnnervs.** Sie entsprechen in der Häufigkeit etwa dem SM und betreffen stärker den N. vestibularis als den N. cochlearis [3, 9, 10, 15, 16].
3. **Eosinophilie** (10—100% der Fälle).
4. **Allergien**, vor allem Exantheme und Fieber (1—6%).
5. **Schmerzen an der Injektionsstelle**, häufig.

Abbruch der Therapie wegen Nebenerscheinungen: in 3—11% der Fälle.

Interaktionen Nicht bekannt.

Kontraindikationen **absolute:**
1. Empfindlichkeit der Erreger für SM.
2. Allergie gegen CM.

relative:
1. Schädigungen des VIII. Hirnnervs.
2. Stärkere Nierenausscheidungsstörungen.
3. Gravidität (Gefahr der Gehörschädigung des Feten).

Vorsichtsmaßnahmen 1. Kontrolluntersuchungen:

Vor Behandlung: Prüfung von Niere und VIII. Hirnnerv, Untersuchung auf Gravidität.
Während Behandlung: Monatlich Audiometrie und Vestibularisprüfung, Harnstatus, Harnstoff oder Creatinin und K im Serum.

2. Keine Kombination mit anderen Streptomycesantibiotica: SM, KM, VM oder mit GM.
3. Vermeidung einer Gravidität.

Applikations- Tagesdosis, auf einmal gegeben: 15 mg/kg = 0,75—1 g (E), bei Kin-
formen, dern 25—30 mg/kg [17]. Statt intramuskulär kann die Tagesdosis
Dosierung auch intravenös gegeben werden in 250 ml physiol. NaCl, der auch ETH/PTH, INH + PAS zugesetzt werden können; Infusionsdauer: 30—45 min [18]. Dosierung bei Niereninsuffizienz [8]: bei Creatinin-Serumkonzentrationen $\leq$ 1,3 mg-% normale Dosierung, bei höheren Konzentrationen Dosierung entsprechend der Inulin- oder Creatinin-Clearance. Volle Dosis bei Inulin-Clearance $\geq$ 50 ml/min bzw. Creatinin-Clearance von $\geq$ 75 ml/min. Liegt die Inulin-Clearance zwischen 50 und 30 ml/min bzw. die Creatinin-Clearance zwischen 75 und 50 ml/min wird die Tagesdosis nur jeden 2. Tag gegeben.

Handelsform Ogostal (Lilly), Amp. mit 1 g CM als Base.

Literatur 1. Bycroft, B. W., Cameron, D., Croft, L. R., Hassanali-Walji, A., John-
Einzelarbeiten son, A. W., Webb, T.: Nature (Lond.) 231, 301 (1971).
2. Shepard, C. C.: Science 146, 403 (1964).
3. Donomae, I.: Ann. N. Y. Acad. Sci. 135, 1011 (1966).
4. Masselot, I., Masselot, R.: Rev. Tuberc. (Paris) 30, 1060 (1966).
5. Bartmann, K.: Antibiot. et Chemother. (Basel) 16, 81 (1970).
6. Black, H. R., Griffith, R. S., Peabody, A. M.: Ann. N. Y. Acad. Sci. 135, 974 (1966).
7. Clini, V., Grassi, C.: Antibiotica et Chemotherapia 16, 20 (1970).
8. König, K., Gundlach, G., May, P., Jochum, K.: Urologe 8, 20 (1969).

Weitere Literaturangaben s. S. 272.

2. Cycloserin (CS)

Herkunft, 1952 isoliert, chemisch: D-4-Amino-3-isoxazolidon, entweder che-
chemische misch oder fermentativ hergestellt. Als Substanz stabil, zu 10%
Eigenschaften wasserlöslich, in neutralen und sauren wäßrigen Lösungen instabil.
Wirkungs- In relativ niedrigen Konzentrationen Wirkung gegen Tuberkulose-
spektrum bakterien und z. T. auch gegen sog. atypische Mykobakterien, in höheren Konzentrationen auch gegen nicht säurefeste grampositive und gramnegative Bakterien sowie bei den Erregern von Psittakose und Lymphogranuloma venereum.

Gegenwärtige Wegen der schwachen Wirksamkeit therapeutischer Dosen, die durch
Indikationen die Toxicität begrenzt sind, kommt CS nur zur Therapie von Mykobakteriosen in Betracht, und zwar bei der Tuberkulose als **Reservemittel**, das mit PZA hinter INH, SM, RMP, EMB, ETH/PTH, CM, PAS einzustufen ist. Bei Erkrankungen durch atypische M. muß man öfter auf CS zurückgreifen.

Kritische In Löwenstein-Jensen-Medium, Testung entsprechend Empfehlun-
Konzentration gen des DZK: 16 μg/ml.

Resistenz- **Primärresistenz** selten, Anteil primär resistenter Mutanten in Wild-
verhältnisse stämmen jedoch relativ hoch. Unter Monotherapie keine sehr rasche

Wirkungstyp	Resistenzentwicklung. Wirkungseinbuße bei Anstieg der MHK auf das 1½—2fache. Keine **Parallelresistenz**. Bei den therapeutisch erreichbaren Konzentrationen wohl nur statisch, bei höheren bactericid gegen proliferierende Keime.
Wirkungsmechanismus	Störung der Zellwandsynthese durch Hemmung der Alaninracemase (L → D-Alanin) und der D-Alaninsynthetase.
Kinetik und Biotransformation	Rasche und vollständige Absorption aus Magen und Dünndarm. Bei oraler Gabe von 4×0,25 g tgl. (E) Serumkonzentrationen meist zwischen 15 und 25 µg/ml. Keine Bindung an Serumeiweiß, $t_{1/2}$ etwa 12 Std. Verteilung im gesamten Körperwasser, daher in serösen Höhlen, Liquor, Organen, Muttermilch 50—100% der Serumkonzentration, Hemmung auch phagocytierter Tb. 40—65% werden renal unverändert ausgeschieden, der Rest auf noch unbekannte Weise inaktiviert oder abgebaut. Durch Peritonealdialyse auswaschbar.
Pharmakodynamik	Wichtigste und häufigste **Nebenerscheinungen**:

1. **Störung des ZNS**: psychische (teils euphorische, teils depressive) Veränderungen, Störungen der Motorik, auch epileptiforme Anfälle, begünstigt durch Alkohol, bevorzugt bei Psycholabilen und Cerebralsklerotikern.
2. Initiales Fieber, selten.
3. Allergien, selten.

Abbruch der Therapie wegen Nebenerscheinungen in etwa 10% der Fälle.

Interaktionen	D-Alanin wirkt antagonistisch.
Kontraindikationen	**absolute:**

Cerebrale Anfallsleiden.
Allergie gegen CS.

relative:
1. Alkoholismus.
2. Nierenausscheidungsstörungen.
3. Psychisch abnorme Konstitution oder Disposition (z. B. Gravidität).
4. Cerebralsklerose.

Vorsichtsmaßnahmen	1. Kontrolluntersuchungen: Alle 3 Monate Blutbild und Harnstatus. 2. Vermeidung von Alkohol, Kaffee und Stimulantien.
Applikationsformen, Dosierung	Orale Gabe. Dosierung: 0,75—1,0 g (E), 20 bis maximal 40 mg/kg (K). Tagesdosis in 3—4 Einzeldosen.
Einige Handelsformen	Tabl. zu 0,25 g: D-Cycloserin „Roche", Cycloserin „Kabi" und Cycloserin „Lilly".
Literatur Übersichten	Freerksen, E., Krüger-Thiemer, E., Rosenfeld, M.: Antibiot. et Chemother. (Basel) 6, 303 (1959).

3. Ethambutol (EMB)

Herkunft, chemische Eigenschaften
EMB ist (+)-N,N'-Bis-(1-hydroxymethyl-propyl)-äthylendiamin-dihydrochlorid, 1961 beschrieben. Inaktiv ist das L-Isomer, nur schwach wirksam das Racemat, gut wirksam das D-Isomer. Weiße, kristalline, stabile Substanz, gut löslich in Wasser (0,5 g/ml) und DMSO.

Wirkungsspektrum
Regelmäßig wirksam gegen Mycobacterium tuberculosis und M. bovis; M. avium etwas resistenter. Gut empfindlich sind viele Stämme von atypischen Mykobakterien der Gruppen I—IV nach Runyon.

Gegenwärtige Indikationen
Tuberkulosen und andere Mykobakteriosen aller Formen mit EMB-sensiblen Erregern. EMB ist schwächer als INH, SM, RMP, wahrscheinlich auch schwächer als ETH/PTH, wirkt aber zuverlässig Resistenz-verzögernd. EMB ist daher indiziert in der Initial- und in der Stabilisierungsphase als **Kombinationspartner**, in der Sicherungsphase bei Kontraindikation von INH und RMP.

Kritische Konzentration
In Löwenstein-Jensen-Medium, Testung entsprechend Empfehlungen des DZK: 1 µg/ml.

Resistenzverhältnisse
Primärresistenz selten. **Sekundärresistenz** nach dem Mehrschrittmuster: beim Menschen unter Monotherapie nach 3 Monaten bei $^1/_4$—$^1/_3$ der Fälle. Keine Parallelresistenz.

Wirkungstyp
Bacteriostatisch.

Wirkungsmechanismus
Störung der RNS-Synthese mit nachfolgender Hemmung der DNS- und Protein-Synthese.

Kinetik und Biotransformation
Nach oraler Gabe rasche, etwa 85%ige Absorption, die auf nüchternen Magen etwas besser ist. Nach Normdosis von 25 mg/kg durchschnittliche maximale Serumkonzentration von 5 µg/ml 2 Std nach Einnahme, nach 24 Std zwischen $\leq$ 0,25 µg/ml und 0,5 µg/ml. $t_{1/2}$ etwa 4 Std. Serumeiweißbindung: keine Angaben bekannt.

In Erythrocyten zeitweilig höhere Konzentration als im Serum. Kein Übertritt in den Liquor bei intakten Meningen; bei tuberkulöser Meningitis meist 25—60% der Serumkonzentration [1, 2]. Weitere Angaben zur Verteilung fehlen bisher. Über die Niere werden in 24 Std 45—65% der Dosis in unveränderter Form ausgeschieden, 7—15% als unwirksame Metaboliten (Dialdehyd und Dicarbonsäure). Im Stuhl wurden 12—22% gefunden. Verlängerung der $t_{1/2}$ bei Nierenausscheidungsstörungen. Rasche Ausscheidung bei Hämodialyse ($t_{1/2}$ ~ 2 Std), mäßige bei Peritonealdialyse ($t_{1/2}$ ~ 5 Std) [3].

Pharmakodynamik
Wichtigste und häufigste **Nebenerscheinungen**:
1. **Augenschäden** in 0—2,6—6% der Fälle bei Tagesdosen von 25 mg/kg oder weniger. Formen: 1) Schädigung der axialen Fasern des N. opticus = Störung des Rot-Grün-Sehens + Visus-

verschlechterung; b) Schädigung der periaxalen Fasern = Einschränkung des Gesichtsfeldes. Meist reversibel, jedoch auch irreversible Störungen beschrieben [6]. Kontrollen: s. Vorsichtsmaßnahmen.
2. Hyperuricämie [7].
3. Selten: gastrointestinale Beschwerden.
4. Selten: Allergien.

Abbruch wegen Nebenerscheinungen in $\leq 3\%$.

Interaktionen Antagonismus durch Spermin, Spermidin, Mg.

Kontraindikationen

absolute:
1. Schäden des N. opticus.
2. Allergie gegen EMB.
3. Kleinkindesalter: Keine exakten Sehkontrollen möglich.

relative:
1. z. Z. Gravidität (Teratogenität experimentell nicht nachgewiesen).
2. Stärkere Niereninsuffizienz.
3. Harnsäure — Gicht.

Vorsichtsmaßnahmen
1. Kontrolluntersuchungen

a) der Augen

vor der Behandlung: Prüfung des Visus, des Farbensehens, Gesichtsfeldes und Augenhintergrundes durch Ophthalmologen; **während** der Behandlung: Alle 4 Wochen Kontrollen durch den behandelnden Arzt. Jedes Auge für sich prüfen: Visus mit Handtafel nach Snellen, Farbsehen mit Farbtafel nach Velhagen, peripheres Gesichtsfeld durch konzentrisches Heranführen eines hellen Gegenstandes (Wattebausches) oder mit Handperimeter. Bei abnormem Ergebnis sofort Augenarzt hinzuziehen und EMB absetzen.

b) sonstige: alle 3 Monate Blutbild und Harnstatus.

Applikationsformen, Dosierung
Orale Gabe. Dosierung: 25 mg/kg tgl. (E.); 10—14 J.: 30—25 mg/kg; 6—9 J.: 35 mg/kg. Reduktion der Dosis auf 15 mg/kg nach 8 Wochen nicht empfehlenswert, da 15—20 mg/kg zur Verhütung von Verschlechterungen nicht zuverlässig ausreichen [4]. Bei Kindern < 14 J. mit 25 mg/kg erheblich niedrigere Serumkonzentrationen als bei Erwachsenen [5]. Bei Niereninsuffizienz: Inulin-Clearance $\geq$ 50 ml/min (Serumcreatinin < 1,3 mg-%) = 25 mg/kg, Inulin-Clearance 50—25 ml/min (Serumcreatinin 1,3—2,5 mg-%) = 15 mg/kg, Inulin-Clearance = 20 ml/min (Serumcreatinin = 3,3 mg-%) = 15 mg/kg jeden 2. Tag.

Einige Handelsformen
Tabl. zu 0,1 und 0,4 g: Myambutol (Lederle), zu 0,25 und 0,5 g: EMB-Fatol (Saarstickstoff-Fatol).

Kombination von INH + EMB: Myambutol — INH I bzw. II (Lederle) = EMB 0,5 g bzw. 0,3 g + INH 0,1 g; etibi-inh 100 mg = EMB 0,1 g + INH 0,033 g; etibi-inh 400 mg = EMB 400 mg + INH 0,133 g (Saarstickstoff-Fatol).

Literatur
Übersichten

1. Brudschen, E. G.: Myambutol, 2. Aufl. Arzneimittel-Forsch. 20, Beiheft (1970).

Einzelarbeiten

1. Place, V. A., Pyle, M. M., de la Huerga, J.: Amer. Rev. resp. Dis. 99, 783 (1969).
2. Bobrowitz, I. D.: Chest 61, 629 (1972).
3. Dume, T., Wagner, C., Wetzels, E.: Dtsch. med. Wschr. 96, 1430 (1971).
4. Schütz, I.: Pneumonologie 145, 389 (1971).
5. Hussels, H., Otto, H. S.: Pneumonologie 145, 392 (1971).
6. Reimers, D.: Prax. Pneumol. 26, 445 (1972).
7. Postlethwaite, A. E., Keley, W. N.: Arthr. and Rheum. 15, 403 (1972).

4. Isoniazid (INH)

Herkunft, chemische Eigenschaften

Die antituberkulotische Wirkung des INH (Isonicotinsäurehydrazid) wurde zur gleichen Zeit unabhängig von drei Forschungsgruppen bei Bayer, Hoffmann-La Roche und Squibb entdeckt. 1951 Beginn der klinischen Prüfung. INH ist als Substanz lange haltbar, gut wasserlöslich. In wäßriger Lösung je nach Ionengehalt mehr oder weniger rasche Inaktivierung; daher Lösungen am besten nur frisch bereitet verwenden.

Wirkungsspektrum

Durch therapeutisch erreichbare Konzentrationen werden nur Mycobacterium tuberculosis, M. bovis und M. leprae erfaßt.

Gegenwärtige Indikationen

INH ist das einzige gleichzeitig hochwirksame, gutverträgliche und preiswerte Antituberkuloticum. Es ist daher, Empfindlichkeit der Erreger vorausgesetzt, das **führende Medikament**; in der **Initialphase** und **Stabilisierungsphase** der Therapie in Kombination mit anderen Mitteln, deren erste Aufgabe die Verhütung einer INH-Resistenz ist; in der letzten Therapiephase, der **Sicherungsphase**, allein in Monotherapie (s. auch S. 257). INH ist außerdem das einzige Mittel, das in größerem Umfang **präventiv** eingesetzt werden kann.

Kritische Konzentrationen

Bei Testung auf Löwenstein-Jensen-Medium entsprechend den Empfehlungen des DZK: 0,25 µg/ml.

Resistenzverhältnisse

Primärresistenz in $\leq$ 3%. Anteil primär resistenter Mutanten in Wildstämmen niedrig. Entwicklung einer **Sekundärresistenz** unter Monotherapie trotzdem rasch: nach 3 Mon. bei etwa 60% der noch positiven Fälle. Wirkungseinbuße, wenn MHK auf das 2—4fache angestiegen ist. **Parallelresistenz** zu ETH, jedoch nur bei Resistenzgraden, die *in vivo* nicht vorkommen [1].

Wirkungstyp

Auch *in vivo* bei proliferierenden Keimen bactericid, bei ruhenden Erregern sehr langsam Abtötung [2].

Wirkungs-mechanismus	Verschiedene Hypothesen, von denen am umfassendsten die Isonicotinsäure-(INS)-Hypothese [1] ist. Danach wird INH intrabakteriell zu INS oxydiert, die akkumuliert und anstelle von Nicotinsäure in das Nicotinamid-adenin-dinucleotid (NAD) eingebaut wird, das dann seine wasserstoffübertragende Funktion nicht mehr ausüben kann. Infolgedessen reichert sich Wasserstoffperoxid an, das die Bakterienzelle schließlich irreversibel schädigt.
Kinetik und Biotransformation	Nach oraler, intramuskulärer oder intracavitärer Gabe werden 80% und mehr rasch absorbiert. Konzentrationsverläufe verschieden je nach der genetisch fixierten Inaktivierungsgeschwindigkeit, bedingt durch unterschiedliche Bildungsgeschwindigkeit einer spezifischen Acetyltransferase. Zwei Phänotypen, deren prozentuale Häufigkeit ethnisch differiert: Langsaminaktivierer und Schnellinaktivierer. Maximale Serumkonzentration bei oraler Gabe von 5 mg/kg nach 1—2 Std; bei Langsaminaktivierern ($t_{1/2}$ = 2,5 Std) 5 µg/ml, abfallend auf 1 µg/ml nach 6 Std, bei Schnellinaktivierern ($t_{1/2}$ = 1 Std) 3,5 µg/ml, abfallend auf < 0,2 µg/ml nach 6 Std. Analog zu INH wird Sulfadimidin inaktiviert. Es kann daher zur Ermittlung des Inaktivierungstyps herangezogen werden. Für einige weitere Sulfonamide trifft dies ebenfalls zu. Die Inaktivierung erfolgt vor allem in der Leber, aber auch in anderen Organen wie Lunge, Darm, Niere und Muskel. Serumeiweißbindung etwa 30%. INH wird rasch und gut verteilt. In den Organen und Körperflüssigkeiten finden sich 50—100% der Serumkonzentration. Volle Wirksamkeit gegen phagocytierte Tb. Bildung von 6 und mehr Metaboliten, die ganz oder weitgehend unwirksam sind. Hauptmetaboliten: Acetyl-INH und Isonicotinsäure. Ausscheidung zu 80% und mehr über die Niere. Freies INH wird überwiegend glomerulär filtriert, die Metaboliten tubulär sezerniert. $\leq$ 10% werden mit den Faeces ausgeschieden. INH und Metaboliten werden durch Hämodialyse nicht entfernt [3].
Pharmakodynamik	Häufigste und wichtigste **Nebenerscheinungen:**

1. Periphere Polyneuritis, vor allem der Hände und Füße; bei Tagesdosen von 5 mg/kg sehr selten, bei höheren Dosen, bevorzugt bei Langsaminaktivierern, öfter. Bei Dosen über 5 mg pro kg (E) tgl. prophylaktisch 50—100 mg Pyridoxin tgl. Bei manifester Neuritis INH absetzen, mehrere Wochen Pyridoxin und Vitamin B_{12} in hohen Dosen.
2. Störungen des ZNS in Form von Psychosen, epileptiformen Krämpfen, selten, besonders bei cerebralen Anfallsleiden; häufiger gewisse Beeinträchtigung der Merkfähigkeit.
3. Pellagroide Symptome, selten.
4. Vermehrte Harnausscheidung von Pyridoxal, vor allem bei höherer Dosierung. Sie ist z. T. Ursache der vorgenannten Nebenerscheinungen.

5. **Leberfunktionsstörungen.** Transaminaseanstiege, meist vorübergehend, in 10—30% beschrieben. Ikterus selten, Häufigkeit nicht genau angebbar ($< 1\%$).
6. Allergien (Haut, Asthma, My- oder Arthralgien): $< 1\%$.
7. Störungen des vegetativen NS: Schwindel, Wallungen, Obstipation, zirkulatorische Störungen; gelegentlich, vor allem bei Tagesdosen von $\geq$ 10 mg/kg.
8. Auftreten antinucleärer Antikörper, gelegentlich.
9. Herabgesetzte Alkoholverträglichkeit, häufig.
10. Minimale Nierenschäden: Eiweiß in Spuren und Mikrohämaturie, gelegentlich; kein Anlaß zum Absetzen.
11. Leichte Herabsetzung der Capillarresistenz.
12. Akne, gelegentlich.
13. Sehr seltene Komplikationen: Arthropathien, Lupus erythematodes, Leukopenien.

Abbruch der Therapie wegen Nebenerscheinungen in 0,5—3%.

Interaktionen
1. Antagonistisch wirksame Substanzen: Pyridoxal, Pyridoxamin, Ketosäuren, Hämin, Schwermetallionen, Benzoesäurehydrazid.
2. Gleichzeitige Gabe von PAS in der therapeutischen Dosierung und von anderen Salicylaten drängt Acetylierung des INH zurück, so daß doppelt so hohe INH-Spiegel resultieren.
3. INH verzögert den Abbau von Diphenylhydantoin.
4. Bei Bestimmung von Glucose und Körperflüssigkeiten mit Reduktionsproben falsche Werte in den ersten Stunden nach INH-Einnahme möglich. Harnzuckerwerte bei therapeutischen INH-Dosen nicht beeinflußt.

Kontraindikationen absolute:
1. Akute Hepatitis.
2. Makro-Hämaturie.
3. INH-Allergie.
4. Periphere Neuritis.

relative:
1. Cerebrale Anfallsleiden.
2. Psychosen.

Vorsichtsmaßnahmen
1. Kontrolluntersuchungen:
   Vor Behandlung: Leberfunktion, neurologischer Status.
   Während Behandlung: alle 3 Monate Blutbild und Harnstatus.
2. Kombination mit anderen lebertoxischen Mitteln nach Möglichkeit vermeiden.
3. Alkoholverbot erteilen.

Applikationsformen, Dosierung Systemische Behandlung: Tagesdosis 5 mg/kg (E). Maximaldosis 15 mg/kg (evtl. bei intermittierender Therapie). Kinder: 200 mg/m^2 Körperoberfläche, d. h. 10 mg/kg und mehr.

Tagesdosis kann auf einmal gegeben werden, entweder oral oder als Zusatz zum intravenösen PAS- und/oder SM-Tropf. Bei Niereninsuffizienz keine Dosisreduktion. Rasche Inaktivierung muß in der Dosierung nur bei bestimmten Formen der intermittierenden Therapie berücksichtigt werden, nicht bei den auf S. 257 beschriebenen Behandlungsschemata.

Lokale Behandlung: Dosen stets in die gesamte Tagesdosis einbeziehen.

Seröse Höhlen: bis zu 10 mg/kg; Konzentration der Lösung: 50 mg/ml.

Abgegrenzte Herde: Injektionen von 50—100(—300) mg in 0,5 bis 3 ml.

Aerosol: 2 ml einer 5%igen Lösung = 100 mg, 2—5 × tgl.

Intralumbal: praktisch nie erforderlich: 20—40(—100) mg (E) tgl.; bei Kindern 1 mg/kg.

Einige Handelsformen Tabl. zu 0,05, 0,1 und 0,2 g:
INH-Burgthal (Conzen), Isozid (Saarstickstoff-Fatol), Neoteben (Bayer), Rimifon (Hoffmann-La Roche), Tebesium (Hefa-Frenon), Tb-Phlogin (Heyl).

Lösungen (5%), 2 ml oder 50 ml: Neoteben (Bayer).

Zur Inhalation: Cedin (Lyssia): 12,5 g mit 100 g Lösungsmittel: 125 mg/ml.

INH-Derivate: Die vorliegenden Daten sprechen dafür, daß nur der INH-Anteil nach Hydrolyse wirksam ist. Sie bieten daher keine grundsätzlichen Vorteile.

Handelsform Im Handel: N-Isonicotinoyl-N'-(D-glucuronolacton)-hydrazon = Gluronazid (Hormonchemie).

Kombinationen von INH mit EMB s. S. 171, mit PAS s. S. 177. Andere Säurehydrazide, von denen in Deutschland noch das PAS-hydrazid (Apacizina) im Handel ist, bieten gegenüber INH keine erwiesenen Vorteile und weisen Parallelresistenz auf.

Literatur Übersichten
1. Krüger-Thiemer, E.: Jber. Borstel 4, 299 (1957).
2. Bönicke, R.: Jber. Borstel 4, 43 (1957).
3. Bartmann, K.: Isoniazid. Stuttgart: G. Thieme 1963.
4. Vivien, J. N., Thibier, R., Lepeuple, A.: Fortschr. Tuberk.-Forsch. 18, 148 (1972).
5. Bartmann, K.: Internist (Berl.), 14, 111 (1973).

Einzelarbeiten
1. Seydel, J. K., Wempe, E., Nestler, H. J.: Arzneimittel-Forsch. 18, 362 (1968).
2. Bartmann, K.: Beitr. Klin. Tuberk. 122, 94 (1960).
3. Jungbluth, H.: Pneumonologie 145, 383 (1971).

5. Kanamycin (KM)

s. unter Aminoglykoside, S. 127.

6. Paraaminosalicylsäure (PAS)

Herkunft, chemische Eigenschaften
Die Wirkung der PAS auf Tb wurde 1943 von Lehmann entdeckt. Die freie Säure ist auch als Substanz nicht sehr stabil und zersetzt sich in wäßriger Lösung rasch. Die Alkalisalze sind stabiler und besser wasserlöslich. Bei der Zersetzung aller PAS-Präparate entstehen toxische Substanzen (s. u.).

Wirkungsspektrum
PAS wirkt nur gegen Mycobacterium tuberculosis und M. bovis. Alle anderen Mykobakterien und nicht säurefesten Erreger sind resistent.

Gegenwärtige Indikationen
Wegen der schwachen Wirkung kommt PAS nur als **Kombinationspartner** zur Resistenzverzögerung in Betracht, vor allem anstelle von EMB, wenn dieses nicht gegeben werden kann.

Kritische Konzentration
In Löwenstein-Jensen-Medium, Testung entsprechend Empfehlungen des DZK: 0,5 µg/ml.

Resistenzverhältnisse
Primärresistenz in 1—3% wegen früher weitverbreiteter Anwendung. Resistente Mutanten in Wildstämmen selten. **Sekundärresistenz** bei Monotherapie nach 3 Mon. bei etwa 20% der noch positiven Kranken mit Lungen-Tbc. Keine **Parallelresistenz**.

Wirkungstyp
Bacteriostatisch.

Wirkungsmechanismus
Ähnlich den Sulfonamiden, Antagonismus zur PABS.

Kinetik und Biotransformation
Absorption nach oraler Gabe rasch, aber abhängig von der chemischen und physikalischen Zusammensetzung des Präparates, unter günstigen Bedingungen vollständig. Schlechter wasserlösliche Verbindungen wie PAS-Säure, Phenyl-PAS, Ca-Benzoyl-PAS und an Ionenaustauscher gebundene PAS werden langsamer absorbiert, was sich auf Verteilung und Elimination auswirkt [1]. Im Magen werden bis zu 20% in m-Aminophenol und CO_2 gespalten. Auch bei subcutaner Infusion rasche Absorption. 2 Std nach oraler Gabe von 5,57 g PAS-Na = 4 g PAS durchschnittliche Spitzenkonzentration von 100 µg/ml, die nach 8 Std auf etwa 10 µg/ml abfällt. Rund 50% sind antibakteriell wirksam. Serumeiweißbindung 50%, $t_{1/2}$ rund 2,5 Std. Das Äquivalent von 16 g freier Säure als Na-PAS in einer Dosis oral verabfolgt, ergibt praktisch die gleichen Serumkonzentrationen wie dieselbe Menge als 3stündiger intravenöser Tropf: nach 2—3 Std Spitzenwerte bei 275 µg/ml, nach 8 Std etwa 50 µg/ml. Nur geringer Übertritt in seröse Höhlen, Liquor und Organe (5—10—20%), bei Entzündung mehr (30—50%). Mit partieller Inaktivierung in den Organen ist zu rechnen. In der Leber sehr rasche Umwandlung zu unwirksamen Metaboliten, vor allem zu Acetyl-PAS und Glykokoll-PAS, die in der Niere fast vollständig tubulär sezerniert werden, während die freie PAS teils glomerulär filtriert, teils tubulär sezerniert wird. Mit den Faeces werden bis 3% und mehr ausgeschieden. Je höher die Einzeldosis, desto geringer ist relativ die Metabolisierung. Diese ist individuell verschieden, geht der INH-Inaktivierung nicht parallel und

braucht bei der Therapie nicht berücksichtigt zu werden. Im Darm kann PAS durch Bohnen- und Erbsen-reiche Nahrung inaktiviert werden [1].

Pharmakodynamik Wichtigste und häufigste **Nebenerscheinungen:**
1. **Gastrointestinale Beschwerden;** häufig, harmlos, aber oft Grund für Therapieabbruch. Als Ursache neben m-Aminophenol vor allem gefärbte Abbauprodukte vermutet, deren Anwesenheit durch Zusatz von Reduktionsmitteln kaschiert sein kann. Daher: nur frisch hergestellte Präparate benutzen. Infusionslösungen in braunen Flaschen ansetzen und innerhalb 48 Std verbrauchen. Durch Wechsel der Präparate oder Übergang zu Infusionen läßt sich Therapie oft fortsetzen.
2. Leichte Albuminurie und Hämaturie ohne Harnstoff-Anstieg, häufig und harmlos. Bei Niereninsuffizienz Gefahr der Urämie.
3. **Allergische** Reaktionen in $\leq 10\%$ der Fälle (Hautexantheme, Eosinophilie, Fieber, Asthma mit und ohne Lungeninfiltrat, Nephritis, Hepatitis, Leukopenie, Thrombopenie, akute hämolytische Anämie).
4. Störungen des Elektrolythaushaltes: Hyperkaliämie bei K-PAS (s. Vorsichtsmaßnahmen).
5. Strumabildung mit reversibler Hemmung der Schilddrüsenfunktion, bei normaler Dosierung selten.
6. Verlängerung der Prothrombinzeit; notfalls vor Operationen durch Gabe von Vitamin K normalisieren.
7. Verschlechterung des KH-Stoffwechsels bei Diabetikern, selten.

Abbruch der Therapie wegen Nebenerscheinungen in 5% der Fälle.

Interaktionen 1. Bekannte Antagonisten: PABS, Methionin, Biotin, Pantothensäure. Chelatbildung mit zweiwertigen Ionen.
2. Die Acetylierung von INH wird durch gleichzeitige PAS-Gaben zurückgedrängt, so daß doppelte INH-Konzentrationen resultieren.
3. PAS vermindert Absorption von RMP. Bei Kombination mit 2 Std Abstand geben.
4. Vorgetäuschte positive Harnproben:
   a) Eiweiß (Sulfosalicylsäure, Heller).
   b) Zucker (Reduktionsproben).
   c) Urobilinogen.
5. PAS-Infusionslösungen sind mit ETH-Infusionslösungen nicht kompatibel.

Kontraindikationen **absolute:**
a) PAS-Allergie.
b) Akute Hepatitis.

relative:
a) Magen-Darm-Erkrankungen, insbesondere Gastritis.
b) Stärkere Niereninsuffizienz.

Vorsichts- 1. Kontrolluntersuchungen:
maßnahmen alle 3 Monate Blutbild, Harnstatus und Transaminasen.
2. Vermeidung von Auskristallisation in der Niere bei sauerem pH des Harns, vor allem der schlechter löslichen Acetyl-PAS: Neutralisieren durch gleichzeitige Gabe von Alkali; dabei Kationengleichgewicht beachten, d. h. bei Gabe von Na-PAS K-Bicarbonat, K-Phosphat oder K-Citrat geben.
3. Bei Ödemen und Hypertonie kein Na-PAS,
bei NNR-Insuffizienz kein K-PAS,
bei Hypercalcämie, Leberschäden, Ulcus, Allergie kein Ca-PAS.

Applikations- **Systemische** Behandlung:
formen 1. Orale Gabe.
2. Intravenöse oder subcutane Infusion (3—5%ige Lösung).

Lokale Behandlung:
1. Intralumbal 25—50 mg/tgl.
2. Instillation in seröse Höhlen und abgegrenzte Herde: nach lokaler Verträglichkeit 2—10%ige Lösung (isoton: 2,8%ige Na-PAS).
3. Als Aerosol: 3—5 ml einer 5—10%igen Lösung.

Dosierung Bei systemischer Gabe als Tagesdosis nicht weniger als das Äquivalent von 10 g freier Säure (E), besser 12 (bis 16) g. Bei Dauertropf bis 40 g möglich. Kinder: 300 mg/kg (Faustregel: 1 g pro Lebensjahr).

Einige Zur oralen Therapie:
Handelsformen 1. freie Säure:
PAS-Burgthal als Tabl. und in Substanz, PAS-Fatol-Pulver (Saarstickstoff-Fatol).
2. Ca-Salz:
3. Na-Salz:
PAS-Burgthal K bzw. S (flüssig bzw. Dragées und in Substanz).

Zur Infusionsbehandlung:
Xylosin-PAS (Fatol).

INH-PAS-Kombinationspräparate:
Es ist darauf zu achten, ob es möglich ist, ohne Überschreitung der therapeutischen INH-Dosis die notwendige Dosis von 10 g PAS (freie Säure) zu verabfolgen. Das trifft z. B. nicht zu für Dipasic und INH-PAS.

Literatur 1. Suter, E.: Fortschr. Tuberk.-Forsch. **3**, 210 (1950).
Übersichten 2. Hein, J., Stecher, W.: Erg. gesamt. Tuberk.- u. Lung.-Forsch. XIII, 479 (1956).

Einzelarbeiten 1. Crofton, J., Stewart, S. M.: Bull. int. Un. Tuberc. **29**, 600 (1959).

7. Pyrazinamid (PZA)

Herkunft, chemische Eigenschaften
: 1952 beschrieben. Die Substanz (Pyrazincarbonsäureamid) ist gut haltbar und wasserlöslich.

Wirkungsspektrum
: Nur aktiv gegen Mycobacterium tuberculosis (Typus humanus) und evtl. M. kansanii. M. bovis (Typus bovinus) erheblich resistenter und daher therapierefraktär. Wirkungsoptimum bei sauerem pH (etwa 5,0).

Gegenwärtige Indikationen
: Dosierung durch Toxicität begrenzt, Wirkung daher schwach. PZA infolgedessen nur **Reservemittel**, das mit CS **hinter** INH, SM, RMP, EMB, ETH/PTH, CM und PAS rangiert.

Kritische Konzentrationen
: MHK stark pH-abhängig. In Löwenstein-Jensen-Medium mit pH 5,0 128—256 µg/ml bei Testung nach Empfehlungen des DZK.

Resistenzverhältnisse
: Primärresistenz selten, Anteil primärresistenter Mutanten in Wildstämmen relativ hoch. Unter Monotherapie sehr rasch **Sekundärresistenz**. Wirkungseinbuße bei Anstieg der MHK auf das 2- bis 4fache. Keine **Parallelresistenz**.

Wirkungstyp
: Bei physiologischem pH nur bacteriostatisch. In der Maus (Keime überwiegend in Phagocyten mit saurem pH) bactericid.

Wirkungsmechanismus
: Nicht bekannt.

Kinetik und Biotransformation
: Rasche Absorption nach oraler Gabe. Mit 1 g Spitzenkonzentration von etwa 40 µg/ml nach 1½ Std, Abfall auf 25 µg/ml nach 12 Std. $t_{1/2}$: 8½ Std, Serumeiweißbindung 50%. Verteilung im gesamten Körperwasser, daher ausreichender Übertritt in seröse Höhlen, Organe und Liquor. Wirkung auch auf phagocytierte Erreger. Ausscheidung weitgehend über die Niere, mit größeren individuellen Unterschieden in der Kinetik. Kumulation bei langsamer Elimination wird als Ursache der Leberschädigungen angesehen. Metaboliten nicht bekannt.

Pharmakodynamik
: Wichtigste und häufigste **Nebenerscheinungen**:
1. **Leberschäden**; bei der jetzt üblichen Dosierung von 30—35 mg/kg in 2—3% [1, 2].
2. Rötlich-gelbe Verfärbung der belichteten Hautpartien, gelegentlich auftretend; auch bei normaler Leberfunktion, reversibel.
3. Uricämie, bisweilen; führt u. U. zu Gichtbeschwerden; PZA konkurriert mit der Harnsäure um die renale Ausscheidung.
4. Magen-Darm-Störungen, gelegentlich.
5. Allergische Reaktionen, selten.
6. Störungen des ZNS, selten (periphere Neuritis, Schwindel und Kopfschmerzen).
7. Hormonale Störungen (Schilddrüse, KH-Stoffwechsel), selten.

Interaktionen
: Abbruch der Therapie wegen Nebenerscheinungen in 6—10%.
Mit renaler Elimination der Harnsäure (s. o.).

Kontraindikationen	**absolute:** 1. Akute Hepatitis: 2. Allergie gegen PZA. **relative:** 1. Chronischer Leberschaden. 2. Nierenausscheidungsstörungen. 3. Harnsäuregicht.
Vorsichtsmaßnahmen	1. Kontrolluntersuchungen: Vor Behandlung: Leber- und Nierenfunktion. Während Behandlung: monatliche Leberfunktion, alle 3 Monate Blutbild und Harnstatus. 2. Kombination mit anderen potentiell lebertoxischen Mitteln möglichst vermeiden. 3. Alkoholverbot erteilen.
Applikationsformen, Dosierung	Orale Gabe von 30—35 mg/kg (E) = 1,5—2,5 g, von 30 mg/kg (K). Tagesdosis verteilt auf 3 Einzeldosen.
Einige Handelsformen	Tabl. zu 0,5 g: Pyrafat (Saarstickstoff-Fatol), Pyrazinamid „Krugmann" und „Continental-Pharma" (Dr. Fresenius KG).
Literatur Übersichten	1. American Trudeau Society: Amer. Rev. Tuberc. 75, 1012 (1957). 2. Daddi, G., in: Neue Tuberkulostatika und Tuberkulostatika-Resistenz von Tuberkelbakterien (Walter, A. M., Hrsg.), S. 71 u. 94. Stuttgart: G. Thieme 1958. 3. Brecke, F., Wentz, D., in: Neue Tuberkulostatika und Tuberkulostatika-Resistenz von Tuberkelbakterien (Walter, A. M., Hrsg.), S. 78. Stuttgart: G. Thieme 1958.
Einzelarbeiten	1. US Public Health Service Tuberculosis Therapy Trial: Amer. Rev. resp. Dis. 80, 371 (1959). 2. Kropp, R., Hess, W., Jungbluth, H.: Prax. Pneumol. 22, 113 (1968).

8. Rifampicin (RMP)

Herkunft, chemische Eigenschaften	RMP ist ein halbsynthetisches Derivat des Rifamycin SV: 3-([(4-Methyl-piperazin-1-yl)-imino]-methyl)-rifamycin SV. Rifamycin 1957 aus Streptomyces mediterranei isoliert, RMP 1965 von Maggi u. Mitarb. bekanntgegeben. Orangerote, kristalline Substanz, $\sim 0{,}3^0/o$ in Wasser löslich, gut löslich in verschiedenen organischen Solventien, z. B. DMSO. In Substanz und als DMSO-Lösung lange stabil.
Wirkungsspektrum	MHK von grampositiven Kokken und Stäbchen sowie Neisseria gonorrhoeae $< 0{,}02$ µg/ml (Ausnahme: Enterokokken), für gram­negative Stäbchen 1—10—> 10 µg/ml. Gut empfindlich sind die Chlamydien der Trachom-Gruppe, weniger die der Psittacose-Gruppe. Hohe Konzentrationen hemmen Vaccinia, Pocken-,

	Adeno- und andere Viren. **Mykobakterien**: Außer Mycobacterium tuberculosis und M. bovis sind viele Stämme der Gruppen I—III nach Runyon empfindlich (MHK in flüssigem Medium < 0,1 bis 1 µg/ml), weniger sensibel ist M. avium, resistent die Gruppe IV. M. leprae ist sensibel.
Gegenwärtige Indikationen	**Initialbehandlung der Tuberkulose aller Formen.** RMP wird in seiner Wirksamkeit dem INH gleichgesetzt.
Klinische Wirksamkeit erwiesen	bei der lepromatösen Form der Lepra; bei Meningokokkenträgern, bei Staphylokokkeninfektionen (am besten in Kombination mit Fusidinsäure); bei Gonorrhoe.
Kritische Konzentration	Für Mykobakterien: In Löwenstein-Jensen-Medium, Testung entsprechend Empfehlungen des DZK: 32 µg/ml.
Resistenzverhältnisse	Resistenzentwicklung nach Einschrittmuster. Da bei nicht säurefesten Erregern die Rate primär resistenter Mutanten hoch ist, empfiehlt sich zu ihrer Therapie **RMP nur in Notfällen**, und dann mit einem zweiten, Resistenz-verzögernden Mittel. Bei TB Primärresistenz sehr selten, **Sekundärresistenz** bei Monotherapie rasch. Keine **Parallelresistenz**, außer zu anderen Rifamycinen.
Wirkungstyp	Bactericid bei proliferierenden Mykobakterien mit dem Vier- bis Mehrfachen der MHK, geringe Bactericidie auch gegen ruhende Keime.
Wirkungsmechanismus	RMP reagiert mit der DNS-abhängigen RNS-Polymerase und verhindert dadurch die Bildung der m-RNS. Die Hemmung von Viren hat wahrscheinlich andere Ursachen.
Kinetik und Biotransformation	Fast vollständige, rasche Absorption nach oraler Gabe, besser bei saurem pH des Magensaftes, meist schneller bei leerem Magen. Die Serumkonzentration steigt überproportional zur Dosis. Mit der Normdosis von 10 mg/kg wird eine Spitzenkonzentration von etwa 8,5 µg/ml erreicht, die nach 12 Std auf 1—1,5 µg/ml abgefallen ist. Die $t_{1/2}$ steigt ebenfalls mit der Dosis, mit 10 mg/kg auf 3—4 Std bei Erwachsenen, auf $2^{1}/_{2}$ Std bei Kindern $\leq$ 14 Mon. Von Serum werden 75—80% gebunden. In Organen, Muskel, Körperflüssigkeiten einschl. Liquor, Muttermilch ausreichende Konzentrationen, meist > 10% (bis > 100%) der Serumkonzentration, in der Galle das > 50fache. Im Fetalblut etwa 30% des mütterlichen Blutes. Auch phagocytierte Tb werden gehemmt. Hauptmetabolit beim Menschen ist 25-o-Desacetyl-RMP, das gegen Mykobakterien fast gleich wirksam ist. Die Ausscheidung erfolgt bei kleineren Dosen über die Leber und kann dabei die Ausscheidung anderer Substanzen wie Bilirubin oder Bromsulfalein zurückdrängen; bei höheren Dosen auch stärker über die Niere. RMP unterliegt einem enterohepatischen Kreislauf, Desacetyl-RMP beim Menschen nicht. Die $t_{1/2}$ nimmt bei Leber- und Gallenflußstörungen zu, bei Niereninsuffizienz praktisch nicht. RMP ist nicht dialysierbar. Es scheint eine Induktion Arzneimittel-abbauender Enzyme in den Lebermikrosomen hervorzurufen (s. auch Interaktionen) und so auch den eigenen Abbau zu beschleunigen. Zum Teil dürfte dar-

auf der Rückgang der Serumkonzentration auf etwa die Hälfte nach wiederholten Gaben beruhen.

Pharmako- Wichtigste und häufigste **Nebenerscheinungen:**
dynamik
1. Leberfunktionsstörungen (bei kombinierter Chemotherapie in 9—20%), vor allem Anstieg der Serumtransaminasen, der z. T. schon während der Therapie zurückgeht. Ikterus vom gemischt hepatocellulär-cholestatischen Typ ist auch unter RMP-Monotherapie beobachtet, tritt aber häufiger (1,5—6%) bei Kombination mit potentiell lebertoxischen Mitteln (PZA, ETH/PTH, PAS, INH) und bei vorgeschädigter Leber auf.
2. Orange-rote Verfärbung der Körperflüssigkeiten, oft.
3. Gastrointestinale Beschwerden ($\leq$ 10%).
4. Hautreaktionen (1—3%).
5. Selten: Neurologische Reaktionen wie Kopfschmerz, Schwindel, Schläfrigkeit, vorübergehende Einschränkung des Gehörs, Skotom; Leukopenie, Erythrocytopenie.
6. Immunologische Reaktionen, vor allem bei intermittierender Therapie: Systemische Reaktionen mit Fieber, Schüttelfrost, auch Schock und Nierenversagen; gastrointestinale Symptome; Hautreaktionen; Dyspnoe; Thrombopenie mit und ohne Purpura. Therapie, wenn nötig: Corticosteroide (30 mg Prednisolon, fallend auf 10 mg [1]).
7. Teratogene bzw. embryotoxische Effekte bei Mäusen und Ratten nach hohen Dosen. Beim Menschen bisher keine teratogenen Schäden bekannt.

Abbruch der Therapie: 1—3—6% der Fälle.

Interaktionen 1. Gleichzeitige Gabe von PAS vermindert die RMP-Absorption. Bei Kombination mit 2 Std Abstand geben.
2. RMP-Serumkonzentrationen können durch Phenobarbital oder Benzodiazepinderivate reduziert werden, vermutlich durch Induktion abbauender Enzyme in der Leber.
3. Anticonceptiva [2] und Antikoagulantien wirken schwächer.
4. Zurückdrängung der Ausscheidung von Bilirubin und anderen Stoffen über die Galle.
5. Bei schnellwachsenden grampositiven Keimen Antagonismus von β-Lactam-Antibiotica und Sulfonamiden, Synergismus mit EM und LM.

Kontra- **absolute:**
indikationen
1. Allergie gegen Rifamycine.
2. Ikterus und/oder Gallengangsobstruktion.
3. Gravidität, I. Trimenon.

relative:

Dysfunktion der Leber (Cirrhose, Alkoholismus).

Vorsichts-maßnahmen	1. Bei gebärfähigen Frauen Schwangerschaft ausschließen und nach Ausschluß auf Vermeidung neuer Gravidität für die Dauer der Therapie hinwirken. 2. Nach Möglichkeit Kombination mit anderen, stärker lebertoxischen Mitteln vermeiden. 3. Kontrolluntersuchungen: monatlich Blutbild und Transaminasen.
Applikationsformen, Dosierung	Oral bei Erwachsenen und Kindern 10 mg/kg, bei Kleinkindern 15 mg/kg, in einer Dosis. Bei Niereninsuffizienz keine Dosisreduktion. Lokale Pleurainstillationen mit 30—100 mg tgl. (3 mg/ml 15%iges Äthanol, auf 50° C angewärmt [3]).
Einige Handelsformen	Kapseln zu 150 und 300 mg Rifa 150 bzw. 300, „Grünenthal", Rimactan, Rimactan 300, „Ciba".
Literatur Übersichten	1. Binda, G., Domenichini, E., Gottardi, A., Orlandi, B., Ortelli, E., Pacini, B., Fowst, G.: Arzneimittel-Forsch. 21, 1907 (1971). 2. Anonym: Drugs 1, 354 (1971). 3. Proust, A. J.: Med. J. Australia 2, 85 (1971).
Einzelarbeiten	1. Mattson, K., Riska, N.: Scand. J. Resp. Dis. 53, 97 (1972). 2. Reimers, D.: im Druck. 3. Czanik, P., Levendel, L.: Prax. Pneumol. 24, 764 (1970).

9. Streptomycin (SM)

s. unter Aminoglykoside, S. 123.

10. Tetracyclin

s. S. 82.

11. Thioamide (Ethionamid (ETH), Prothionamid (PTH))

Herkunft, chemische Eigenschaften	Die antituberkulöse Wirkung der Thioamide wurde 1956 von Liebermann, Rist u. Grumbach beschrieben. In die Klinik eingeführt wurde zunächst ETH („1314 Th"-α-Äthylthioisonicotinsäureamid), später — wegen besserer Verträglichkeit — das PTH („1321 Th"-α-Propylthioisonicotinsäureamid), ETH und PTH sind als Substanz stabil, schlecht löslich in Wasser, löslich in Äthanol oder DMSO. Wäßrige Lösungen, wie sie zur Infusion verwandt werden, sind nur bei sauerem pH stabil [1] und sollen nicht länger als 1 Tag im Kühlschrank aufbewahrt werden [2].
Wirkungsspektrum	Gute Wirkung auf Mycobacterium tuberculosis; M. bovis geringfügig resistenter. Atypische Mykobakterien z. T. auch gut empfindlich. M. leprae offenbar ebenfalls sensibel. PTH *in vitro* etwas wirksamer als ETH [2].
Gegenwärtige Indikationen	ETH/PTH sind an sich gut wirksam, auch *in vivo* gegen proliferierende Keime bactericid, in der Dosierung jedoch durch ihre Unverträglichkeit begrenzt. Infolgedessen nur **Reservemittel**; bei

Kontraindikation von INH, RMP und SM führendes Mittel in der Kombination. Bei Erkrankungen durch **atypische** Mykobakterien oft **wirksamstes** Mittel. Klinische Wirksamkeit auch bei Lepra.

Kritische Für ETH auf Löwenstein-Jensen-Medium, Testung entsprechend
Konzentration Empfehlungen des DZK: 16 µg/ml.
Resistenz- **Primärresistenz** bei $\leq 3\%$. Anteil primärresistenter Mutanten in
verhältnisse Wildstämmen relativ hoch. Primär TSC-resistente Stämme aus tropischen Gebieten sind ETH-sensibel [4]. Unter Monotherapie sehr rasch **sekundäre Resistenz**: Nach 3 Mon. bei 50—80% der noch positiven Patienten. Bereits Wirkungseinbuße bei Anstieg der MHK auf das 1,5—2fache. **Parallelresistenz** stets zwischen ETH und PTH, häufig zwischen ETH und TSC [5, 6]; auch zwischen ETH und DATC beschrieben ($ETH_R = DATC_R$; $DATC_R = ETH_S$) [6]. Nie zuerst TSC verordnen, weil spätere Anwendung von ETH dadurch gefährdet. Parallelresistenz zu INH nur bei sehr hohen Resistenzgraden, die *in vivo* nicht vorkommen [10].

Wirkungstyp Bactericid auf proliferierende Erreger.
Wirkungs- Nicht bekannt; möglicherweise dem des INH entsprechend [10],
mechanismus s. S. 172.
Kinetik und Nach oraler Gabe Absorption von 70% der Dosis und mehr.
Biotrans- Spitzenkonzentration im Serum mit PTH nach 1—2 Std (4—5 µg/
formation ml), mit ETH nach 3—6 Std (3—4 µg/ml). Mit einmalig 0,5 g werden im Serum für 8 Std und mehr wirksame Hemmkonzentrationen erzielt (0,5 µg/ml), die z. T. auf der Originalsubstanz, z. T. auf den ebenfalls aktiven Sulfoxiden beruhen. Eiweißbindung $\leq 10\%$, $t_{1/2}$ 2—3 Std. Auch vom Rectum aus Absorption, allerdings mit stark schwankender Quote. ETH und PTH werden sehr gut verteilt; Übertritt in Liquor und seröse Höhlen. Im tuberkulösen Lungengewebe werden 80—90% der Serumkonzentration gefunden. Voll wirksam gegen phagocytierte Keime. Ausscheidung über die Niere nach intensiver Biotransformation in der Leber. Zur Zeit sind 10 unwirksame Metaboliten bekannt; unverändert nur $\leq 3\%$ ausgeschieden [7].

Pharmako- Wichtigste und häufigste **Nebenerscheinungen:**
dynamik
1. **Gastrointestinale Beschwerden** (bis zu 50%): Metallischer oder schwefliger Geschmack, Übelkeit, Erbrechen usw. Bei rectaler und intravenöser Gabe seltener. Mit PTH weniger als mit ETH, wie in Doppelblindstudien erwiesen [u. a. 3].
2. **Psycho-neurale Störungen** (10—15%), vor allem Kopfschmerzen und Schwindel, selten psychasthenische Zustände; periphere Neuritiden. Konvulsionskrisen bei Trinkern und Epileptikern.
3. Herabgesetzte Alkoholverträglichkeit, häufig.
4. **Leberschäden.** Anstieg der Transaminasen in 13—37%; Ikterus in 1—2% [8].

5. Akne in 5% und mehr.
6. Allergien, vor allem Hautreaktionen, etwa 2%.
7. Pellagroide Symptome, selten, meist bei Kombination mit INH mit den entsprechenden Störungen an Haut, Schleimhäuten und ZNS unter Abnahme des Nicotinamidgehaltes im Serum [9].
8. Menstruationsstörungen, selten.
9. Schwierigkeiten der Einstellung von Insulin bei Diabetikern.
10. Photodermatosen, selten.
11. Leuko- oder Neutropenien, selten.
12. Teratogenität hoher Dosen im Tierversuch.
13. Leichter Abfall von Prothrombin und Fibrinogen.

Abbruch der Therapie wegen Nebenerscheinungen: bei ETH in 20—30—50% der Fälle, bei PTH in 6—17%.

Interaktionen Synergismus mit anderen bactericiden Antituberkulotica wie INH und SM. Herabsetzung der Toleranz von Alkohol und Schlafmitteln. Vor allem bei Kombination mit INH: pellagroide Symptome.

Kontraindikationen **absolute:**
1. Akute Hepatitis.
2. Allergie gegen ETH/PTH.

relative:
1. Gravidität, vor allem I. Trimenon.
2. Alkoholismus.
3. Psychosen.
4. Cerebrale Anfallsleiden.
5. Hämoptoe.
6. Gastritis mit und ohne Ulcus.

Vorsichtsmaßnahmen 1. Kontrolluntersuchungen:

Vor Behandlung: Leberfunktion. Untersuchung auf Gravidität. **Während** Behandlung: monatlich Transaminasen, Bilirubin, alle 3 Monate Blutbild und Harnstatus.
2. Möglichst keine Kombination mit anderen potentiell lebertoxischen Präparaten.
3. Bei Kombination mit INH prophylaktisch zur Vermeidung des Pellagroids 50—150 mg Nicotinsäureamid.
4. Infusionslösungen nicht länger als 1 Tag im Kühlschrank aufbewahren.
5. Bei Diabetikern sorgfältige Kontrolle des Blutzuckers.
6. Vermeidung von Gravidität.

Applikationsformen, Dosierung Tagesdosen für ETH und PTH 15 mg/kg, nicht unter 10 mg/kg (E). Kinder von 1—5 J. erhalten 25 mg/kg, von 6—9 J. 20 mg/kg, ab 10 J. 15 mg/kg. Tagesdosis auf 3 Einzeldosen verteilt. Wird die orale Gabe schlecht vertragen, kann auf intravenöse Infusion übergegangen werden. Zur Infusion etwa 1%oige Lösung (0,5 g in 500 ml) in 2—3 Std einlaufen lassen. Rectale Applikation nur in Notfällen — in 1,5facher Dosis — und nur in Kombination mit oraler oder parenteraler Gabe als Teil der Tagesdosis.

Einige Handelsformen

ETH:
Fatoliamid (Saarstickstoff-Fatol), Iridocin Bayer.

PTH:
Ektebin (Bayer), Peteha (Saarstickstoff-Fatol).
Tabl. bzw. Dragées zu 0,25 g mit Vitamin-Zusatz, Suppos. zu 0,5 g. Ampullen bzw. Flaschen für Infusionszwecke.

Literatur
Übersichten
Einzelarbeiten

1. Rist, N.: Adv. Tuberc. Res. 10, 69 (1960).

1. Seydel, J. K.: Arzneimittel-Forsch. 17, 812 (1967).
2. Iwainsky, H., Rogowski, R., Grunert, M.: Mschr. Tuberk.-Bekämpf. 6, 146 (1963).
3. Schütz, I., Bartmann, K., Radenbach, K. L., Siegler, W.: Beitr. Klin. Tuberk. 140, 296 (1969).
4. Lefford, M. J.: Tubercle (Edinb.) 50, 7 (1969).
5. Bartmann, K.: Tbk.-Arzt 14, 525 (1960).
6. Eule, H., Werner, E.: Beitr. Klin. Tuberk. 134, 247 (1967).
7. Bieder, A., Brunel, P.: Ann. pharm. franç. 29, 461 (1971).
8. Zankl, I., Wiechert, E.: Prax. Pneumol. 26, 450 (1972).
9. Swash, M., Roberts, A. H., Murnaghan, D. J.: Tubercle (Edinb.) 53, 132 (1972).
10. Seydel, J. K., Wempe, E., Nestler, H. J.: Arzneimittel-Forsch. 18, 362 (1968).

12. Thiocarlid (DATC)

DATC = 4,4'-Diisoamyl-oxy-thiocarbanilid ist wegen seiner guten Wirksamkeit im Tierversuch und seiner guten Verträglichkeit als resistenzverzögerndes Mittel anstelle von PAS geprüft worden. Einige kontrollierte Studien haben gezeigt, daß DATC in Kombination mit INH nicht zuverlässig die INH-Resistenz verhütet (Diskussion bei [1]) und daß seine antibakterielle Wirkung beim Menschen geringer als die der PAS ist und erst mehrere Wochen nach Therapiebeginn einsetzt [1]. Außerdem kann mit Entwicklung einer DATC-Resistenz auch eine TSC-Resistenz entstehen [2], wodurch der Einsatz eines zuverlässig die INH-Resistenz verhütenden Mittels verlorengeht.

DATC (Handelsformen: Isoxyl, Sarbamyl, DAT-INH-B$_6$) kann daher zur **Therapie nicht** empfohlen werden.

Literatur
1. W. A. T. L.: Beitr. Klin. Tuberk. 139, 115 (1969).
2. Eule, H., Werner, E.: Beitr. Klin. Tuberk. 134, 247 (1967).

13. Viomycin (VM)

Herkunft, chemische Eigenschaften
Das von verschiedenen Streptomyces-Arten gebildete Antibioticum wurde 1949—1951 von 3 verschiedenen Forschergruppen isoliert. Es ist ein basisches, cyclisches Polypeptid, dessen Salze gut wasserlöslich sind. Die Lösungen behalten bei Zimmertemperatur 1 Woche ihre Stabilität; besser ist Aufbewahrung im Kühlschrank.

Wirkungsspektrum
Regelmäßig wirksam gegen typische Tuberkulosebakterien, z. T. auch gegen atypische Mykobakterien. In höheren, therapeutisch meist nicht erreichbaren Konzentrationen Hemmung von verschiedenen grampositiven und -negativen Erregern.

Gegenwärtige Indikation
Wegen Toxicität, Parallelresistenz zu anderen Streptomyces-Antibiotica und relativer Wirkungsschwäche nur **Reservemittel** nach INH, SM, RMP, ETH/PTH, CM, CS, PZA, KM.

Kritische Konzentration
Bei Testung nach Empfehlung des DZK in Löwenstein-Jensen-Medium 16 µg/ml.

Resistenzverhältnisse
Primärresistenz selten; Anteil primär resistenter Mutanten in Wildstämmen relativ groß. Unter Monotherapie nach 4 Monaten **Sekundärresistenz** in etwa 30% der noch positiven Fälle. Wirkungseinbuße bereits bei Anstieg der MHK auf das 1½- bis 2fache. **Parallelresistenz** häufig reziprok mit CM, einseitig manchmal mit SM und KM. Anwendung dieser Antibiotica daher in der **Reihenfolge SM, CM, KM, VM** [1].

Wirkungstyp
In höheren Konzentrationen bactericid gegen proliferierende Tb; bei therapeutischen Dosen mehr bacteriostatisch.

Wirkungsmechanismus
Störung der Proteinsynthese.

Kinetik und Biotransformation
Keine ausreichende enterale Absorption. 1—2 Std nach 1 g i.m. Spitzenkonzentration von 40 µg/ml, die nach 6 Std auf 10 µg/ml abgesunken ist [2]. In der Literatur werden bis doppelt so hohe Werte angegeben (methodisch bedingt?). Serumeiweißbindung 50%, $t_{1/2}$ 3—5 Std, Übertritt in seröse Höhlen und Liquor nennenswert nur bei Entzündung. Keine Wirkung auf phagocytierte Tb. Elimination durch glomeruläre Filtration über die Niere ohne Metabolisierung.

Pharmakodynamik
Wichtigste und häufigste **Nebenerscheinungen**:

1. **Nierenschäden.** Häufig leichte Albuminurie, Zylindrurie und Hämaturie. Unter Umständen Niereninsuffizienz nach vermehrter Ausscheidung von Elektrolyten. Toxicität entspricht der von KM.
2. **Ototoxicität**, vor allem für den N. acusticus (etwa wie KM), selten für den N. vestibularis (mehr als KM).
3. Gastrointestinale Beschwerden ($\leq 5\%$).
4. Allergische Erscheinungen: häufig Eosinophilie, selten andere Manifestationen.

	5. Schmerzen an der Injektionsstelle, gelegentlich.
Interaktionen	Keine bekannt.

Kontra- absolute:
indikationen
1. Empfindlichkeit der Erreger für SM, CM, KM.
2. Stärkere Schädigung des N. octavus.
3. Schwerere Nierenausscheidungsstörungen.
4. Allergie gegen VM.

relative:
1. Leichtere Nierenausscheidungsstörungen.
2. Leichtere N. octavus-Schäden.

Vorsichts- 1. Kontrolluntersuchungen:
maßnahmen Vor Behandlung: Niere, N. octavus (Audiometrie, Vestibularis-Funktion).
Während Behandlung: monatlich Audiometrie, Vestibularis-Funktion, Harnstatus, Harnstoff oder Creatinin im Serum, alle 3 Monate Blutbild.
2. Keine Kombination mit anderen Streptomyces-Antibiotica (SM, KM, CM) oder mit GM.

Applikations- Systemische Gabe: Außer i.m. auch i.v. Infusion möglich: 1 g in
formen 500 ml physiol. NaCl oder 5%iger PAS-Lösung in 2½ bis 3 Std [3].
Lokale Gabe: Intralumbal: in Notfällen 15 mg.
In seröse Höhlen und abgegrenzte Herde: 0,5—1 g.

Dosierung Tagesdosis: 1 (2) g (E), 30(—50) mg/kg (K).
Tagesdosis bei 1 g (E) auf einmal, bei 2 g geteilt geben. Tägliche Applikation wegen Ototoxicität nicht länger als 2—3 Wochen (als Op-Schutz). Bei längerer Behandlung wöchentlich 3×1 g oder 2×2 g.

Einige Als Sulfat: Viocin (Pfizer),
Handelsformen als Pantothenat/Sulfat: Vionactan (Ciba), Viothenat (Grünenthal). Ampullen zu 1 g Base.

Die geringere Toxicität der Pantothenate ist nicht durch kontrollierte Studien belegt.

Literatur 1. Caltrider, P. G., in: Antibiotics, (Gottlieb, D., Shaw, P., Eds.), Vol. I,
Übersichten p. 677. Berlin-Heidelberg-New York: Springer 1967.
2. Brunner, R., Machek, G. (Hrsg.): Die Antibiotika, Bd. II, S. 330. Nürnberg: Hans Carl 1965.

Einzelarbeiten 1. Bartmann, K.: Antibiot. et Chemother. 16, 81 (1970).
2. Bartmann, K., Blisse, A., Zander, I.: Beitr. Klin. Tuberk. 115, 211 (1956).
3. Kugel, E., Polz, E., Schmiedel, A.: Beitr. Klin. Tuberk. 131, 291 (1965).
4. Schütz, I.: Beitr. Klin. Tuberk. 114, 436 (1955).

X. Chemotherapeutica bei Niereninsuffizienz

Viele Chemotherapeutica werden ganz oder teilweise über die Niere eliminiert. Bei Ausscheidungsstörungen kumulieren diese Stoffe und ihre Metaboliten mehr oder weniger. Wenn ihre Kumulation zu toxischen Schäden führt, muß die Dosierung dem Grad der Ausscheidungsstörung angepaßt werden.

Chemotherapeutica, die bei Niereninsuffizienz praktisch nicht kumulieren

In manchen Fällen ist dieses Problem bei systemischen Infektionen durch die Verordnung von Substanzen zu umgehen, die bei Niereninsuffizienz praktisch nicht kumulieren, weil sie überwiegend in der Leber metabolisiert, evtl. auch in den Organen inaktiviert werden. Dies gilt für Chloramphenicol, langwirkende Sulfonamide, SMZ + TMP (TMP begrenzt), Clindamycin, Chlor-Tetracyclin, Doxycyclin, Isoniazid, Rifampicin, Nalidixinsäure und wahrscheinlich auch für Minocyclin. Von diesen Substanzen kumulieren nur die renal ausgeschiedenen Metaboliten, die anscheinend nicht toxisch sind.

Bei allen Chemotherapeutica, die bei Niereninsuffizienz kumulieren, kann man Reduktionen der glomerulären Filtration bis herab zu 30 ml/min, entsprechend einem Serumcreatinin von etwa 2,5 mg-%, praktisch vernachlässigen, weil $t_{1/2}$ dann ungefähr auf das Doppelte ansteigt und dadurch die Serumkonzentrationen schließlich um rund 1,5fach höher liegen.

Bei höheren Graden der Niereninsuffizienz empfiehlt es sich, nach Möglichkeit Medikamente zu benutzen, die in Normdosen auch bei gewisser Kumulation keine Schäden verursachen, d. h. die β-Lactam-Antibiotica. Muß man mit diesen jedoch sehr hohe Konzentrationen erzielen, muß die Verlängerung von $t_{1/2}$ berücksichtigt werden; dies gilt für die übrigen kumulierenden Mittel wie Aminoglykoside, Polypeptidantibiotica, Polymyxine usw. schon für die normalen Dosen.

Anpassung der Dosierung bei Niereninsuffizienz in Relation zur üblichen Dosierung bei Nierengesunden

Die Anpassung der Dosierung kann man in Relation zur Dosierung bei normaler Nierenfunktion vornehmen. Es gilt die Beziehung:

$$D_I = D_N \cdot \frac{\tau_I}{\tau_N} \cdot \frac{t_{1/2N}}{t_{1/2I}}.$$

Dabei bedeutet D = Erhaltungsdosis, τ = Dosierungsintervall, N = bei normaler Niere, I = bei insuffizierter Niere, τ_I ist begrenzt frei wählbar. Es sollte möglichst nahe $t_{1/2I}$ und nicht unter $0{,}3 \cdot t_{1/2I}$ liegen. Im zweiten Fall würde sonst die Initialdosis zu hoch. Diese kann man für das gewählte τ aus einem Nomogramm einfach ermitteln [1]. S. auch Abb. 7, S. 25.

Direkte und indirekte Bestimmung von $t_{1/2}$

$t_{1/2}$ muß zur Anpassung der Dosierung also bestimmt oder geschätzt werden. Vorzuziehen ist die direkte Bestimmung bei dem betreffenden Patienten. Sie ist jedoch vielerorts nicht durchführbar und braucht Zeit. Zur Schätzung von $t_{1/2}$ des Medikamentes anhand der Creatinin-Clearance oder der Creatininkonzentration im Serum

Tabelle 38. Dialysierbarkeit verschiedener Chemotherapeutica

Chemotherapeuticum	Hämodialyse	Peritonealdialyse
Penicillin G	—	
Oxacillin	±	—
Methicillin	±	
Ampicillin	(+)	±
Carbenicillin	+	+
Cephaloridin	+	(+)
Cephalothin	+	(+)
Cephalexin	+	(+)
Rolitetracyclin	(+)	±
Chlortetracyclin	—	
Minocyclin	±	+
Chloramphenicol	+	widersprüchliche Angaben
Thiamphenicol	(+)	
SMZ+TMP	(+)	
Nitrofurantoin	+	
Lincomycin	—	
Fusidinsäure	—	
Vancomycin	—	+
Streptomycin	(+)	(+)
Gentamicin	+	+
Kanamycin	+	+
Colistin	—	+
Isoniazid	—	
Rifampicin	—	
Ethambutol	+	(+)
Cyclosenin		+
Amphotericin B	widersprüchliche Angaben	

— = nicht dialysierbar
± = geringfügig dialysierbar
(+) = mäßig dialysierbar
+ = gut dialysierbar

sind verschiedene einfache Verfahren angegeben worden, die alle ihre Bewährungsprobe noch nicht voll bestanden haben und daher auch nicht dargestellt werden. Sie setzen meist eine lineare Beziehung zwischen der glomerulären Clearance und $t_{1/2}$ des Medikamentes voraus [2—4], die offensichtlich nicht besteht [Ü 3]. Sofern für einzelne Medikamente brauchbare Faustregeln für die Dosierung beschrieben wurden, sind sie in dem jeweiligen Kapitel angegeben. Zur intravenösen Behandlung von Kranken mit stabilisierten Ausscheidungsstörungen sind für Dicloxacillin, Ampicillin, Carbenicillin, Cephaloridin und Gentamicin Dosierungsrichtlinien erarbeitet, die es in Abhängigkeit vom Serum-Creatinin-Wert erlauben, bestimmte Maximal- bzw. Minimal- oder Dauerkonzentrationen im Serum zu erreichen. Als Basis diente ein Computerprogramm, das für diese Mittel die Serumspiegel bei beliebiger Dosis und beliebigem Dosierungsintervall berechnet [Ü 3]. Auch für Kanamycin ist ein derartiges Programm entwickelt [5].

Unwirksamkeit von Chemotherapeutica in den ableitenden Harnwegen durch Niereninsuffizienz

Bei stärkeren Ausscheidungsstörungen fällt die Konzentration der Chemotherapeutica im Harn unter die Hemmkonzentration ab. Es ist daher nicht angebracht, Nitrofurantoin, Nalidixinsäure, Polymyxine oder Sulfonamide zur Behandlung von Hohlrauminfektionen der Harnwege zu verordnen, wenn die glomeruläre Filtration auf etwa 20 ml/min (Creatinin im Serum = 3 mg-%) abgesunken ist. Andere Autoren halten diese Behandlung schon nicht mehr für angezeigt, wenn das Filtrat auf 60 ml/min (Creatinin im Serum = 1,5 mg-%) abgefallen ist [Ü 2].

Elimination durch Dialyse

Bei Dialyse werden die Chemotherapeutica in verschiedenem Ausmaß in die Dialysierflüssigkeit eliminiert. In Tabelle 38, S. 189 ist die Dialysierbarkeit grob quantitativ angegeben. Siehe auch Ü 4 und Ü 5. Präzisere Angaben sind z. Z. nicht möglich. Sie setzen die Bestimmung der $t_{1/2}$ mit und ohne Dialyse in Abhängigkeit von der Nierenfunktion voraus. Eine stärkere Elimination durch Dialyse erfordert Dosiserhöhungen, wenn ein therapeutischer Effekt erzielt werden soll, und ermöglicht andererseits die Senkung überhöhter, toxischer Spiegel.

Nephrotoxische Chemotherapeutica möglichst vermeiden

Bei vorgeschädigter Niere sollten die potentiell nephrotoxischen Chemotherapeutica möglichst vermieden werden. Zu ihnen gehören vor allem die Aminoglykoside, Polymyxine, Polypeptide (wie Capreomycin und Viomycin) und Vancomycin und Cephaloridin. Auch Cephalothin sollte nicht in hohen Dosen zusammen mit Normdosen von anderen nephrotoxischen Mitteln gegeben werden [6].

Literatur Übersichten, Monographien

1. Hubmann, R.: Int. J. clin. Pharmacol. 2, 154 (1969).
2. Arzneimittelbrief 6, 1 (1972).
3. Höffler, D.: Antimikrobielle Therapie bei Niereninsuffizienz. Mainz: Beecham Pharma 1971.
4. Losse, H., Gast, K. U., Westerboer, S.: Med. Welt 19, 62 (1968).
5. Briedigkeit, H., Precht, K.: Dtsch. Ges.-wes. 24, 481 (1969).

Einzelarbeiten

1. Krüger-Thiemer, E., Bünger, P.: Arzneimittel-Forsch. 11, 867 (1961).
2. Dettli, L., Spring, P., Habersang, R.: Postgrad. med. J. 46, Suppl. 32 (1970).
3. O'Grady, F.: Brit. med. Bull. 27, 142 (1971).
4. Hitzenberger, G.: Dtsch. med. Wschr. 96, 1805 (1971).
5. Mawer, G., Knowles, B. R., Lucas, S. B., Stirland, R. M., Tooth, J. A.: Lancet 1972 I, 12.
6. Opitz, A., Herrmann, I., v. Herrath, D., Schaefer, K.: Med. Welt 22, 434 (1971).

XI. Chemotherapeutica bei Leberschaden

Die Biotransformation körperfremder Stoffe findet hauptsächlich in der Leber statt. Sowohl die metabolischen Umwandlungen als auch die Koppelungsprozesse, welche die Metaboliten ausscheidungsfähig machen, sind bei den verschiedensten Formen der Leberschädigung gestört. Infolgedessen ist dann die Elimination von Substanzen verzögert, die in stärkerem Umfange eine Biotransformation durchlaufen. Dies führt zur Kumulation und u. U. zu toxischen Erscheinungen.

Chemotherapeutica mit verlängerter $t_{1/2}$ bei Leberinsuffizienz

Bei folgenden Chemotherapeutica ist mit einer stärkeren Verlängerung von $t_{1/2}$ zu rechnen, wenn eine Leberschädigung besteht: Sulfonamide, Chloramphenicol, Nitrofurantoin, Lincomycin/Clindamycin, Nalidixinsäure, Novobiocin; Isoniazid, Rifampicin, p-Aminosalicylsäure, Ethionamid/Prothionamid; Griseofulvin, Clotrimazol; Diaminodiphenylsulfon; Thiabendazol; Chinin.

Leider ist „Leberschädigung" in bezug auf die Biotransformation von Fremdstoffen vorerst weder qualitativ noch quantitativ zu präzisieren. Auch bei Obstruktionen, nicht nur bei direktem Leberschaden, kann die Umwandlung beeinträchtigt sein. Es ist bisher keine Korrelation zwischen Parametern der Leberschädigung und einer Verlängerung der $t_{1/2}$ von Medikamenten gefunden wie etwa bei der Niere zwischen Creatinin-Clearance und $t_{1/2}$. Daher empfiehlt es sich, bei stärkerer Leberinsuffizienz die oben erwähnten Mittel zu meiden, falls die Kinetik beim einzelnen Kranken nicht bestimmt werden kann, und an ihrer Stelle solche zu verordnen, die entweder unverändert über die Niere ausgeschieden werden oder — wie die β-Lactamantibiotica — so atoxisch sind, daß eine gewisse Verlängerung von $t_{1/2}$ bedeutungslos ist.

Zurückhaltung in der Verordnung potentiell lebertoxischer Chemotherapeutica

Bei bereits bestehender Leberschädigung dürfen natürlich Medikamente, die potentiell lebertoxisch sind, nur mit Zurückhaltung und unter ständiger Kontrolle der Leberfunktion gegeben werden. Zu ihnen gehören praktisch alle obengenannten, weitgehend metabolisierten Mittel sowie Erythromycin als Estolat, Oleandomycin als Triacetylester; Tetracycline in hohen Dosen, vor allem bei Schwangeren; Thiosemicarbazone; Pyrazinamid; Thiocarlid.

XII. Chemotherapeutica in der Schwangerschaft und Perinatalzeit

Folgende Besonderheiten sind für die Chemotherapie in dieser Phase von Bedeutung:

1. Die Eihüllen und ihr Inhalt stellen ein eigenes Kompartiment mit mehreren Unterkompartimenten dar. Infolgedessen haben die Konzentrationsverläufe einen speziellen Charakter.

2. Die veränderte Physiologie in der Schwangerschaft kann sich auch auf die Kinetik bei der Graviden auswirken.
3. Das Früh- und Neugeborene ist in seinen Stoffwechselleistungen noch unreif. Daher verlaufen die Biotransformation sowie die Ausscheidung über die Niere langsamer. Dies kann zu toxischen Erscheinungen führen und verlangt eine besondere Dosierung.
4. Der Fetus ist gegen Arzneimittel viel empfindlicher als der erwachsene Organismus: Die Behandlung der Mutter kann dem Fetus schaden.
5. Die Ausscheidung durch die Brustdrüse verläuft anders als die Ausscheidung durch die Niere.

Zu 1: Die maternofetale Kinetik

Das Medikament geht von der Mutter auf Eihöhle und Frucht hauptsächlich diaplacentar über. Die Placenta verhält sich wie eine porenhaltige Lipidmembran [1], durch die Fremdsubstanzen meist passiv hindurchdiffundieren, und zwar um so schneller, je lipophiler und je weniger sie ionisiert sind [Ü 9]. Daneben gibt es einen paraplacentaren Stoffaustausch: Nach chorioamnialem Transfer, der z. B. für Ampicillin nachgewiesen ist [2], nimmt der Fetus über Haut, Magen-Darm-Trakt, Lunge das Mittel aus dem Fruchtwasser auf und scheidet es u. U. dahin über Niere bzw. Darm wieder aus. Der Konzentrationsverlauf im Fetus und Fruchtwasser ist gegenüber dem Verlauf im mütterlichen Serum zeitlich verschoben. Verteilungsquotienten müssen daher zu verschiedenen Zeitpunkten nach der Applikation ermittelt werden, um die Kurvenverläufe richtig zu beschreiben. Deren genaue Kenntnis ist für die tägliche Therapie nicht erforderlich. Es genügt zu wissen, in welchem Umfange die im Fetus und Fruchtwasser sich einstellenden Konzentrationen therapeutisch ausreichend sind. Dies ist in Tab. 39, S. 193/194 zusammengestellt.

Zu 2: Veränderte Physiologie als Ursache veränderter Kinetik

In der Peripartalzeit sind z. B. für Gentamicin und Nitrofurantoin bei der Gebärenden längere $t_{1/2}$ gefunden worden [Ü 4]. Als Ursache werden verminderte Nierendurchblutung und Diuresehemmung während der Geburt angenommen. Auch die Absorption kann unregelmäßig sein. Parenterale Applikation ist daher unter der Geburt vorzuziehen.

Zu 3: Langsamere Biotransformation und Ausscheidung bei Früh- und Neugeborenen als Ursache toxischer Erscheinungen

Das Enzymsystem der Leber ist in den ersten Lebenswochen immer noch nicht voll entwickelt. Das gilt auch für die an der Glucuronierung und Acetylierung beteiligten Enzyme. Daher ist $t_{1/2}$ von Medikamenten erheblich verlängert, bei denen derartige Koppelungsvor-

Tabelle 39. Erlaubte [+], bedingt erlaubte [±] und kontraindizierte [−] Chemotherapeutica in der Schwangerschaft [nach U s w. weiter].

	A I. Tri- menon	B 4.–9. Monat	C Letzte Woche	Übertritt in [a] Nabel, schn.bl.	Frucht- wasser	Grund f. Kontraindikation e. T.=exp. teratogen, V=Vorsicht, Unschäd- lichkeit nicht gesichert
Penicillin G	+	+	+	+++	+++	
Ampicillin	+	+	+	+++	+++	
Oxac./Dicloxacillin	+	+	+	+++	+++	
Methicillin	+	+	+	+++	+++	
Carbenicillin	+	+	+	+++	±	
Cephaloridin	+	+	+	++	++	
Cephalothin	±	−	−	(+)[b]	±	
Tetracycline						B, C: Zahnverfärbung, gehemmtes Knochen-wachstum
Sulfonamide	+	+	−	+++	+++	C: Kernikterus (Enzym-Unreife)
Trimethoprim	−	−	−			A: e. T.; B, C: V
Chloramphenicol	−	+	−	++	++	A: e. T.; C: Gray-Syn-drom (Enzym-Unreife)
Nitrofurantoin	±	+	−	+		A: V; C: Hämolyse, Enzym-Unreife
Erythromycin	+	+	+	±	±	
Lincomycin	+	+	+	++	++	
Clindamycin	nicht bekannt, vermutlich wie LM					
Fusidinsäure	nicht bekannt					
Vancomycin	±	−	−			B, C: Ototoxicität
Streptomycin	±	−	−	+++	+++	B, C: Ototoxicität
Kanamycin	±	−	−	+++	++	B, C: Ototoxicität

[a] Im Spektrum liegende Erreger alle erreichbar = +++, meist = z. T. erreichbar = +−(+). Nur in therapeutisch unwirksamen Konzentrationen vorhanden: ±.
[b] TC jedoch ++.

Tabelle 39. Erlaubte [+], bedingt erlaubte [±] und kontraindizierte [−] Chemotherapeutica in der Schwangerschaft. Teil 2: Antituberkulotica, Antimykotica

	A I. Tri-menon	B 4.—9. Monat	C Letzte Woche	Übertritt in * Nabelschn.bl.	Fruchtwasser	Grund f. Kontraindikation e. T. = exp. teratogen, V = Vorsicht, Unschäd-lichkeit nicht gesichert
Gentamicin	±	−	−	(+)	(+)	B, C: Ototoxicität
Polymyxine	±	−	−	+++	−	B, C: Ototoxicität
Nalidixinsäure	−	+	−			A: V; C: Enzym-Unreife
Novobiocin	nicht mehr indiziert		−			C: Hyperbilirubinämie (Enzym-Unreife)
Isoniazid	+	+	+++	+++	+++	A: e. T.
Rifampizin	−	+	+	(+)	(+)	A: V
Ethambutol	+	+	−			A: e. T.; C: Enzym-Unreife
Ethionamid/Prothionamid	−	±	±			CAVE: Ototoxicität
Capreomycin	±	±	−			C: Enzym-Unreife
p-Aminosali-cylsäure	+	+				
Cycloserin	+++±	++	++	+++	+++	B, C: Ototoxicität
Pyrazinamid	+	−	−			C: Enzym-Unreife
Viomycin	−	+	−			A, B, C: V
Thiosemicarb.	−	−	−			A, B, C: V
Amphotericin B	−	−	−			A, B, C: V
Clotrimazol	−	−	−			A: e. T.
5-Fluorcytosin	−	+	+			
Griseofulvin						

* Im Spektrum liegende Erreger alle erreichbar = +++, meist = ++, z. T. erreichbar = +−(+).

gänge Voraussetzung für die Ausscheidung durch die Niere sind, z. B. Chloramphenicol, Sulfonamide, Nitrofurantoin, Nalidixinsäure. Diese Mittel sollte man der Mutter kurz vor und während der Geburt möglichst nicht geben, weil das Neugeborene mit ihnen nach der Trennung vom mütterlichen Stoffwechsel nicht richtig fertig wird. Manche Medikamente, vor allem die Sulfonamide, können Bilirubin aus seinen Eiweißbindungen, auch an die Glucuronyltransferase, verdrängen. Bilirubin kann dann nicht mehr ausgeschieden werden. Die Kumulation führt zu Kernikterus mit schweren Hirnschäden. — Bei der Ausscheidung durch die Niere macht sich die Unreife mehr bei der tubulären Sekretion als bei der glomerulären Filtration bemerkbar. — Um beim Früh- und Neugeborenen zu ähnlichen Serumkonzentrationen wie beim Säugling zu kommen, muß daher geringer und/oder seltener dosiert werden. Die speziellen Dosisempfehlungen für diesen Lebensabschnitt sind unbedingt zu beachten.

Zu 4: Die höhere Toxicität von Arzneimitteln für den Fetus

Toxische Effekte werden im allgemeinen bei wachsenden und sich vermehrenden Zellen durch geringere Dosen ausgelöst. In den verschiedenen Stadien der Ontogenese haben die Zellen nicht alle die gleiche Wachstumstendenz. Daraus ergeben sich für die verschiedenen Stadien selektive Empfindlichkeiten und dementsprechende typische Schädigungen (s. Tabelle 40).
In Tabelle 39, S. 193/194 sind auch die Schäden angeführt, welche die Frucht in den verschiedenen Entwicklungsphasen durch antibak-

Tabelle 40. Perioden der Schwangerschaft und ihre typischen Schädigungen

Periode	Woche der Schwangerschaft	Entwicklungsphase	Art der Schädigung
1. Embryonalperiode a) Blastogenese	1— 2	Trophoblastenbildung	Abort
b) Embryogenese	3—12	Gastrulation u. Organogenese	Mißbildung
2. Fetalperiode	13—40	Wachstum u. Reifung	Wachstumsstörung oder -hemmung
3. Perinatalperiode [*]	direkt vor und nach Geburt	Beginn des extrauterinen Lebens	Funktionsstörungen, Organschäden

[*] Von der Mutter aus gesehen: Peripartalperiode.

terielle und antimykotische Chemotherapeutica erleiden kann. Bei den bakteriellen Infektionen sind Penicilline und Cephalosporine besonders geeignet, weil sie ohne Toxicitätsrisiko sind und in Fet und Fruchtwasser gut wirksame Konzentrationen erreichen. Unter den im klinischen Teil III genannten Mitteln gegen Protozoen sollen folgende nicht gegeben werden: Chinin, Quinacrin und Emetin (I.—III. Trim.), Chloroquin und Pyrimethamin nicht im I. Trimenon (Gefahr der Teratogenität).

Zu 5: Ausscheidung mit der Muttermilch

Für das gesunde Neugeborene sind die mit der Milch aufnehmbaren Mengen untoxisch, auch bei den Mitteln, die besonders stark über die Milch ausgeschieden werden. Die Milch weist 50% und mehr (bis > 100%) der Serumkonzentration in Abhängigkeit von der Zeit nach Applikation auf bei: Tetracyclinen, Erythromycin, Lincomycin, Cycloserin und Streptomycin. Es ist daran zu denken, daß der Säugling durch die mit der Milch aufgenommenen Mittel — auch die nur gering eliminierten — allergisiert werden kann.

Literatur 1. Stamm, H.: Med. Klin. 65, 1609 (1970).
Übersichten 2. Council on Drugs: J. Amer. med. Ass. 190, 840 (1964).
3. Hirsch, H. A.: Münch. med. Wschr. 111, 32 (1969).
4. v. Kobyletzki, D.: Med. Welt (N. F.) 19, 2010 (1968).
5. v. Kobyletzki, D.: Pädiat. Pädol. 4, 363 (1968).
6. v. Kobyletzki, D.: Gynäkologe 2, 36 (1969).
7. Weingärtner, L.: Therapiewoche 21, 130 (1971).
8. Hitzenberger, G.: Wien. klin. Wschr. 82, 539 (1970).
9. Dentkos, M. C.: Amer. J. Hosp. Pharm. 23, 139 (1966).

Einzelarbeiten 1. Kurz, H., Fasching, H.: Naunyn-Schmiedeberg's Arch. Pharmak. exp. Pathol. 259, 214 (1968).
2. Hüter, J., Dreher, E., Müller, V.: Geburtsh. u. Frauenheilk. 32, 169 (1972).

Dritter Teil

Chemotherapie von Infektionen und Infektionskrankheiten

I. Sepsis

Definition Sepsis ist eine allgemeine Infektion, bei der die Erreger von einem Herd aus kontinuierlich oder intermittierend in die Blutbahn gelangen und — häufig unter Bildung von Metastasen — schwere Krankheitserscheinungen hervorrufen. Der Sepsisherd kann mit der Eintrittspforte der Bakterien identisch sein, kann aber auch von einer Metastase gebildet werden. Sepsis ist heutzutage am häufigsten bei resistenzmindernden Grundkrankheiten, nach intensiver immunsuppressiver oder antibiotischer Behandlung sowie nach diagnostischen und therapeutischen Eingriffen. Vorübergehende Anwesenheit von Bakterien im Blut ohne Krankheitserscheinungen und ohne Metastasen wird als **Bacteriämie** bezeichnet (z. B. nach Zahnextraktion).

Häufigste Erreger In Allgemeinkrankenhäusern Staphylokokken, Escherichia coli, Klebsiella-Aerobacter, Pseudomonas aeruginosa, Bacteroides, Proteus, vergrünende Streptokokken, Enterokokken [1—3]. Seltenere Erreger s. Tabelle 41. In Spezialkliniken andere Häufigkeitsverteilungen [4].

Diagnostik vor Therapiebeginn Versuch des Nachweises der Eintrittspforte und des Sepsisherdes. Versuch der **Erregerisolierung**: mindestens 5 venöse **Blutkulturen**, im Abstand von 4—6 Std, möglichst im Fieberanstieg; u. U. Kultur aus **Sternalpunktat**. Wenn möglich, kulturelle Untersuchung von **Eintrittspforte** und **Sepsisherd** oder **Metastasen**, ferner von Urin und Sputum. Ist die Kultur positiv, folgt Bestimmung von **MHK** und **MBK** im Reihenverdünnungstest mit den für den jeweiligen Erreger in Frage kommenden Mitteln und geeigneten Kombinationen [5, 6]. Auswahl der Kombinationen ist auch mit der Cellophanübertragungstechnik möglich [6, 7].

Therapieprinzip Ausreichend lange, ausreichend hoch dosierte Behandlung mit mindestens einem, u. U. zwei **bactericiden** Mitteln, die im Serum des Kranken unmittelbar vor der nächsten Gabe in einer Konzentration vorliegen sollen, die bei einer Verdünnung des Serums von 1 : 8 oder mehr noch bactericid gegen 10^5—10^6 Keime des betreffenden Patienten bei 24—48stündiger Bebrütung wirken. Die Dosierung wird durch derartige Serumbactericidieteste oder durch Bestimmung der Serumkonzentration gesteuert. Diese soll vor der nächsten Gabe mindestens das Vierfache der MBK betragen. Bestimmung der Serumkonzentration empfiehlt sich besonders bei Gabe potentiell toxischer Mittel (z. B. Aminoglykoside, Polymyxine, Vancomycin). Neben der Chemotherapie sind **Ausschaltung der Sepsisherde** und **Schockbehandlung** [8—9a] entscheidend.

A. Initiale Chemotherapie

Sie kann sich z. T. nach Eintrittspforte bzw. Ausgangsherd richten.

1. Sepsis nach Hautverletzungen

Durch Staphylokokken oder Streptokokken hervorgerufen.

Therapie Oxacillin, tgl. i.v. 12 g + Penicillin G, tgl. i.v. 10—20 Mega (E).

2. Sepsis von Venenkathetern, Ventilen usw. oder von Osteomyelitis ausgehend

Meist durch Staphylokokken bedingt, wenn keine Chemoprophylaxe getrieben.

Therapie Oxacillin, tgl. i.v. 12 g (E).

3. Alle übrigen Sepsisformen

Bei Urosepsis, Puerperalsepsis, postoperativer, tonsillogener oder vom Gastrointestinaltrakt ausgehender Sepsis kommen verschiedene grampositive und gramnegative Erreger, nicht selten als Mischinfektion in Frage.

Therapie Ampicillin + Oxacillin oder Cephalothin. Zusätzlich Gentamicin oder Kanamycin. Ist öfter mit Primärresistenz gegen GM und KM zu rechnen, statt dessen Polymyxine. Dosierung s. Tabelle 42.

CAVE Die Mehrzahl der anaeroben **Bacteroides**-Stämme wird durch diese Kombination nicht erfaßt. Verdacht auf Bacteroides-Sepsis gegeben, wenn nach diagnostischen oder operativen Eingriffen im Bauchraum „hektische" Temperaturen, Rigor, Hyperhidrosis und Thrombophlebitiden auftreten [13].

B. Gezielte Weiterbehandlung

Die Mittel, welche für die verschiedenen Erreger in Frage kommen, sind in Tabelle 41, S. 285 angegeben, ihre Dosierung in Tabelle 42, S. 287/288. Tritt nach 2—3 Tagen keine Besserung ein, muß nach unerkannten Metastasen gefahndet und die Therapie überprüft werden.

Therapiedauer Entsprechend dem klinischen Bild, mindestens bis eine Woche (bei Säuglingen 2 Wochen) nach Entfieberung, in der Regel etwa 3 Wochen. Bei Staphylokokken-Sepsis weitere 3 Wochen als Rezidivprophylaxe Oralpenicillin, tgl. 2—3 Mega.

Literatur	1. Brumfitt, W., Leigh, D. A.: Proc. roy. Soc. Med. **62**, 1239 (1969).
2. DuPont, H. L., Spink, W. W.: Medicine (Baltimore) **48**, 307 (1969).
3. Finland, M., in: Bayer-Symposium III, 4. Berlin-Heidelberg-New York: Springer 1971.
4. Armstrong, D., Young, L. S., Meyer, R. D., Blevins, A. H.: Med. Clin. N. Amer. **55**, 729 (1971).
5. Bulger, R. J., Nielson, K.: Appl. Microbiol. **16**, 890 (1968).
6. Garrod, L. P., Waterworth, P. M.: J. clin. Path. **15**, 328 (1962).
7. Chabbert, Y. A., Waterworth, P. M.: J. clin. Path. **18**, 314 (1965).
8. Halberstadt, E.: Med. Welt (N. F.) **22**, 1191 (1971).
9. McHenry, M. C.: Geriatrics **24**, 101 (1969).
9 a. Siegenthaler, W., Lüthy, R., Vetter, H., Siegenthaler, G.: Schweiz. med. Wschr. **102**, 593 (1972).
Chemotherapie verschiedener Sepsisformen	10. Herrell, W. A.: Clin. Med. **76**, 11 (1969).
11. Bastin, R., Pechère, J.-C., Frottier, J., Calamy, G., Vildé, J.-L.: Path. et Biol. **19**, 585 (1971).
12. Klastersky, J.: Presse méd. **79**, 1795 (1971).
13. Felner, J. M., Dowell, V. R., jr.: Amer. J. Med. **50**, 787 (1971).
14. Pratt, Ch. B., Dugger, D. L.: Curr. ther. Res. **13**, 182 (1971).
15. Schimpff, S., Satterlee, W., Young, V. M., Serpick, A.: New Engl. J. Med. **284**, 1061 (1971).
16. Wolfe, M. S., Armstrong, D., Louria, D. B., Blevins, A.: Arch. intern. Med. **128**, 546 (1971).
17. Crowder, J. G., Gilkey, G. H., White, A. C.: Arch. intern. Med. **128**, 247 (1971).
18. Iványi, J., Pintér, M.: Zbl. Bakt. I. Abt. Orig. A **217**, 217 (1971).
19. Olsen, H., Frederiksen, W. C., Siboni, K. E.: Lancet **1965 I**, 1214.
20. Altmann, C., Bogokovsky, B.: J. med. Microbiol. **4**, 296 (1971).
21. Jensen, K.: Persönliche Mitteilung.
22. Show, A. W., Guze, L. B.: Ann. intern. Med. **75**, 810 (1971).

II. Endokarditis

Häufigste Erreger	**Akute E.:** Staphylokokken, selten Pneumokokken, Gonokokken, Meningokokken sowie gramneg. Stäbchen u. a. Erreger.
Subakute E. (E. lenta): Streptokokken, Enterokokken, seltener Erreger der akuten E., Coxiella Burneti.
Vor Therapiebeginn	Stets Versuch der **Erregerisolierung**; bei akuter E. 3mal im Abstand von 2—4 Std. Kultur von venösem Blut, bei subakuter E. mindestens 5mal im Abstand von 4—6 Std. Daneben bakteriologische Untersuchung von Eintrittspforten, wenn vorhanden. Evtl. serologische Untersuchung auf Q-Fieber.
Therapieprinzip	Ausreichend lange Behandlung mit mindestens einem für den jeweiligen Erreger **bactericiden** Mittel in ausreichender Konzentration. Auswahl der Mittel und Steuerung der Therapie s. unter Therapieprinzip bei Sepsis, S. 197.
Initialbehandlung	a) **Endokarditis nach Eingriffen am Kreislaufsystem** meist durch Staphylokokken bedingt. Therapie wie bei Vorliegen Penicillin G-resistenter Staphylokokken mit Oxacillin, 15 g tgl. i.v. (E) + Streptomycin, 2 g tgl. i.m. (E).

b) in den übrigen Fällen
falls Gram-Präparat von Material der Eintrittspforte und/oder Vorgeschichte nicht deutliche Hinweise auf möglichen Erreger (z. B. Candida) geben; Therapie wie bei Vorliegen von vergrünenden Streptokokken: Penicillin G, tgl. 20 Mega (E) + Streptomycin, 2 g tgl. i.m. (E).

Weiterbehandlung Liegen noch keine bakteriologischen Ergebnisse vor und sind nach 3 Tagen keine Entfieberung und Normalisierung der Pulsfrequenz eingetreten, müssen entweder die Penicillindosen erhöht oder die Medikamente gewechselt werden. Nach Bekanntwerden des Erregers werden die Medikamente gemäß Tabelle 41 ausgewählt. Ihre Dosierung ist in Tabelle 42 angegeben und wird, je nach Ausfall des Serum-Bactericidie-Testes, korrigiert. Orale Therapie wegen Unsicherheiten der Einnahme und/oder Resorption möglichst vermeiden.

Kontrolle Therapieerfolg a) **klinisch:** Temperatur, Hb-Wert, BSG.

b) **bakteriologisch:** Blutkultur, im 1. Monat nach Therapiebeginn wöchentlich 1mal, im 2. Monat zweiwöchentlich sowie am Ende des 3. Monats 1mal.

Toxische Erscheinungen Infolge der Hochdosierung und evtl. Ausscheidungsstörungen muß auf die typischen Schädigungen durch die einzelnen Mittel an ZNS, Niere, Leber, Gehör und blutbildendem System besonders geachtet werden.

Therapiedauer Die meisten Kliniker empfehlen bei erfolgreichem Verlauf eine Behandlungszeit von 6 Wochen, auf jeden Fall solange, bis die BSG normal oder fast normal geworden ist. Bei Viridans-Sepsis können 2 Wochen genügen [9].

Therapie bei negativer Blutkultur a) **Chemotherapie vorausgegangen:** Falls Krankheitszustand es erlaubt, Therapiepause und erneuter Züchtungsversuch. Anderenfalls nach dem bisherigen Verlauf: wenn akut, Behandlung wie bei Staphylok. E., wenn subakut, wie bei Streptok. E.

b) **Keine Chemotherapie vorangegangen:** Sog. abacteriämische Form: wie bei Enterok. E. wird Penic. G mit 40 Mega i.v. tgl. (E) + 2 g Streptomycin i.m. tgl. (E) gegeben.

Penicillintherapie bei Penicillinallergie Wegen der entscheidenden therapeutischen Bedeutung der Penicilline ist Versuch der Desensibilisierung bzw. Schutz durch gleichzeitige Gabe von Corticosteroiden zu erwägen.

Chemoprophylaxe Indiziert, wenn bei **Prädisposition** zu Endokarditis Bacteriämien zu erwarten sind.

Prädisposition bei angeborenem Herzfehler,
erworbenem Herzfehler,
früher durchgemachter Endokarditis.

Bacteriämien zu erwarten bei allen diagnostischen und therapeutischen **operativen** Eingriffen, insbesondere bei

a) Zahnextraktionen, Tonsillektomie, Adenotomie (Streptokokken),
b) Eingriffen im Urogenital- und Gastrointestinaltrakt (Enterokokken und gramnegative Stäbchen),
c) Eingriffen an Herz und Gefäßen (Staphylokokken).

Wahl und Dosierung der Mittel für Chemoprophylaxe

Bewährt für
a) Penicillin G tgl. i.m. 1,2 Mega (E) + Streptomycin tgl. i.m. 1 g (E). Auch Tetracyclin tgl. i.v. 250 mg (E) ist gut wirksam [8].
b) Ampicillin tgl. parenteral 3 g (E).
c) Oxacillin tgl. parenteral 3 g (E).
Beginn der Prophylaxe einige Stunden vor dem Eingriff; Dauer 2—3 Tage.

Literatur
1. Anschütz, F.: Dtsch. med. Wschr. 95, 128 (1970).
2. Geroulanos, S.: Dtsch. med. Wschr. 96, 891 (1971).
3. Geissler, W., Herrmann, H., Bohm, R., Briedigkeit, H.: Dtsch. Gesundh.-Wes. 24, 2449 (1969).
4. Kislak, J. W.: Amer. Heart, J. 79, 713 (1970).
5. Fleming, H. A.: Practitioner 204, 238 (1970).
6. Mandell, G. L., Kaye, D., Levison, M. E., Hook, E. W.: Arch. intern. Med. 125, 258 (1970).
7. Jensen, K., Lassen, H. C. A.: Quart. J. Med. 38, 91 (1969).
8. Khairat, O.: J. clin. Path. 19, 561 (1966).
9. Tan, J. S., Terhune, C. A., jr., Kaplan, S., Hamburger, M.: Lancet 1971 II, 1340.

III. Perikarditis und Mediastinitis purulenta

Diese Infektionen kommen entweder hämatogen-metastatisch oder per continuitatem von der Lunge bzw. dem Myokard her oder durch direkte Einschleppung der Keime bei Verletzung zustande.

Häufigste Erreger
Staphylokokken, Pneumokokken, Streptokokken, ferner Haemophilus influenzae, Meningokokken u. a.

Therapie
Entscheidend ist Entlastung durch Drainage. Chemotherapie systemisch und lokal entsprechend Erreger. Wahl der Mittel und Dosierung für systemische Behandlung wie bei Sepsis, s. Tabelle 41 und 42, für lokale Behandlung s. Tabelle 52.

Literatur
1. Schölmerich, P.: Hdb. Inn. Med. 4. Aufl. Bd. IX/2, S. 1084. Berlin-Göttingen-Heidelberg: Springer 1960.
2. Boyle, J. D., Pearce, M. L., Guze, L. B.: Medicine (Baltimore) 40, 119 (1961).
3. Gersony, W. M., McCracken, G. H.: Pediatrics 40, 224 (1966).
4. Slim, M. S., Rizk, G., Uwaydah, M.: Surgery 69, 755 (1971).

IV. Prophylaxe des rheumatischen Fiebers

Das **rheumatische Fieber** und die damit verbundenen Erkrankungen sind **Folge** von Infektionen mit **Streptokokken** der Gruppe A.

Verhütung dieser Erkrankungen hängt daher von einer Kontrolle der Streptokokkeninfektionen ab. Diese kann auf zwei Wegen angestrebt werden: 1. durch Reduktion des Keimreservoirs = frühe und konsequente Behandlung jeder Infektion, und 2. durch Verhütung von neuen Schüben infolge von Reinfektionen bei Rheumatikern = Chemoprophylaxe.
Zur Behandlung von Erkrankten und Keimträgern s. S. 214. Auch bei der **akuten Glomerulonephritis** wird Therapie bis zum Abklingen der akut entzündlichen Erscheinungen und Normalisierung eines evtl. erhöhten Antistreptolysintiters empfohlen (1 Mega Penicillin G tgl. (E)), anschließend für 2 Monate Chemoprophylaxe [1].

Zur Prophylaxe hat das Committee of the Council on Rheumatic Fever and Congenital Heart Disease der American Heart Association folgende **Richtlinien** herausgegeben [2]:
Kontinuierliche, **lebenslängliche** Chemoprophylaxe bei allen Patienten mit eindeutiger Anamnese von rheumatischem Fieber oder Chorea bzw. mit eindeutig als rheumatisch erwiesenem Herzleiden. Ausnahmen von der lebenslänglichen Behandlung sollten auf jeden Fall nicht bei Personen gemacht werden, die einem erhöhten Expositionsrisiko ausgesetzt sind (Soldaten, Mütter von kleinen Kindern, Lehrer, Ärzte und medizinisches Personal), und bei solchen, die ein erhöhtes Erkrankungsrisiko pro Infektion haben (rheumatisches Herzleiden, kürzlich durchgemachter rheumatischer Schub oder wiederholte Schübe sowie schlechte soziale Verhältnisse).

Da die Durchführung dieser optimalen Maßnahmen schwierig ist, sind **modifizierte** Vorschläge gemacht worden, die auf der Abnahme des Rezidivrisikos mit dem Lebensalter und mit dem zeitlichen Abstand zur ersten Erkrankung beruhen [3—5]. Auch diesen zufolge soll bei Patienten mit rheumatischer Carditis die Prophylaxe möglichst lebenslang, mindestens jedoch bis zum 25. Lebensjahr, durchgeführt werden. Unabhängig vom Lebensalter bei der Ersterkrankung soll die **Dauer** der Prophylaxe **mindestens 5 Jahre** betragen. Bei Kindern und Jugendlichen sollte sie darüber hinaus bis zum 18., besser bis zum 25. Lebensjahr fortgesetzt werden, zumindest sollte sie bei erhöhtem Expositions- oder Erkrankungsrisiko wieder aufgenommen werden.

Durchführung der Prophylaxe Jede Prophylaxe beginnt mit einer vollen therapeutischen Kur, die ebenfalls durchzuführen ist, wenn unter der Chemoprophylaxe ein Streptokokkeninfekt auftritt: entweder 1mal Benzathin-Penicillin G (i.m., 1,2 Mega (E), 0,9 Mega (K $>$ 10 J.), 0,6 Mega (K $<$ 10 J.) oder 10 Tage ein Oralpenicillin mit tgl. 0,6—0,8 Mega (E und K) in 3—4 Einzeldosen. Bei Penicillinallergie Erythromycin tgl. oral 2 g (E) oder Clindamycin tgl. oral 0,6 g (E) für 10 Tage.

Zur **eigentlichen** Prophylaxe werden die sichersten Ergebnisse mit Benzathin-Penicillin G, 1,2 Mega einmal im Monat erzielt [6], wobei Beschwerden an der Injektionsstelle auftreten können. Orale Prophylaxe setzt zuverlässige Mitarbeit des Patienten voraus. Empfohlen werden 1mal tgl. 0,2—0,4 Mega eines Oralpenicillins oder Sulfonamide; z. B. Sulfadiazin, 1mal tgl. oral 1 g (E und K > 6 J.), 0,5 g (K < 6 J.) oder Sulfamethoxydiazin, 1mal tgl. oral 0,5 g (E) bzw. 10—12 mg/kg (K). Sulfonamide sind nicht zur Therapie der manifesten Infektion geeignet! Bei Unverträglichkeit von Penicillin wie Sulfonamid kann Erythromycin gegeben werden (2× tgl. oral 0,25 g (E)).

Literatur
1. Renner, E., Held, E.: Urologe B 11, 130 (1971).
2. Committee of the Council on Rheumatic Fever and Congenital Heart Disease of the American Heart Association: Circulation 43, 983 (1971).
3. Schaub, F.: Schweiz. med. Wschr. 91, 129 (1961).
4. Stollerman, G. H.: J. Amer. med. Ass. 177, 823 (1961).
5. Feinstein, A. R., Spagnuolo, M.: J. chron. Dis. 15, 623 (1962).
6. Wood, H. F., Feinstein, A. R.: Taranta, A., Epstein, J. A., Simpson, R.: Ann. intern. Med. 60 (Feb. Suppl.), 31 (1964).

V. Meningitis und andere Infektionen im Schädelbereich

A. Meningitis purulenta

Häufigste Erreger **Altersabhängig** [1]:
1. < 1 Mon.: gramnegative Enterobakterien, Streptokokken, Staphylokokken, Pneumokokken, Listerien.
2. 2. Monat—4 Jahre: Haemophilus influenzae, Meningokokken, Pneumokokken.
3. 5—29 Jahre: Meningokokken, H. influenzae, Pneumokokken.
4. 30 und mehr Jahre: Pneumokokken, Meningokokken; H. influenzae selten.

Kultureller Nachweis gelingt nicht in $\leq$ 25% der Fälle.

Vor Therapiebeginn **Lumbalpunktion,** chemische und bakteriologische Untersuchung des trüben Liquors. *Chemisch:* Zellen und Eiweiß vermehrt, Zucker erniedrigt. *Bakteriologisch:* Gram-Präparat des Sedimentes, Kultur. Ferner: **2 Blutkulturen** sowie kulturelle Untersuchung von Eintrittspforte und/oder Metastasen (z. B. Hautläsionen).

Initiale Chemotherapie [2—4]
1. Bei **Neugeborenen** sowie bei **allen** Altersgruppen, wenn bei ihnen Möglichkeit eines **ungewöhnlichen** Erregers (nicht Meningokokken, Pneumokokken oder Haemophilus influenzae) besteht und Gram-Präparat keinen eindeutigen Hinweis gibt, ferner bei unbehandelter Meningitis **ohne Erregernachweis:**

Ampicillin oder Carbenicillin + Gentamicin (Gentamicin i.v. und intrathecal).

Statt Gentamicin kommen auch Polymyxine in Frage, ferner der Zusatz von Oxacillin [14].

Ungewöhnliche Erreger möglich bei:
Immundefekten,
Leukämie,
Endokarditis,
chronischer Sinusitis,
chronischer Otitis,
Schädelverletzungen und -operationen,
kongenitalen Defekten im Schädelbereich,
nach Lumbalpunktion.

2. Wenn Säugling 2 Monate und älter und kein Verdacht auf ungewöhnliche Erreger besteht:
Ampicillin i.v., evtl. auch intrathecal.

Gezielte Weiterbehandlung [2—8]

Auswahl der Mittel entsprechend Tabelle 41, Dosierung Tabelle 42.

Intrathecale Zusatztherapie Auf jeden Fall erforderlich bei allen Mitteln, die nach systemischer Gabe keine ausreichenden Liquorkonzentrationen erreichen: Polymyxin, Colistin, Streptomycin, Kanamycin, Gentamicin. Über die Notwendigkeit, andere Antibiotica intrathecal zu verabfolgen, sind die Ansichten geteilt. Sie ist bei schweren Fällen, insbesondere Staphylokokken-Meningitis, zu erwägen. Man kann auch mit der ersten diagnostischen Punktion eine intrathecale Antibioticagabe verbinden. Mehr als 3—5 intrathecale Applikationen sind meist nicht nötig. Ausnahme: wenn Polymyxine führendes Medikament sind; dann intrathecale Gaben zunächst 3—4 Tage tgl., anschließend jeden 2. Tag bis zur Normalisierung des Liquors (etwa 3 Wochen).

Therapiekontrolle Kulturelle Untersuchung des Liquors nach 2—3 Tagen; falls keine klinische Besserung eintritt, öfter, u. U. tgl. Bei richtiger Therapie ist Kultur dann meist nach 2—3 Tagen negativ, abgesehen von Enterobakterien. Weitere Kontrolle bei Therapieende.

Therapie bei abnehmender Liquorgängigkeit Die gezielte Therapie muß bei Infektionen durch Pneumokokken, Meningokokken und H. influenzae etwa 10 Tage durchgeführt werden. Mit zunehmender Heilung nimmt die Liquorgängigkeit der meisten Antibiotica ab. Dadurch Rezidivgefahr. Für deren Beseitigung 2 Möglichkeiten:

1. **Weiterführung der gezielten** Therapie mit hoher Dosierung bis eine Woche nach Normalisierung von Temperatur, Eiweiß und Zucker im Liquor sowie Abfall der Zellzahl unter 30/mm³ [2], oder

2. **Umstellung** auf das auch bei gesunden Meningen gut diffundierende **Chloramphenicol** für weitere 2 Wochen [3].

Bei Infektionen durch ungewöhnliche Erreger muß die gezielte Therapie bis zur Normalisierung der Liquorbefunde (etwa 3 Wochen) durchgeführt werden.

Weitere therapeutische Maßnahmen
Wichtig neben der Chemotherapie ist die — evtl. operative — Beseitigung der Ausgangsherde und die Behandlung des in etwa 10% der Fälle auftretenden Schocks.

Chemoprophylaxe der Meningokokkeninfektionen
Durch die im Laufe der Jahre entstandene Sulfonamidresistenz, die geographisch unterschiedliche Häufigkeit zeigt, ist eine zuverlässige Prophylaxe von Erkrankungen innerhalb der Familie oder enger Lebensgemeinschaften mit Sulfonamiden nicht mehr möglich. Rifampicin ist zwar wirksam, jedoch werden sehr schnell resistente Keime nachweisbar [9—11]. Dies scheint mit Minocyclin nicht der Fall zu sein [11]; Dosierung 2×100 mg tgl. (E) für 5 Tage. Auch Erythromycin, 2 g tgl. (E), oder ein Oral-Penicillin, 1 g tgl. (E) kommen in Frage. Antibiotica beseitigen nicht die Keimträgerschaft!

B. Meningitis serosa [12, 13]

Erreger Meningitis serosa mit ungetrübtem Liquor (Eiweiß und Zucker kaum verändert, mononucleäre Zellen überwiegend, Zellzahl < 2200/mm³) kann durch folgende Erreger bedingt sein: Tuberkulosebakterien (S. 256), Leptospiren (S. 256), Spirochaeta pallida (S. 232), Brucellen (S. 250), Cryptococcus (S. 263), Toxoplasma (S. 269), Viren (S. 265). Auch an eine u. U. unter anderer Diagnose anbehandelte Meningitis purulenta ist zu denken.

C. Hirnabsceß, subduraler Absceß, Osteomylitis des Schädels

Alle drei Infektionen entstehen entweder per continuitatem (Otitis, Sinusitis), traumatisch oder hämatogen-metastatisch.
Erreger Am häufigsten anaerobe und aerobe Streptokokken und Staphylokokken. Ferner viele grampositive und gramnegative Bakterien, Actinomyceten, Nocardia, Sproß- und Fadenpilze; Parasiten (Plasmodien, Schistosoma, Toxoplasma, Entaemoba histolytica) und Würmer.
Therapie Neben chirurgischen Maßnahmen intensive Chemotherapie, entsprechend Erreger und seinem Antibiogramm. Behandlung evtl. vorhandener Ausgangsherde. Dosierung der Chemotherapeutica wie bei Meningitis (Tabelle 42). Siehe außerdem bei den speziellen Erregern. Bei Subduralabsceß auch lokale Instillationen; Lösungen wie bei Meningitis, Tabelle 42, ferner Bacitracin 500 E/ml 3mal tgl. 10—20 ml.

Literatur Liske, E., Kaplan, R., in: Antimicrobial Therapie (Kagan, B. M., Ed.),
Übersicht S. 239. Philadelphia: Saunders 1970.

Literatur
Einzelarbeiten
1. Mathies, A. W., jr., Wehrle, P. F., in: Antimicrobial Therapy (Kagan, B. W., Ed.), p. 226. Philadelphia: Saunders 1970.
2. Mathies, A. W., jr., Wehrle, P. F.: Pediat. Clin. N. Amer. 15, 185 (1968).
3. Mortier, W.: Mschr. Kinderheilk. 118, 166 (1970).
4. Helwig, H.: Mschr. Kinderheilk. 116, 121 (1968).
5. Newman, R. L., Holt, R. J.: Brit. med. J. 1967 II, 539.
6. Helm, E., Stille, W.: Dtsch. med. Wschr. 96, 1435 (1971).
7. Leedom, J. M., Wehrle, P. F., Mathies, A. W., jr., Ivler, D., Warren, W. S.: J. infect. Dis. 119, 476 (1969).
8. Jungi, F., Escher, J., Novotny, Z.: Schweiz. med. Wschr. 100, 623 (1970).
9. Beam, W. E., jr., Newberg, N. R., Devine, L. F., Pierce, W. E., Davies, J. A.: J. infect. Dis. 124, 39 (1971).
10. Weidmer, C. E., Dunkel, T. B., Bettyjohn, F. S., Smith, C. D., Lubovitz, A.: J. infect. Dis. 124, 172 (1971).
11. Guttler, R. B., Counts, G. W., Avent, C. K., Beaty, H. N.: J. infect. Dis. 124, 199 (1971).
12. Wegmann, T.: Therapiewoche 1971, 252.
13. Glass, B., Collip, P. J., Waldman, M. A.: N. Y. State J. Med. 71, 2182 (1971).
14. Marget, W.: Mschr. Kinderheilk. 116, 38 (1968).

VI. Infektionen des Embryo, Fetus und Neugeborenen

A. Infektionen des Embryo und Fetus

Listeriose s. S. 248
Toxoplasmose s. S. 269
Lues s. S. 232

Infektionen des Neugeborenen

Sie nehmen eine Sonderstellung ein, weil

1. das Neugeborene wegen seiner Abwehrschwäche besonders gefährdet ist,
2. das Krankheitsbild oft uncharakteristisch ist,
3. die Pharmakokinetik anders ist [1, 2], da
   a) die enterale Absorption schlechter ist,
   b) der extracelluläre Raum relativ größer ist,
   c) die Glucuronierung langsamer abläuft,
   d) die Nierenausscheidung geringer ist.

Für die ersten Lebenswochen gelten daher besondere Dosierungsrichtlinien [3, 4]:

Häufigste Infektionen des Neonaten und ihre üblichen Erreger

Erkrankung	Erreger
Sepsis Meningitis Aspirationspneumonie	Escherichia coli, andere gramneg. Stäbchen (Pseudomonas, Proteus u. a.), Staphylokokken, Streptokokken, Listeria, Pneumokokken, Meningokokken
Pyelonephritis	E. coli
Primär abscedierende Pneumonie	Staphylokokken
Osteomyelitis (s. S. 241)	Staphylokokken, Streptokokken, gramneg. Stäbchen
Enterocolitis (s. S. 222)	bei Fruchtwasseraspiration gramneg. Keime; Staphylokokken
Pyodermien (s. S. 245)	Staphylokokken, Streptokokken
Interstitielle plasmacelluläre Pneumonie (s. S. 271)	Pneumocystis carinii

Initialbehandlung von Sepsis, Meningitis, Aspirationspneumonie

Vor Therapiebeginn Entnahme von Material aus Eintrittspforte und/oder Ausgangsherd sowie Liquor, Blut und Harn zur **bakteriologischen** Untersuchung; gegebenenfalls auch Untersuchung der Mutter.

Therapie Im Ausland wird vielfach die Kombination Ampicillin + Kanamycin empfohlen [5—7], in Deutschland die Kombination Ampicillin + Oxacillin + Carbenicillin bzw. Cephalothin + Carbenicillin [8, 9] oder Carbenicillin + Gentamicin und, vor allem bei Frühgeborenen, Cephalothin + Colistin [10]. Dosierung s. Tabelle 42, S. 287/288. Im Dauertropf werden u. U. 4 mg/kg Gentamicin gegeben [10].
Gezielte Weiterbehandlung entsprechend Antibiogramm.
Initialbehandlung der Pyelonephritis
Ampicillin, beim Neugeborenen und Frühgeborenen tgl. 50—75 mg/kg i.m. in 3—4 Einzeldosen.
Behandlung der **primär abscedierenden Pneumonie** [11, 12] entsprechend einer Staphylokokkensepsis, s. Tabelle 41 und 42, S. 285, 287/288.

Literatur
1. v. Kobyletzki, D.: Med. Welt 19 (N. F.) 2010 (1968).
2. Weingärtner, L.: Med. Klinik **64**, 547 (1969).
3. v. Harnack, G.-A.: „Pädiatrische Dosistabellen" 2. Aufl. Stuttgart: Dtsch. Apothekerverlag 1968.
4. Berlin-Heimendahl, S. V., Marget, W., in: Lehrbuch der Kinderheilkunde (Keller/Wiskott, Hrsg.), S. 1075. Suttgart: G. Thieme 1969.
5. Baker, G. L.: Clin. Pediat. (Phila.) **8**, 575 (1969).
6. Davis, J. R.: Med. J. Aust. **1970**, Suppl., 15.
7. Chevrie, J. J., Aicardi, J., Dhaussy, D., Thieffry, S.: Arch. franç. Pédiat. **25**, 849 (1968).
8. Simon, C.: persönliche Mitteilung.
9. Helwig, H.: persönliche Mitteilung.

10. Marget, W.: persönliche Mitteilung.
11. Weingärtner, L.: Münch. med. Wschr. 109, 1289 (1967).
12. Wendler, H.: Chir. Praxis 12, 129 (1968).
13. Marget, W., Belohradsky, B.: Gynäkologe 4, 222 (1971).

Sog. Risikogeburt Erhöhtes Infektionsrisiko besteht bei Frühgeborenen, untergewichtigen termingerecht geborenen Kindern, ferner bei normal entwickelten Kindern [1], wenn

Fruchtwasserinfektion,
Eihautentzündung,
Aspiration von Fruchtwasser oder Mekonium,
Atemstörungen,
Virusinfektionen,
Kontakt mit infektiösen Kindern

vorliegen,

die Geburt verzögert war oder durch Kaiserschnitt erfolgte,
die Mutter fiebert,
beim Neugeborenen Eingriffe vorgenommen werden (Operation, Katheter, Intubation).

Bei Risikogeburt wird Behandlung im Sinne einer Chemoprophylaxe bzw. Frühtherapie empfohlen [1, 2]. Am häufigsten angewandt wird die Kombination von Ampicillin mit Oxacillin. Beide Penicilline müssen auch in der Kombination voll dosiert werden, was bei der Anwendung fixer Kombinationspräparate zu beachten ist (Ampicillin 50—75 mg/kg i.m. tgl., Oxacillin 20—50 mg/kg i.m. tgl.). Andere Autoren befürworten frühzeitige kulturelle Untersuchung, Therapie aber nur bei klinischen Hinweisen auf eine Infektion [3, 4] und dann unter Berücksichtigung des gesamten Erregerspektrums [4]. Bei Fruchtwasseraspiration zusätzlich oral schwer absorbierbare Chemotherapeutica [4]. Tabelle 46, S. 293.

Literatur
1. Erdmann, G.: Münch. med. Wschr. 110, 1109 (1968).
2. Keuth, U.: Pädiatrische Praxis 3, 233 (1968).
3. Davies, P. A.: Arch. Dis. Childh. 46, 1 (1971).
4. Marget, W.: Persönliche Mitteilung.

Zum Transfer von Chemotherapeutica über Placenta und Milch s. S. 192 und 197.

VII. Infektionen des Auges

Jede Infektion birgt die Gefahr der Erblindung. Die Therapie muß daher besonders sorgfältig durchgeführt werden und die Konzentrationsgefälle berücksichtigen, die sich durch die Blut-Kammerwasser- und Glaskörperschranke ergeben. Vor jeder Behandlung

bei Befall des Auges selbst Versuch der Erregerisolierung. Resistenzbestimmungen zur gezielten Weiterbehandlung.
Die **lokale Behandlung** in ihren verschiedenen Formen spielt eine besondere Rolle. Je nach Ort der Infektion kommen in Frage:

Lokalisation der Infektion	Art der Lokaltherapie
Conjunctiva	Äußerlich Tropfen und Salbe
Cornea, oberflächlich	Äußerlich Tropfen und Salbe
Cornea, tief; Kammerwasser; Iris	Subconjunctivale Injektion
Intraocular	Intracamerale bzw. intravitreale Injektion

Abgesehen von leichteren Infektionen der Lider und der Conjunctiva sollte die Therapie stets vom Facharzt übernommen werden. **Systemische Behandlung** ist bei **schwereren** Infektionen des **äußeren** Auges notwendig sowie bei **intra-** und **retrobulbären** Infektionen, die lokal nicht behandelt werden können. Wegen der ungünstigen Transferverhältnisse müssen hohe Dosen gegeben werden. Zu bevorzugen sind diejenigen Medikamente, die am besten ins Kammerwasser übertreten: Chloramphenicol, Sulfonamide, Lincomycin, Tetracycline, Ampicillin, Penicillin G und Cephaloridin. Die β-Lactam-Antibiotica sind dann vorzuziehen, wenn 10% der Serumkonzentration noch bactericid auf den betreffenden Erreger wirken.

A. Lidinfektionen

Blepharitis, Hordeolum, Furunkel, Absceß und **Phlegmone** sind fast stets durch Staphylokokken bedingt. Blepharitis und Hordeolum benötigen in der Regel nur lokale Behandlung. Bei den übrigen Infektionen intensive systemische Behandlung wegen Meningitisgefahr wie bei Nasen- und Lippenfurunkel: Zu Beginn Dicloxacillin, tgl. oral 3—4 g (E), in schweren Fällen Oxacillin, tgl. i.v. 6—12 g (E), bei Penicillin G-Empfindlichkeit Weiterbehandlung mit diesem oder Oralpenicillin. Ist der Patient Penicillin-allergisch, Clindamycin, 0,6—0,9 g tgl. oral (E).
Erysipel, durch Streptokokken: Oralpenicillin, für 10 Tage; bei Penicillin-Allergie Lincomycin oder Erythromycin.
Herpes simplex-Virus: lokal Idoxuridin, 1—2 Tropfen tagsüber stündlich, nachts alle 2 Std, oder Salbe, 4stdl. Bei bakterieller Superinfektion Neomycin + Bacitracin (Nebacetin) lokal. Keine Corticosteroide!

Vaccine-Virus-Schmierinfektion: Vaccine-Hyperimmunglobulin und Versuch mit Methisazon (Marboran). Initialdosis 200 mg/kg, dann 6stdl. 50 mg/kg für 3 Tage. Bei bakterieller Superinfektion lokale und systemische Chemotherapie.
Dacryocystitis acuta: Staphylokokken, Streptokokken, Pneumokokken. Bei Neugeborenen oft durch Stenose des Tränenkanals bedingt. Chemotherapie lokal und systemisch (Penicillin G i.m. bzw. Dicloxacillin oral). D. chronica: bei Trachom (s. unten), Lues (vgl. S. 232), Tuberkulose (vgl. S. 256).
Dacryoadenitis acuta: Staphylokokken, Dicloxacillin oral. Chronische Form: Ursachen und Therapie wie bei chronischer Dacryocystitis.

B. Conjunctivitis

Akute Form

Häufigste Erreger Bakterien [1]: Staphylokokken, Streptokokken, Pneumokokken, aber auch gramnegative Erreger wie Pseudomonas, E. coli, Proteus. Weitere Erreger s. Tabelle 43. Chlamydia oculogenitale bei Einschlußconjunctivitis; Viren: Masern, Herpes simplex, Herpes zoster, Adeno- und Vaccine-Viren.

Therapie lokal Bei schwersten Formen vorher bakteriologische Untersuchung. Ungezielte lokale Behandlung mit Kombinationen. Breitestes Spektrum   Neomycin + Polymyxin + Bacitracin   bzw.   Gramicidin (Polyspectran). Besser ist eine Auswahl der Mittel (Lokalantibiotica zu bevorzugen) nach dem Gram-Präparat; z. B. für grampositive Keime Bacitracin und Tyrothricin, für gramnegative Keime Neomycin. Gezielte Therapie entsprechend Antibiogramm bzw. Erreger s. Tabelle 43.

Durchführung der lokalen Therapie Da Lösungen mit der Tränenflüssigkeit rasch weggespült werden, müssen sie häufig appliziert werden: die ersten 2—3 Std alle 5 min, dann 2stdl.; nachts auch alle 4—5 Std. Salben brauchen nur in 2—4 Std-Intervallen aufgetragen zu werden, sind aber nicht so gut verträglich und behindern die Sicht. Bäder mit Augenbadewanne mehrmals täglich bis zu je 40 min [2, 3].

Systemisch Manche Infektionen verlangen zusätzliche systemische Behandlung. S. Tabelle 42.

Chronische Form, oft als Keratoconjunctivitis

Häufigste Erreger Moraxella lacunata, Therapie s. Tabelle 43. Erreger der Tuberkulose, Lues, Nocardiose, Aktinomykose, Lepra; Therapie s. dort. Bei Trachom Chlamydia trachomatis.

Trachom: Lokal Tetracyclin- oder Sulfonamid-Salbe, 2—4mal tgl. für 1—3(—6) Monate und oral Langzeitsulfonamid und Tetracyclin, auch Doxycyclin in Normaldosen für etwa 4 Wochen. Die Behandlung wirkt jedoch nur suppressiv [4].

C. Keratitis

Häufigste Erreger wie bei der Conjunctivitis. Ferner Keratomykosen, vor allem durch Fusarium, Cephalosporium, Aspergillus und Candida [5].

Therapie lokal, äußerlich oder durch subconjunctivale Injektion von 0,5 bis 1 ml, 1(—2)mal tgl., wobei Zusatz von Adrenalin 1 : 1000 die Elimination wesentlich verzögert. Wahl der Mittel entsprechend bakteriellem Erreger und Antibiogramm. Bei den Pilzen kommen Amphotericin B, evtl. Pimaricin und Kaliumjodid, bei Hefen Nystatin in Frage [5]. Dosierungsangaben s. Tabelle 44, S. 290.

D. Intraoculare Infektionen

Häufigste Erreger Staphylokokken, Streptokokken, Pneumokokken, E. coli, Pseudomonas aerug. und Proteus. Ferner Erreger von Lues, Tuberkulose, Toxoplasmose, Malaria, Leishmaniose, Trypanosomiasis und Mykosen.

Therapie Bei bakteriellen und mykotischen Infektionen subconjunctivale bzw. intraoculare Injektionen, s. Tabelle 44, S. 290. Bis der bakteriologische Befund vorliegt, sind Kombinationen, die grampositive und gramnegative Bakterien erfassen, angebracht. Außerdem systemische Therapie. Bei Tuberkulose systemische Behandlung, gegebenenfalls Isoniazid und Streptomycin intraocular. Bei den übrigen Infektionen systemische Therapie entsprechend Erreger. Anwendung von Cortison bei akuten bakteriellen Infektionen ist umstritten; auf keinen Fall in den ersten 24 Std der Behandlung.

E. Chemoprophylaxe

Sie kommt in Betracht bei Verletzungen des Auges, unmittelbar präoperativ bei allen Eingriffen, postoperativ, außerdem bei Fremdkörperentfernungen. Je nach Fall Lokalbehandlung mit Instillationen und subconjunctivalen Injektionen mit oder ohne systemische Therapie. Erregerspektrum wie bei Conjunctivitis, außerdem gelegentlich Sporenbildner. Geeignet für die Lokalbehandlung daher Kombination von Bacitracin, Neomycin und Polymyxin, für systemische Therapie Ampicillin + Oxacillin oder Tetracyclin bzw Chloramphenicol.

Literatur
1. Dickhues, B., Ritzerfeld, W.: Klin. Mbl. Augenheilk. 145, 535 (1964).
2. Müller, F., in: Der Augenarzt (Velhagen, K., Hrsg.), Bd. I, S. 669. Leipzig: Thieme 1958.
3. Leopold, I. H., Breger, B. C., in: Antimicrobial Therapy (Kagan, B. M., Ed.), 410. Philadelphia: Saunders 1970.
4. Dawson, C. R., Ostler, H. B., Hanna, L., Hoshiwara, I., Jawetz, E.: J. infect. Dis. 124, 255 (1971).

5. Polack, F. M., Kaufman, H. E., Newmark, E.: Arch. Ophtal. **85**, 410 (1971).
6. Honegger, H.: Albrecht v. Graefes Arch. klin. exp. Ophtal. **165**, 343 (1963).
7. Leopold, I. A.: Trans. ophtal. Soc. U. K. **91**, 577 (1971).
8. Arzneimittelbrief **6**, 44 (1972).
9. Jones, B. R.: persönl. Mitteilung.

VIII. Infektionen im Bereich von Hals, Nase, Ohren

A. Lippen- und Nasenfurunkel

Stets Gefahr der Sinus cavernosus-Thrombose und Meningitis. Daher **lokal möglichst keine Manipulationen**.
Erreger Fast immer Staphylokokken.
Therapie Zu Beginn Dicloxacillin, tgl. oral 3—4 g (E), in schweren Fällen Oxacillin, tgl. i.v. 6—12 g (E). Bei Penicillin-empfindlichen Erregern Übergang auf Penicillin G bzw. Oralpenicillin, tgl. 3—5 Mega (E). Bei Penicillinallergie Clindamycin, tgl. oral 0,9 g (E) oder Erythromycin, tgl. oral 2 g (E).

B. Stomatitis

Meist sekundär. Daher: nach Primärursache forschen, u. a. vorangegangene Chemotherapie. Bei leichten Formen genügt symptomatische Behandlung (Zahnpflege, Mundspülungen). Spezielle Formen:
Stomatitis aphtosa: Ursachen unbekannt. Chemotherapie nicht indiziert.
Erreger **Virus-Stomatitis:** Vor allem Herpes, aber auch andere Viren.
Therapie symptomatisch.
Erreger **Stomatitis gangraenosa (Noma):** Fusobakterien mit Spirillen, seltener Streptokokken oder Staphylokokken.
Therapie Penicillin G, tgl. i.m. 1,2 Mega (E), evtl. zusätzlich lokal durch Injektion 4× 50 000 E tgl. [2].
Erreger **Gingivitis ulceromembranacea (Vincentsche Stomatitis):** Fusospirochaetose vermutet.
Therapie Metronidazol, 7 Tage 0,75 g (E) [1, 3] oder Oralpenicillin, 0,4 bis 0,8 Mega (E).
Erreger **Soor-Stomatitis:** Meist C. albicans.
Therapie Nystatin oder Pimaricin, als Lösung oder Lutschtablette.
CAVE Soor-Stomatitis u. U. **Ausdruck** oder **Vorläufer** von **endokrinen** Störungen und **Immundefekten**.
Stomatitis der Gebißträger; Perlèche (Angulus infectiosus): Erreger ebenfalls meist Candida; Therapie mit Nystatin oder Pimaricin.

Literatur 1. Macleod, J. J., MacPhee, I. T: Practitioner 203, 12 (1969).
2. Pham-Dinh-Tuan: Sem. Hôp. Paris 36, 963 (1960).
3. Davies, A. H., McFadzean, J. A., Squires, S.: Brit. med. J. 1964 I, 1149.

C. Parotitis

Formen 1. **nicht eitrig**
    a) durch Virus (Mumps u. a.)
    b) bei bakteriellen Infektionskrankheiten (Typhus, Ruhr, Scharlach, Fleckfieber)
    c) Lues oder Tuberkulose der Parotis
2. **eitrig**
    a) postoperativ, fast stets durch Staphylokokken [1]
    b) akut oder chronisch rezidivierend, durch Staphylokokken, bei Kindern öfter auch Streptokokken [2, 3].

Therapie 1 a und 1 b: Behandlung der Grundkrankheit.
1 c: Spezifische Chemotherapie.
2 a und 2 b: Intracanaliculäre Spülungen mit 0,2 Mega Penicillin G in 2 ml, bzw. Oxacillin oder 250 mg Rolitetracyclin oder 1,5 ml 2,5%iger Lösung von Erythromycin-Glucoheptonat bis zu 5 Tagen. Restitution des Wasserhaushaltes. Notfalls Incision und systemische Chemotherapie, intravenös in hohen Dosen [6].

Literatur 1. Mehnert, H.: Wien. med. Wschr. 112, 502 (1962).
2. Jones, H. E.: Arch. Dis. Child. 28, 182 (1953).
3. David, R. B., O'Connell, E. J.: Amer. J. Dis. Child. 119, 332 (1970).
4. Beyer, H. H., Tauschwitz, K.: Münch. med. Wschr. 102, 2515 (1960).
5. Partsch, C. J.: Medizinische Mitteilungen Schering 23, 34 (1962).
6. Hemenway, W. G., English, G. M.: Postgrad. Med. 50, 114 (1971).

D. Mundbodenphlegmose (Angina Ludovici), Paratonsillarabsceß

Therapie Meist hämolysierende Streptokokken, ferner Staphylokokken und
Erreger Anaerobier (Streptokokken, Bacteroides), gelegentlich Mischinfektionen.
Initialbehandlung mit Penicillin G, i.v. 10—20 Mega tgl. (E), bei besonders schweren Fällen i.v. mit Ampicillin + Oxacillin oder mit Cephalothin, 12 g und mehr (E). Weiterbehandlung entsprechend Antibiogramm.

Literatur 1. Falk, P., Maurer, H., in: Hals-Nasen-Ohrenheilkunde (Berendes, J., Hrsg.), Bd. II/1, S. 122. Stuttgart: G. Thieme 1963.
2. Boeschen, H.: Ärztl. Wschr. 8, 694 (1953).

E. Pharyngitis, Tonsillitis (Angina)

Erreger Streptokokken, Gruppe A; andere hämolyt. Streptokokken, Viren, andere Bakterien.

Therapie **Frühzeitige** Erkennung und Behandlung der A-Streptokokken-Infektion wichtig, um 1. Folgekrankheiten (rheumatisches Fieber und Glomerulonephritis), 2. die Komplikationen (Abscesse, Sepsis) zu vermeiden und 3. die Weiterverbreitung der Keime zu unterbinden. Die Verhütung von Glomerulonephritis ist statistisch nicht gesichert [1]; trotzdem wird Behandlung wegen der übrigen Gründe empfohlen [1]. Klinisch läßt sich die akute Streptokokken-Angina nicht von der aus anderen Ursachen abgrenzen [2, 3]. Chemotherapie allein aufgrund des klinischen Bildes bedeutet oft unnötige Behandlung (in 40—70% der Fälle). Andererseits beeinträchtigt Verzögerung des Therapiebeginns die Zuverlässigkeit der Rheumaprophylaxe [4]. Daher empfiehlt sich:

1. Symptome bestehen **weniger** als **4 Tage**, Kultur des Rachenabstrichs ist möglich, und Ergebnis wird rasch erhalten: Kulturellen Befund abwarten; Therapie nur, wenn A-Streptokokken gezüchtet.
2. Symptome bestehen **länger** als **4 Tage**, Kultur nicht möglich oder Ergebnis nicht rasch erhältlich: Sofortige Behandlung.

Medikamente Mittel der Wahl: Penicillin G, entweder
1. Benzathin-Penicillin G, einmalig 1,2 Mega (E) i.m. oder
2. für 10 Tage: Beginn mit 4 Mega Penicillin G i.m. (E), dann 9 Tage Oral-Penicillin, tgl. 0,6—0,8 Mega (E) oder
3. bei Penicillinallergie: 10 Tage Lincomycin, tgl. oral 2 g (E) [4] oder Clindamycin [5], tgl. oral 0,6 g (E).

Untersuchung und Behandlung von Kontaktpersonen Alle mit dem Erkrankten im gleichen Haushalt lebenden Personen sind klinisch und bakteriologisch zu untersuchen. Bei Zeichen einer Infektion des Nasen-Rachen-Raumes oder Respirationstraktes bzw. bei reichlichem Nachweis von A-Streptokokken oder einer kürzlichen Streptokokkeninfektion in der Anamnese ist eine volle Behandlung angebracht [6].

Chronische Tonsillitis
Tonsillektomie, wenn erforderlich. Dabei 3 Tage Penicillin G i.m., tgl. 0,8 Mega (E).

Literatur
1. Weinstein, L., Le Frock, J.: J. infect. Dis. 124, 229 (1971).
2. Ross, P. W.: Practitioner 207 659 (1971).
3. Stewart, D. A., Moghadam, H.: Canad. med. Ass. J. 105, 69 (1971).
4. Howie, V. M., Ploussard, J. H.: Amer. J. Dis. Child. 121, 477 (1971).
5. Randolph, M. F., Redys, J. J., Hibbard, E.: Delaware med. J. 42, 87 (1970), zitiert nach 4.
6. Committee of the Council on Rheumatic Fever and Congenital Heart Disease of the American Heart Association: Circulation 43, 983 (1971).

F. Ozaena

Eigentliche Ursache unbekannt. Bakterielle Infektionen vermutlich sekundär. Häufigste Erreger: Klebsiellen und Corynebacterium, sehr häufig das C. diphtheriae-ähnliche C. belfantii [2].

Therapie Lokale Chemotherapie zur Unterstützung der übrigen Maßnahmen.

Literatur
1. Jakobi, H.: Hals-Nasen-Ohren-Heilkunde (Berendes, J., Hrsg.), Bd. I, S. 443. Stuttgart: G. Thieme 1964.
2. Kewitsch, A., Herrmann, B., Herrmann, H., Werner, E.: Ztschr. ärztl. Fortbild. 65, 144 (1971).

G. Sinusitis

Häufigste Erreger Staphylokokken, Streptokokken (vergrünende und andere), Pneumokokken, Neisserien, Haemophilus influenzae [1, 2]. Nicht selten Mischinfektion.

Akute Sinusitis

Therapie Bei leichteren Formen rein symptomatisch (Schleimhaut-abschwellende Mittel, Wärme). Wenn nach 7 Tagen keine Heilung, zusätzlich Spülungen mit Instillation von Chemotherapeutica evtl. durch Verweilkatheter. Diese sind bei schwereren Formen sofort vorzunehmen. Wahl der Mittel nach Antibiogramm. Bewährt für Instillationen (4—6mal tgl. 2—4 ml) Gentamicin, 2 mg/ml; Colistin, 0, 2 Mega/ml, Nebacetin, 0,1 g/ml = 3,3 mg Neomycin + 250 E Bacitracin/ml [3]. Bei schweren Formen neben der lokalen auch systemische Chemotherapie für etwa 7 Tage: Ampicillin, 4—6 g tgl. (E) oral, Penicillin G, 5—10 Mega tgl. (E) i.v., Tetracyclin, 2 g tgl. (E) oral.

Subakute und chronische Sinusitis

Systemische Chemotherapie ohne Wirkung. Lokale Instillationen entsprechend Antibiogramm. Gegebenenfalls Operation.

Literatur
1. Kessler, L.: H.N.O. 16, 35 (1968).
2. Meinecke, V.: H.N.O. 19, 270 (1971).
3. Stupp, H.: persönl. Mitteilung.

H. Otitis externa, Gehörgangfurunkel

Häufigste Erreger Pseudomonas aeruginosa, andere gramnegative Stäbchen, Staphylokokken, Streptokokken, seltener Pilze und andere Erreger; meist Mischinfektionen [1, 2].

Therapie Lokal Chemotherapeutica entsprechend Antibiogramm. Gesellt sich zum Furunkel eine Pseudomastoiditis, auch systemische Chemotherapie.

CAVE Otitis externa nicht selten nur **Zeichen für ein Grundleiden** (Innenohr; Haut: Psoriasis, Seborrhoe; Pruritusursachen wie Diabetes, Leberleiden, Hodgkin usw.).

Literatur 1. Bablik, L.: Wien. klin. Wschr. 66, 869 (1954).
2. Singer, D. E., Freeman, E., Hoffert, W. R., Keys, R. J., Mitchell, R. B., Hardy, A. V.: Ann. Otol. (St. Louis) 61, 317 (1952).

I. Otitis media

Häufigste Erreger Akute eitrige Otitis: Pneumokokken, Streptokokken, Haemophilus influenzae (bei Kleinkindern häufiger), Staphylokokken [1, 2]. Chronische Otitis: gramnegative Stäbchen, Staphylokokken, Streptokokken [3, 4].

Akute Otitis purulenta

Therapie Um gezielt zu behandeln, wenigstens Grampräparat, besser zusätzlich Kultur des Exsudats, das möglichst frei von Flora des Gehörganges gewonnen werden soll.

a) Gram-Präparat zeigt nur **grampositive** Keime:
Oral-Penicillin, tgl. 1,6—2 Mega (E), Kinder (1—12 J.): die Hälfte. Bei Penicillinallergie Clindamycin, tgl. 0,9 g (E), Kinder 15 mg/kg oder Erythromycin, tgl. 2 g (E) bzw. 30 mg/kg (K).
b) Gram-Präparat zeigt **gramnegative, zarte** Stäbchen (Haemophilus influenzae): Ampicillin, tgl. oral 4 g (E), Kinder 50 bis 100 mg/kg. Bei Penicillinallergie Tetracyclin, tgl. oral 2 g (E), Kinder 30 mg/kg, evtl. Versuch mit Erythromycin, Dosierung wie bei a). In schweren Fällen notfalls Chloramphenicol, tgl. oral 2 g (E), Kinder 50 mg/kg.
c) Gram-Präparat nicht möglich:
Therapie wie unter b).
d) Wenn nach 2—3 Tagen Therapie keine klinische Besserung, auf jeden Fall Kultur und Antibiogramm durchführen.

Therapiedauer 10 Tage.

Chronische Otitis

Lokale Chemotherapie entsprechend Antibiogramm zur Unterstützung der übrigen therapeutischen Maßnahmen. Bei perforiertem Trommelfell lokale Ototoxicität — vor allem der Aminoglykoside — beachten.

Komplikationen: (Mastoiditis, Osteomyelitis, Labyrinthitis, Sinusthrombose, intrakranielle Abscesse)
erfordern neben operativem Vorgehen **massive Chemotherapie**; solange Erreger nicht nachgewiesen, mit Ampicillin + Oxacillin

oder Cephaloridin, anschließend gezielt. Dosierung s. Tabelle 42, S. 287/288.
Meningitis s. S. 203.

Literatur 1. Fleischer, K.: Hals-Nasen-Ohrenheilkunde (Berendes, J., Hrsg.), Bd. III/2, S. 1049. Stuttgart: G. Thieme 1966.
2. Herberts, G., Jeppson, P.-H., Nylén, O., Branefors-Helander, P.: Pract. oto-rhino-laryng. (Basel) 33, 192 (1971).
3. Schöler, W.: Mschr. Ohrenheilk. 89, 162 (1955).
4. Das, T., Singh, M., Taneja, G. M., Khanna, S. D., Chaddah, M. R.: Arch. Oto-laryng. 60, 158 (1954).
5. Hemenway, W. G., Smith, R. O.: Postgrad. Med. 47, 110 (1970).
6. Lewis, K. H., in: Antimicrobial Therapy (Kagan, B. M., Ed.), 279. Philadelphia: Saunders 1970.

J. Begleit-Otitiden

Sie kommen bei verschiedenen Infektionen vor, z. B. bei Masern und Grippe, u. U. mit bakterieller Sekundärinfektion, ferner bei Mycoplasmeninfektionen des Respirationstraktes, bei Diphtherie und Scharlach (CAVE: die frühe, nekrotisierende Form!).

Therapie Bei den Virusinfektionen Chemotherapie nur bei bakterieller Sekundärinfektion entsprechend Erreger und Antibiogramm, bei den anderen Infektionen entsprechend Grunderkrankung. Mycoplasmen s. Tabelle 64, Teil 2, S. 314, Diphtherie S. 247, Scharlach S. 247.

IX. Infektionen des Respirationstraktes

A. Akute Laryngitis, Tracheitis, Bronchitis

Häufigste Erreger Meist Viren (Parainfluenza, RS, Adenoviren, Influenza), seltener Bakterien (Haemophilus influenzae, Pneumokokken, Streptokokken, Staphylokokken).

Therapie vorwiegend symptomatisch. Bekämpfung der Hypoxie. Chemotherapie nur in schweren Fällen, solange bakterielle Genese im Bereich des Möglichen. Bei negativer Kultur Abbruch der Chemotherapie. Ampicillin i.v., tgl. 100 mg/kg oder mehr (K), evtl. plus Oxacillin (60—80 mg/kg oder mehr (K)) oder Cephalothin, tgl. i.v. 100 mg/kg oder mehr (K). Bei Allergie gegen β-Lactam-Antibiotica Tetracycline i.v. (10—20 mg/kg (K)) oder Chloramphenicol (Kinder tgl. 60—80 mg/kg i.v.).

Literatur 1. Mayer, J. B.: Ärztliche Praxis 93, 5155 (1970).
2. Gardner, P. S.: Arch. Dis. Childh. 43, 629 (1968).
3. Lexomboon, U., Duangmani, C., Kusalasai, V., Sunakorn, P., Olson, L. C., Noyes, H. E.: J. Pediat. 78, 772 (1971).
4. Carré, I. J.: Practitioner 204, 55 (1970).

B. Chronische Laryngitis

Ursachen Tuberkulose, Lues, Aktinomykose. Therapie s. dort.

C. Akute Epiglottitis

Häufigster Erreger Haemophilus influenzae, Typ B.

Therapie Tracheotomie. Intensive Chemotherapie: Ampicillin (Kinder 150 mg/kg tgl. i.v.), bei Allergie Chloramphenicol (Kinder tgl. 100 mg/kg i.v.).

D. Akute Bronchiolitis

Häufigste Erreger Viren (RS-, Adenoviren), evtl. bakterielle Superinfektion (Staphylokokken, H. influenzae, Pneumokokken).

Therapie Bekämpfung von Hypoxie und Stoffwechselstörungen. Da beginnende Bronchopneumonie und Staphylokokkenpneumonie schwer von der Bronchiolitis zu unterscheiden sind, wird Therapie nach Röntgenaufnahme und Abnahme des Materials zur Kultur begonnen und die Indikation nach 1—2 Tagen überprüft [3, 4]. Ampicillin (bei Kindern 100 mg/kg oder mehr tgl. i.v.) plus Oxacillin (bei Kindern 60—80 mg/kg oder mehr tgl. i.v.) oder Cephalothin (Kinder tgl. i.v. 100 mg/kg und mehr).

Literatur
1. Carré, I. J.: Practitioner 204, 55 (1970).
2. Lewis, K. H., in: Antimicrobial Therapy (Kagan, B. M., Ed.), 285. Philadelphia: Saunders 1970.
3. Elderkin, F. M., Gardner, P. S., Turck, D. C., White, A. C.: Brit. Med. J. 1965 II, 722.
4. Holdaway, D., Romer, A. C., Gardner, P. S.: Pediatrics 39, 924 (1967).

E. Chronische Bronchitis, Bronchiektasen

Bakterielle Infektionen sind eine behandlungsbedürftige Komponente des Leidens.

Häufigste Erreger Haemophilus influenzae, Pneumokokken, oft als Mischinfektion, auch in Kombination mit anderen Keimen [1, 2, 3]. In Bronchiektasen bei cystischer Pankreasfibrose (Mucoviscidose) bevorzugt Staphylokokken, bisweilen auch Pseudomonas aeruginosa.

Therapie Der **Behandlung der Exacerbationen** wird gegenüber einer Dauertherapie zur Zeit der **Vorzug** gegeben [4]. Exacerbationen sind mindestens bei Pneumokokken überwiegend endogenen Ursprungs und nur zum kleineren Teil exogene Neuinfektionen [5]. Bakterielle Infektionen machen in der Regel das Sputum purulent

[1, 3, 6]. Wenn es keine eitrigen Beimengungen enthält, ist Chemotherapie normalerweise nicht indiziert. Erregernachweis durch Kultur des frisch gewonnenen, gewaschenen Sputums und Antibiogramm werden nur erforderlich, wenn die Therapie nach einigen Tagen keine Wirkung zeigt, da die häufigsten Erreger im allgemeinen gegen die in Frage kommenden Mittel empfindlich sind. Allerdings steigt bei Pneumokokken die Tetracyclin-Resistenz. Meist genügt orale Behandlung; in schweren Fällen, bei denen rascher Wirkungseintritt entscheidend ist, ist parenterale Therapie angezeigt.

Medikamente **Orale** Therapie: Tetracycline,z. B. Doxycyclin, tgl. 100 mg (E), Sulfamethoxazol, 1,6 g tgl. (E) + Trimethoprim, tgl. 0,32 g (E) [7—9] oder Ampicillin, tgl. 2, besser 3—4 g (E), notfalls Chloramphenicol, 1,5—2 g (E). Therapiedauer: mehrere Tage über die Normalisierung von Temperatur und Sputum hinaus.
Parenterale Therapie: Ampicillin, 4 g und mehr tgl. (E), Penicillin G, 6 Mega tgl. + Streptomycin, 1 g tgl. (E). Bei anderen Erregern als H. influenzae entsprechend dem Antibiogramm.

Zur Bekämpfung der Staphylokokkeninfektion bei cystischer Fibrose erwies sich die Kombination von Fusidinsäure, tgl. oral 25 bis 50 mg/kg (K) mit anschließender Lincomycin-Prophylaxe, oral tgl. 12—25 mg/kg (K) als sehr wirkungsvoll [12].

Literatur
1. Bartmann, K., Brandt, H.-J.: Tuberk.-Arzt 16, 69 (1962).
2. Gärtner, A., Knothe, H.: Dtsch. med. Wschr. 91, 1577 (1966).
3. Fisher, M., Akhtar, A. J., Calder, M. A. J., Stewart, S. M., Zealley, H., Crofton, J. W.: Brit. med. J. 1969 IV, 187.
4. Editorial: Brit. med. J. 1970 I, 125.
5. Calder, M. A., Schonell, M. E.: Lancet 1971 I, 1156.
6. May, J. R.: Lancet 1963 II, 899.
7. Hughes, D. T. D.: Brit. med. J. 1969 IV, 470.
8. Lal, S., Bhalla, K. K.: Postgrad. med. J. 45, Suppl., 91 (1969).
9. Bloedner, C. D.: Arzneimittel-Forsch. 21, 583 (1971).
10. May, J. R., Hurford, J. V., Little, G. M., Delves, D. M.: Lancet 1964 II, 444.
11. Schmidt, O. P.: Münch. med. Wschr. 113, 1044 (1971).
12. Wright, G. T., Harper, J.: Lancet 1970 I, 9.

F. Pneumonie

Erreger [1] Bakterien (Pneumokokken, Staphylokokken, Klebsiella, Haemophilus influenzae u. a.), Mycoplasma pneumoniae (10—20% der Pneumonien [2, 3]), Rickettsien (Coxiella burneti = Q-Fieber); Chlamydia (sog. große Viren = Psittakose, Ornithose); Viren (RS-, Cytomegalie-, Influenza-, Parainfluenza- u. a.); Actinomyceten; Nocardien; Pilze (Hefe, Aspergillus, Histoplasma capsulatum, Coccidioides immitis, Cryptococcus neoformans u. a.); Protozoen und Metazoen (Pneumocystis carinii, Toxoplasma, Schistosomen, andere Würmer).

Therapie Behandlungsbeginn: Wahl der Mittel hängt ab von den diagnostischen Möglichkeiten, s. Tabelle 45. Vor Therapiebeginn Kultur,
Bakterien evtl. auch serologische und andere Untersuchungen auf Erreger.
Mycoplasmen Fortsetzung der Therapie gezielt; optimale Mittel ebenfalls Ta-
Rickettsien belle 45 A und B zu entnehmen. Therapiedauer: 3—4 Tage bis nach
Chlamydia Entfieberung, bei Staphylokokken, Streptokokken und Klebsiella jedoch mindestens 10—14 Tage. Bei Klebsiella scheint die Kombination Sulfamethoxazol + Trimethoprim Mittel der Wahl zu sein [6].

Pilze S. Kapitel XV, S. 263.
Actinomyceten
Nocardien
Toxoplasma S. Kapitel XV, S. 269.
Pneumocystis Interstitielle plasmacelluläre Pneumonie, s. Kap. XV, S. 271.
carinii

Pneumonien im Verlauf von Infektionskrankheiten

Durch bei Keuchhusten, Typhus, Paratyphus, Brucellose, Pest, Tularämie,
Bakterien Milzbrand, Leptospirose, Melioidose, Listeriose.
Therapie entsprechend Grundkrankheit, s. dort.
Durch Viren bei Masern, Pocken, Windpocken, Herpes zoster, infektiöser Mononucleose, lymphocytärer Choriomeningitis.
Therapie Chemotherapie, sofern Pneumonie durch bakterielle Sekundärinfektion bedingt. Dies ist vor allem bei Masern, Pocken und Mononucleose der Fall [4].

Pneumonien im Kleinkindesalter
s. S. 207.

Literatur 1. American Thoracic Society: Amer. Rev. resp. Dis. 101, 116 (1970).
2. American Thoracis Society: Amer. Rev. resp. Dis. 100, 254 (1969).
3. Foy, H. M., Kenny, G. E., McMaham, R., Mansky, A. M., Grayston, J. T.: J. Amer. med. Ass. 214, 1666 (1970).
4. Crofton, J., Douglas, A.: Respiratory Diseases. Oxford-Edinburgh: Blackwell Scientif. Publications 1969.
5. Gordon, I.: Practitioner 203, 743 (1969).
6. Stratford, B. C., Dixson, S.: Med. J. Australia 1, 526 (1971).

G. Lungenabsceß, Lungengangrän

Primär bei Pneumonie, vor allem durch Staphylokokken und Klebsiella, und bei Sepsis; **sekundär** bei Bronchusverschlüssen, Lungeninfarkten und Lungencysten.

Erreger [1] Anaerobier (fötider Geruch!) = Treponema micro- und macrodentium, Fusospirochäten, Bacteroides, Streptokokken, Actinomyces; Aerobier: Staphylokokken, Klebsiella, Pneumokokken (vor

allem mucosus), Enterobakterien, Pseudomonas aeruginosa. Vielfach Mischinfektionen.
Therapie gezielt, entsprechend Erreger und seiner Empfindlichkeit. Hohe Dosierung wegen Gefahr der geringen Herdkonzentration. Wenn nach 2—3 Wochen keine wesentliche Besserung, zusätzlich chirurgische Behandlung. Gesamtdauer der Chemotherapie auf jeden Fall 6—8 Wochen.

Literatur American Thoracic Society: Amer. Rev. resp. Dis. 101, 116 (1970).

H. Pleuraempyem

Erreger Staphylokokken, Pneumokokken, Streptokokken, Anaerobier, gramnegative Stäbchen, Tuberkulosebakterien [1, 2].
Therapie Entfernung des Eiters. Chemotherapie entsprechend Erreger und seiner Empfindlichkeit, systemisch hoch dosiert (vgl. Tabelle 42). Für lokale Instillationen s. Tabelle 52, S. 300.

Literatur
1. Spitzy, K. H.: Beitr. Klin. Tuberk. 138, 85 (1968).
2. Hartl, H.: Pädiat. u. Pädol. 6, 142 (1971).
3. Vianna, N. J.: J. Amer. med. Ass. 215, 69 (1971).

X. Infektionen des Intestinaltraktes

A. Leberabsceß

Häufigste Erreger Escherichia coli, aerobe und anaerobe Streptokokken, Staphylokokken, Proteus, Klebsiella/Aerobacter, Pseudomonas, Bacteroides, Clostridien, oft Mischinfektionen, Amöben [1].
Therapie Amöbenabsceß s. S. 226. Bei kleineren Abscessen bakterieller Genese kann Chemotherapie allein versucht werden, bei größeren Abscessen stets auch Punktion oder Operation. Mittel der Wahl: Ampicillin, tgl. 10—20 g i.v. (E) oder Tetracyclin i.v., 2× 250 mg tgl. (E).

B. Cholangitis, Cholecystitis

Allgemeines Infektion meist Folge einer Behinderung des Galleabflusses (Steine, Papillenstenose, Tumoren usw.). Beseitigung des Hindernisses daher unbedingt erforderlich.
Häufigste Erreger s. Leberabsceß; [1—3].
Therapie Erforderlich sind Mittel, die in Galle und Blut hohe Konzentrationen erreichen, da Erreger meist auch intramural lokalisiert: Ampicillin, 4—6 g oral tgl. (E), gegebenenfalls höhere Dosen i.v. oder Tetracyclin i.v., 0,5 bis 1 g tgl. (E). Bei zuverlässigem Er-

regernachweis (nicht aus Duodenalsaft!) Weiterbehandlung entsprechend Erreger und seiner Empfindlichkeit. Mittel, die in Galle mindestens 50%/o der Serumkonzentration erreichen: Carbenicillin, Cephalosporine, Aminoglykoside, einzelne Sulfonamide wie Sulfamethoxydiazin, Erythromycin, Fusidinsäure, Rifampicin.

C. Pankreatitis

Selten primär bakteriell, als metastatische Infektion bei septischen Prozessen. Häufig sekundär bakteriell als aufsteigende Infektion bei primär abakterieller Pankreatitis. Erregerspektrum und Therapie bei den sekundären Formen wie bei 2.

D. Enteritis [4—7, 18]

1. Durch Escherichia coli

Erreger Bestimmte Serotypen von E. coli, vor allem 0 111, 0 55, 0 26, 0 86, 0 125, 0 126, 0 127, 0 128, 0 119, 0 114, ferner 0 25, 0 44, 0 78.

Therapie a) **bei Enteritis:** lumenwirksame Mittel ausreichend, Auswahl entsprechend Empfindlichkeit: Neomycin bzw. Gentamicin, Colistin bzw. Polymyxin B, Paromomycin oder schwer absorbierbares Sulfonamid. Dosierung s. Tabelle 46. Therapiedauer: 7 Tage. Bei Exsiccose Flüssigkeits- und Elektrolytersatz! Drei bakteriologische Kontrolluntersuchungen nach Behandlung.

b) **bei Ausscheidern:** Therapie nur in Krankenhaus und Heimen zur Verhütung von Epidemien; in häuslichem Milieu sistiert Ausscheidung bald von alleine.

2. Durch Shigellen

Erreger Shigella-Species der Gruppen A—D. A = Sh. dysenteriae, B = Sh. flexneri, C = Sh. boydii, D = Sh. sonnei.

Therapie a) **bei Enteritis:** siehe D 1. a. Heute oft Resistenz gegen die früher gut wirksamen Sulfonamide. Bei schwerer Enteritis statt oder außer lumenwirksamen Mitteln entsprechend der Empfindlichkeit Sulfonamide (zu Beginn evtl. Kombination von Kurzzeitsulfonamid wie Aristamid oder Gantrisin mit schwer absorbierbarem Sulfonamid in Normaldosen), oder Sulfamethoxazol + Trimethoprim [8], Tetracyclin oder Ampicillin in Normaldosen. Flüssigkeits- und Elektrolytersatz.

Bakteriologische Schlußuntersuchung Mindestens 3 in wöchentlichem Abstand untersuchte Stuhl- und Urinproben müssen kulturell negativ sein, ehe Absonderung aufgehoben werden darf.

b) **bei Ausscheidern:** Gabe eines lumenwirksamen Mittels, s. Tabelle 46.

3. Durch Salmonellen (außer S. typhi, s. S. 253).

Erreger über 1000 Serotypen, die in eine Reihe von Gruppen eingeteilt sind. Typhus-ähnlicher oder septischer Verlauf meist bei S. paratyphi; überwiegend gastroenteritischer Verlauf bei den übrigen Salmonellen.

Therapie a) **bei manifester Erkrankung**

1. bei *typhusähnlichem* oder *septischem* Verlauf
   Chloramphenicol (Dosierung wie bei Typhus (S. 253)), oder Ampicillin, tgl. oral 4—6 g (E), oder Sulfamethoxazol + Trimethoprim (Erw. 960 mg tgl.). Therapiedauer: eine Woche über die Entfieberung hinaus, jedoch mindestens 2 Wochen [9].
2. bei *leichtem gastroenteritischem* Verlauf
   Keine Chemotherapie, da diese Erregerausscheidung verlängern kann [10, 11, 20] und die Erkrankung meist rasch spontan heilt.
3. bei *schwererem gastroenteritischem* Verlauf
   s. D 1. a (S. 222).

b) **bei Ausscheidern**

Normalerweise keine Behandlung, da Ausscheidung selten länger als einige Monate anhält, u. U. aus beruflichen Gründen. Dann Sulfamethoxazol + Trimethoprim oder Ampicillin in hohen Dosen wie bei Typhus-Dauerausscheidern (S. 253).

Bakteriologische Schlußuntersuchung S. D 2. a (S. 222).

4. Durch Staphylokokken

a) **als pseudomembranöse Enterokolitis**

meist im Gefolge einer Operation nach Anwendung von Breitbandantibiotica.

Therapie Absetzen aller bisher gegebenen Chemotherapeutica. Gabe eines Penicillinase-festen Penicillins, z. B. Dicloxacillin, tgl. oral 3 g (E), oder Vancomycin, 2—3 g tgl. oral (E), in 3—4 Einzeldosen [12], evtl. Lincomycin + Fusidinsäure. Gegebenenfalls Flüssigkeits- und Elektrolytersatz.

b) **als Enteritis**

nach Aufnahme von durch Staphylokokken (Enterotoxin) vergifteter Nahrung. Falls Ätiologie geklärt, bzw. durch epidemiologisches Auftreten zu vermuten, Chemotherapie nicht erforderlich, da gegen die Toxine unwirksam. Gegebenenfalls Flüssigkeits- und Elektrolytersatz.

5. Durch andere Bakterien
Pseudomonas aeruginosa, Proteus, aerobe Sporenbildner u. a. können, wenn in großen Mengen in der Nahrung enthalten, ebenfalls Durchfälle verursachen, ebenso nach Therapie mit Chemotherapeutica, gegen die sie resistent sind.
Therapie symptomatisch.

6. Durch Hefe
meist nach Gabe von Breitbandantibiotica.
Therapie Nystatin oral, für 7—10 Tage; Dosierung s. Tabelle 46.

7. Durch Viren
Therapie der nicht seltenen Infektionen symptomatisch.

8. Durch Protozoen
a) **Amöben** s. Amoebiasis (S. 266).
b) **Lamblien** (Giardia lamblia) (S. 267).
c) **Balantidium coli** (S. 267).

9. Reisediarrhoe [13, 14]
Erreger Bakterielle Erreger und Amöben nur gelegentlich Ursache. Therapie symptomatisch, in schwereren Fällen Therapieversuch mit aus dem Darm nicht absorbierten Antibiotica oder schwer absorbierbaren Sulfonamiden (s. Tabelle 46). Zur Prophylaxe sollen Chinolin-Derivate nicht gegeben werden [21], zur Therapie möglichst 1 Woche, auf keinen Fall 4 Wochen wegen Gefahr von Neuropathien überschreiten und die Tagesdosen auf 600—750 mg (E), 400 mg (6.—12. J.), 250 mg (2.—6. J.) beschränken. [21]. Jodhaltige Chinoline bei Hyperthyreose und Jod-Allergie kontraindiziert.

10. Enteritis necroticans
Erreger Toxinbildende Clostridien.
Therapie Tetracyclin oder Penicillin G (Dosierung s. Tabelle 42): Flüssigkeits- und Elektrolytersatz, Operation.

11. Colitis ulcerosa und Enteritis regionalis
Bei beiden Krankheiten Chemotherapie nur zur Bekämpfung oder Verhütung von Sekundärinfektionen. Zur Prophylaxe werden intermittierende Kuren mit schwerlöslichen Sulfonamiden bzw. Salazosulfapyridin (Kombination aus Sulfapyridin und Salicylsäure, Salazopyrin, Azulfidine, Erw. 2—4—6 g tgl.) empfohlen.

E. Pseudotuberkulose

Als Sepsis, Pseudoappendicitis (mesenteriale Lymphadenitis) oder Enteritis auftretend. Ursache von Appendektomien in bis zu 4% der Fälle [15].

Erreger Pasteurella pseudotuberculosis.
Therapie In schweren Fällen Kanamycin oder Streptomycin, in leichteren Tetracyclin; notfalls Chloramphenicol.

F. Appendicitis

Erreger Darmkeime, besonders Enterokokken und Streptokokken.
Therapie Chemotherapie nur indiziert bei paralytischem Ileus und bei eitrigen Komplikationen (Absceß, Peritonitis). Therapiebeginn wie unter B (S. 221).

G. Peritonitis

Erreger Flora entsprechend dem Ort der Herkunft zusammengesetzt; wenn aus Magen und oberen Darmabschnitten: überwiegend grampositive Keime, wenn aus unteren Darmabschnitten oder Adnexen: eher gramnegativ. Häufig Mischinfektionen. Monoinfektionen vor allem bei den selteneren hämatogenen Formen (Streptokokken, Pneumokokken, Meningokokken, Gonokokken, Tuberkulosebakterien).
Therapie Fast stets **operativer** Eingriff erforderlich. Nach Abklärung dieser Indikation **sofort** Beginn der **Chemotherapie** mit Ampicillin (+ Oxacillin), tgl. 10 g und mehr i.v. (E), oder Cephalothin, tgl. 10 g i.v. (E) bzw. Penicillin G, tgl. i.v. 20—40 Mega (E). Dazu Gentamicin, tgl. 0,24 g i.m. (E). Intraperitoneale Applikation: Tetracycline reizen. Chloramphenicolester werden nicht ausreichend gespalten, nur Infusionszubereitungen geeignet. Polymyxine und Aminoglykoside können in Narkose durch neuromuskuläre Blockade Atemstillstand bewirken. Während und nach Operation geeignet: Cephalothin 20—30 mg/kg, 3mal tgl. als Lösung, postoperativ Kanamycin 15 mg/kg tgl., geteilt in 3 Dosen als Lösung [16].
Bei Peritonitis durch Streptokokken, Pneumokokken, Gonokokken oder Meningokokken 5—10 Mega wäßriges Penicillin G i.v. tgl. (E).

Literatur
1. Dandurand, B., Saint-Martin, M., Beaudoin, L.: Un. méd. Can. 98, 55 (1969).
2. Roth, P., Cohen, S.: Amer. J. Gastroent. 53, 154 (1970).
3. Williams, R., Dawson, J. L.: Proc. roy. Soc. Med. 62, 243 (1969).
4. Riley, H. D., jr.: Ped. Clin. N. Amer. 15, 227 (1968).
5. Cushing, A. H.: Pediatrics 40, 656 (1967).
6. Kienitz, M.: Die enteralen Staphylokokken-Infektionen des Kindes. Biol. Microbiologica (Grumbach, A., Hrsg.), Basel: Karger 1962.
7. Manson-Bahr, P. E. C.: Mod. Treatm. 3, 1031 (1966).
8. Dixon, J. M. S.: Brit. med. J. 1965 II, 1343.
9. Kamat, S. A.: Brit. med. J. 1970 III, 320.

10. Aserkoff, B., Bennett, J. V.: New Engl. J. Med. 281, 636 (1969).
11. Freiberg, T.: Arzneimittel-Forsch. 21, 27 (1971).
12. Kahn, M. Y., Hall, W. H.: Ann. intern. Med. 65, 1 (1966).
13. Arzneimittelbrief 5, 23 (1971).
14. Richards, D. A.: Practitioner 204, 822 (1970).
15. Knapp, W., in: Infektionskrankheiten (Gsell, O., Mohr, W., Hrsg.) Bd. II/1, S. 368. Berlin-Heidelberg-New York: Springer 1968.
16. Cotlar, A. M., Cohn, I., jr., in: Antimicrobial Therapy (Kagan, B. M., Ed.), 331. Philadelphia: Saunders 1970.
17. Valman, H. B., Wilmers, M. J.: Lancet 1969 I, 1122.
18. Ocklitz, H. W.: Münch. med. Wschr. 111, 6 (1969).
19. Sterner, G., Lantorp, K., Lidman, K.: Nord. Med. 86, 1343 (1971).
20. Ambs, E., Sefrin, P.: Mschr. Kinderheilk. 119, 578 (1971).
21. Arzneimittelkommission d. Deutschen Ärzteschaft: Deutsches Ärzteblatt 32, 4 (1973).

XI. Infektionen des Urogenitaltraktes

A. Infektionen der Niere und ableitenden Harnwege

Allgemeines Da auch bei Infektionen der ableitenden Harnwege die Niere nicht selten — oft symptomfrei — mitbefallen ist [1], spielt die primäre Lokalisation der Infektion für das chemotherapeutische Vorgehen keine entscheidende Rolle. Es ist stets zu **unterstellen, daß auch die Niere beteiligt** ist. Wichtig für die Indikation zur Behandlung und für die Kontrolle des therapeutischen Erfolges ist die *quantitative kulturelle bakteriologische Untersuchung* mit Identifikation des Erregers und Bestimmung des Antibiogramms. Symptomatische Bacteriurie (Keimzahl im frisch untersuchten oder kühl aufbewahrten, morgendlichen Mittelstrahlharn $\geq 10^5$/ml oder positiver Befund im Blasenpunktat [15]) ist **stets behandlungsbedürftig;** asymptomatische Bacteriurie bei Kindern und Schwangeren. Bei nicht graviden Frauen und Männern mit asymptomatischer Bacteriurie ist der Nutzen einer Behandlung bisher nicht sicher bewiesen. Die chronische Pyelonephritis ist **nicht mehr komplett ausheilbar.** Daher:

> a) Durch konsequente und ausreichend dosierte Therapie von Erstinfektionen Entwicklung der chronischen Pyelonephritis vorbeugen!
> b) Jede Erstinfektion ein Jahr lang nachkontrollieren!
> c) Bei trotz adäquater Therapie persistierender oder rekurrierender Bacteriurie urologische Untersuchung auf Harnabflußstörungen veranlassen!

Häufigste Erreger E. coli, Proteus, vor allem P. mirabilis, Pseudomonas, Klebsiella-Aerobacter, Staphylokokken, Enterokokken [12].

Therapie Es gibt zahlreiche Vorschläge hinsichtlich Wahl der Mittel, Dauer der Therapie und Art der Nachkontrolle. Keiner hat sich als verbindlich durchgesetzt. Die meisten Fachleute halten es für wesentlich, daß bei Befall der Niere nur Mittel gegeben werden sollen, die auch ausreichende Konzentrationen im Nierengewebe erreichen. Da bei jedem Harnwegsinfekt Nierenbeteiligung möglich ist, sollten alle akuten Infektionen und alle Exacerbationen chronischer Infekte nicht mit Medikamenten behandelt werden, die nur in den Hohlwegen die Keimvermehrung zuverlässig hemmen (Nitrofurantoin, Nalidixinsäure), es sei denn, andere Mittel sind nicht anwendbar. Die nur in den Hohlwegen wirksamen Substanzen sind aber für die prophylaktische und suppressive Langzeitbehandlung geeignet. In Deutschland wird mit gewissen Abweichungen folgendes Vorgehen empfohlen [2, 5, 6, 8, 13]:

1. Akuter Infekt und akuter Schub eines chronischen Infektes

Vor Therapie möglichst Harnkultur mit Keimzählung und Resistenzbestimmung.

Anfangsbehandlung

Erste Manifestation eines Infekts, außerhalb der Klinik
Ampicillin, bei Penicillin-Allergie Sulfonamid (mit ausreichendem Gewebespiegel!), evtl. plus Trimethoprim, notfalls Chloramphenicol.

Erstmanifestation in Klinik; Recidiv
Hier häufig Keime gegen Standardmedikamente resistent, daher Gentamicin, evtl. mit Ampicillin oder Carbenicillin. Therapie der speziellen epidemiologischen Situation der Klinik anpassen.

Weiterbehandlung nach 2—3 Tagen

Antibiogramm liegt vor
Entsprechend dem Ergebnis und Tabelle 47 Mittel auswählen.

Kein Antibiogramm
Mikroskopische Kontrolle des nicht zentrifugierten Harns. Bei reichlichem Keimgehalt auf jeden Fall Kultur anlegen, Resistenzbestimmung durchführen lassen, Medikament wechseln und dann entsprechend Antibiogramm und Tabelle 47 weiterbehandeln.

Nach 3 Wochen
Mikroskopische Kontrolle des frisch gelassenen, nicht zentrifugierten Harns.
Wenn Bakterien sichtbar:
Kultur und Resistenzbestimmung. Weiterbehandlung entsprechend Antibiogramm und Tabelle 47.
Wenn keine Bakterien sichtbar:
Therapiepause. Am Ende der 4. Woche 2 Kulturen zur Kontrolle.

Weiteres Vorgehen

Harnbefund negativ
6wöchige Nachbehandlung mit Sulfonamid, Nitrofurantoin oder Nalidixinsäure = Rezidivprophylaxe. Abschließend Harnkultur, Zählung von Leukocyten und Erythrocyten; weitere Kontrollen alle 3 Monate bis zu einem Jahr.

Harnbefund Intensive Weiterbehandlung mit gewebegängigen Mitteln möglichst
positiv von bactericider Wirkung entsprechend dem Antibiogramm für weitere 4—6 Wochen oder länger, bis nach Therapiepause Kontrolle von Bakterien- und Zellausscheidung annähernd normale Werte ergibt. Dann bei Erstinfektion Nachbehandlung mit Sulfonamid, Nitrofurantoin oder Nalidixinsäure für 6 Wochen; bei chronischem Infekt siehe 2.

2. Chronischer Infekt

Persistierende oder rekurrierende Bacteriurie, bedingt durch
Anomalien im Bereich der Harnwege,
chron. Prostatitis (Therapie S. 230),
chron. Pyelonephritis,
Kolpitis [14].

Ursache differentialdiagnostisch klären, Abflußanomalien nach Möglichkeit ausschalten.

Therapie Nach Beherrschung akuter Schübe **langfristige suppressive** und **prophylaktische** Behandlung, bis keine Zeichen der Aktivität mehr nachweisbar sind, gegebenenfalls auf unbestimmte Zeit. Hierzu sind auch Mittel geeignet, die nur im Hohlraumsystem und nicht im Gewebe auf Bakterien wirken.

Formen 1. **Kontinuierliche** Therapie
   a) *durchgehend* mit einem Sulfonamid, Nitrofurantoin oder Nalidixinsäure bzw. der Kombination von Sulfonamid und Nitrofurantoin.
   b) im *cyclischen* Wechsel Sulfonamid, Nitrofurantoin, Nalidixinsäure und eines der ausgesprochen gewebegängigen Mittel.

2. **Intermittierende** Therapie
   eine Woche pro Monat Therapie wie bei akuter Infektion.

Eine sichere Überlegenheit der einen oder anderen Form ist bisher nicht erwiesen.

3. Harnwegsinfekte in der Schwangerschaft [10, 11]

Infekte, auch asymptomatische Bacteriurien, steigern Schwangerschafts- und Geburtskomplikationen um das Mehrfache. Behandlung ist deswegen **stets** indiziert, bei asymptomatischer Bacteriurie auf jeden Fall nach I. Trimenon. Die Therapie ist die gleiche wie bei anderen Harnwegsinfektionen. Zu berücksichtigen ist jedoch bei der Auswahl der Mittel ihre Toxicität für den Fetus (vgl. S. 193/194).

Auswahl der Medikamente und ihre Dosierung
s. Tabelle 47, S. 293 und Tabelle 48, S. 295/296.

4. Nierentuberkulose

s. S. 256.

Literatur
1. Brumfitt, W., in: Preventive Approaches to Chronic Diseases (Kass, E. H., Ed.), p. 22. The Milbank Memorial Fund Quarterly XLVII, No. 3, Part. 2 (1969).
2. Buchborn, E., Eigler, F. W., Eigler, J., Renner, E., Thiele, K. G.: Internist (Berl.) 10, 447 (1969).
3. Hubmann, R., in: Klinische Pharmakologie und Pharmakotherapie (Kuemmerle, H. P., Garrett, E. R., Spitzy, K. H., Hrsg.), S. 630. München: Urban u. Schwarzenberg 1971.
4. Normand, I. C. S.: Practitioner 204, 91 (1970).
5. Oehme, J.: Urologe B 10, 197 (1970).
6. Krämer, D., Kemper, K.: Urologe A 10, 206 (1970).
7. Breunung, M., Schmalz, H., Noack, R., Stahl, E.: Mschr. Kinderheilk. 117, 605 (1969).
8. Fuchs, H., in: Die Pyelonephritis (Losse, H., Kienitz, M., Hrsg.), S. 355. Stuttgart: G. Thieme 1966.
9. O'Grady, F., Brumfitt, W. (Ed.): Urinary tract infections. Oxford-London: University Press 1968.
10. Hirsch, H. A.: Gynäkologe 2, 31 (1969).
11. Klink, R., Plotz, E. J.: Dtsch. med. Wschr. 96, 875 (1971).
12. Mössner, G., Gaca, A., Thelen, A., Schirmeister, J., Maurer, H.: Urologe 8, 2 (1969).
13. Kienitz, M., v. Landwüst, B., in: Die Pyelonephritis (Losse, H., Kienitz, M., Hrsg.), S. 344. Stuttgart: G. Thieme 1966.
14. Günthert, E. A.: Urologe A 10, 231 (1971).
15. Witzel, L.: Med. Klin. 66, 1410 (1971).

5. Nicht-gonorrhoische Urethritis

a) Bakterielle Urethritis

Häufigste Erreger Staphylokokken, Streptokokken, sog. saprophytäre Neisserien, E. coli, Proteus, Pseudomonas aeruginosa.

Therapie Systemisch; Auswahl nach Resistenzbestimmung. Lokal nur, wenn systemisch unzureichende Wirkung.

b) Hefe-Urethritis

Häufigster Erreger C. albicans.

Therapie Lokal Nystatin, Trichomycin, Pimaricin. Bei gleichzeitigem Befall der Haut des Genitoanalbereiches diese mitbehandeln; bei Darmsoor Nystatin (Moronal) oral. Partnerbehandlung!

c) Trichomonas-Urethritis

Therapie S. Kolpitis, S. 235. Stets an Partnerbehandlung denken.

d) Einschlußkörperchen-Urethritis

Erreger Chlamydozoon oculogenitale, zur Trachom-Gruppe gehörend.

Therapie Sulfonamid oder Tetracyclin in Normaldosis.

e) Mycoplasmen-Urethritis

Ätiologische Bedeutung der Mycoplasmen, insbesondere der T-Stämme, nicht gesichert.

f) Urethritis ohne Erregernachweis

Therapie Wenn Reiter-Syndrom und die unter A—D genannten Erreger sowie Gonorrhoe und andere Geschlechtskrankheiten ausgeschlossen sind, Therapieversuch mit Tetracyclin, z. B. Doxycyclin für 5 Tage in Normaldosis [2], bei Versagen mit Erythromycin [3]. Nicht ausreichend wirksam: Lincomycin [3], Sulfamethoxazol-Trimethoprim [4].

CAVE **Stets auf gleichzeitigen Infekt der Scheide untersuchen! [5]**

Literatur
1. Übersicht: Meyer-Rohn, J.: Hautarzt 20, 439 (1969).
2. Lassus, A., Perko, R.-L., Stubb, S., Mattila, R., Jansson, E.: Brit. J. Vener. Dis. 47, 126 (1971).
3. Czonka, G., Spitzer, R. J.: Brit. J. vener. Dis. 45, 52 (1969).
4. Carroll, B. R. T., Nicol, C. S.: Brit. J. vener. Dis. 46, 31 (1970).
5. Günthert, E. A.: Urologe A 10, 231 (1971).

B. Prostatitis, Epididymitis, Orchitis

Erreger E. coli, Klebsiella-Aerobacter, Proteus, Pseudomonas, Enterokokken, Staphylokokken, Streptokokken, Gonokokken, gelegentlich Tuberkulosebakterien, Spirochaeten, Trichomonaden, Hefe, Viren [1, 2].

Therapie Wegen der schlechten Diffusionsverhältnisse und/oder der anatomischen Struktur der Herde hohe Dosierung erforderlich. Wahl des Mittels möglichst entsprechend der Empfindlichkeit des betreffenden Erregers. Sonst bei akuten Formen Versuch mit Tetracyclin i.v., 1 g tgl., oder Ampicillin, 5—10 g, i.v. tgl., evtl. mit zusätzlicher lokaler antimikrobieller Therapie. Erfolgsaussichten bei den chronischen Formen schlecht. Chronische Prostatitis häufigste Ursache der rekurrierenden Bacteriurie [3].

Literatur
1. Grossberg, S. E., Petersdorf, R. G., Curtin, J. A., Bennett, I. L., jr.: Amer. J. Med. 32, 44 (1962).
2. Morrisseau, P. M., Phillipp, C. A., Leadbetter, G. W., jr.: J. Urol. (Baltimore) 103, 767 (1970).
3. Meares, E. M., jr., Stamey, T. A.: Invest. Urol. 5, 492 (1968).

C. Geschlechtskrankheiten

1. Gonorrhoe

Erreger Neisseria gonorrhoeae.

Therapie Mittel der Wahl ist nach wie vor Penicillin G, das heute aber wegen der im Laufe der Jahre eingetretenen Empfindlichkeitsminderung in höheren Dosen als früher gegeben werden muß.

Nicht komplizierte Gonorrhoe Die Infektion ist auf den **unteren Genitaltrakt beschränkt:**

Einzeitige Therapie: Sie wird, möglichst parenteral durchgeführt, besonders im anglo-amerikanischen Raum bevorzugt. Die Dosen, die gegeben werden müssen, und die Medikamente, die bei Penicillinallergie für die einzeitige Behandlung in Frage kommen, sind in Tabelle 49 zusammengestellt [1—8]. Doxycyclin gab in einer Studie unbefriedigende Resultate [8]. Rifampicin ist an sich wirksam; bei den Versagern ist jedoch so häufig Resistenz der Erreger nachweisbar, daß es für einen breiteren Einsatz nicht in Betracht kommt [9, 10]. Rifampicin und Kanamycin können eine gleichzeitige Lues nicht maskieren. Gegenüber Penicillin G geben manche Autoren Ampicillin den Vorzug, da es gegen Gonokokken etwas wirksamer ist und für Dosissteigerungen bei einzeitiger Behandlung mehr Spielraum besteht.

Mehrzeitige Therapie: Im deutschsprachigen Raum wird hauptsächlich diese Therapieform angewandt. Empfohlen werden tgl. 1 Mega wäßriges Procain-Penicillin G oder eine Mischung mit 25%/o wäßrigem Penicillin G (E), beim Mann für 2—3 Tage, bei der Frau für 3—5 Tage [11, 12]. Als Penicillin-Ersatz tgl. Oxytetracyclin i.v., 0,5 g (E) für 3 Tage [11], oder Tetracyclin bzw. Chloramphenicol, tgl. oral 1 g (E) für 7 Tage [12]. Auch Doxycyclin, tgl. oral 0,2 g (E) für 4 Tage [13], und die Kombination Sulfamethoxazol + Trimethoprim (2×2 g SMZ + 2×0,4 g TMP (E) oral, im Abstand von 8 Std [14], oder oral tgl. 1,6 g SMZ + 0,32 g TMP (E) für 5 Tage [15, 16]) haben sich als wirksam erwiesen.

Komplizierte Gonorrhoe	Sie liegt vor, wenn auch die **Adnexe** befallen sind, und erfordert deshalb längere Behandlung: bei Mann und Frau tgl. 1 Mega wäßriges Procain-Penicillin G i.m. für 5—8 Tage [11, 12]. Als Penicillin-Ersatz bewährt: Oxytetracyclin, tgl. i.v. 0,5 g (E) für 5 und mehr Tage [11] bzw. Tetracyclin oder Chloramphenicol, 1 g (E) für 10—14 Tage [12].
Therapiekontrollen	Mikroskopisch und kulturell beim Mann 3, 6 und 14 Tage nach Therapieende, bei der Frau außerdem noch am 2. oder 3. Tag nach der nächsten Menstruation. Kontrolle der Seroreaktionen auf Lues 6—12 Wochen nach Therapieende.
Disseminierte Gonorrhoe	In Form von Arthritis, Sepsis, Endo-Myokarditis, Meningitis [17]. Wahl der Mittel s. Tabelle 41, S. 285, Dosierung Tabelle 42, S. 287/288.
Gono-Blennorrhoe	Bei Säuglingen 0,2—0,4 Mega Procain- oder Clemizol-Penicillin G i.m. tgl., bei Erwachsenen 1 Mega. Therapiedauer: 3—6 Tage. Lokal Penicillin-Augentropfen.
Vulvovaginitis infantum	Procain- oder Clemizol-Penicillin G, 1 Mega tgl. i.m. für 5—7 Tage.
Infektionsprophylaxe	Nicht allgemein empfehlenswert; Gefahr von Selbstbehandlung, Unterdosierung, Maskierung einer Lues.
Schwangerschaftsprophylaxe	Bei früher durchgemachter und möglicherweise unzureichend behandelter Gonorrhoe kann in der Gravidität eine Behandlung wie bei komplizierter Go. erwogen werden, da latente Go. in Schwangerschaft u. U. aszendiert.

Blennorrhoe- Credésche Prophylaxe gesetzlich vorgeschrieben: 1 Tropfen einer
prophylaxe frisch bereiteten 1%igen Lösung von Silbernitrat oder -acetat in
jedes Auge. Kein Penicillin!

Literatur
1. Willcox, R. R.: Curr. Probl. Derm. 2, 101 (1968).
2. Schroeter, A. L., Pazin, G. J.: Ann. intern. Med. 72, 553 (1970).
3. Shapiro, L. H., Lentz, J. W.: Amer. J. Obstet. Gynec. 97, 968 (1967).
4. Niordson, A.-M., Ullman, S.: Acta derm.-venereol. (Stockh.) 51, 311 (1971).
5. Chalmers, E. C., Domescik, G.: Brit. J. vener. Dis. 46, 212 (1970).
6. Roberts, F. L.: Sth. med. Bull. 59, 18 (1971).
7. Lidén, S., Hammar, H., Hillström, L., Wallin, J., Öhman, S.: Acta derm.-venereol. (Stockh.) 51, 221 (1971).
8. Jones, S. R., Gilleland, H. E., jr.: HSMHA Health Reports 86, 849 (1971).
9. Kaufmann, J.: Dermatologica (Basel) 141, 72 (1970).
10. Malmborg, A.-S., Molin, L., Nyström, B.: Chemotherapy (Basel) 16, 319 (1971).
11. Braun-Falco, O., Petzold, D.: Dtsch. Ärzteblatt 67, 29 u. 83 (1970).
12. Meyer-Rohn, J.: Dtsch. med. Wschr. 89, 2197 (1964).
13. Neumann, H. H., Baecker, J. M.: J. Amer. med. Ass. 219, 471 (1972).
14. Ullman, S., Niordson, A.-M., Zachariae, H.: Acta derm.-venereol. (Stockh.) 51, 394 (1971).
15. Carroll, R. T., Nicol, C. S.: Brit. J. vener. Dis. 46, 31 (1970).
16. Schofield, C. B. S., Masterton, G., Moffett, M., McGill, M. I.: J. infect Dis. 124, 533 (1971).
17. Holmes, K. K., Counts, G. W., Beaty, H. N.: Ann. intern. Med. 74, 979 (1971).

2. Syphilis (Lues)

Erreger Treponema pallidum.
Therapie Mittel der Wahl: Penicillin G; um so wirksamer, je früher die Therapie beginnt. Einigkeit besteht, daß die spirochätocide Konzentration von 0,03 E/ml Serum unter Berücksichtigung individueller Variationen in der Kinetik aufrechterhalten bleiben soll. Gewisse Differenzen bestehen im Schrifttum über die Größe des Sicherheitsfaktors, der zur Vermeidung von Unterschreitung dieser Konzentration gewählt werden sollte. Über die Dauer der Behandlung weichen die Meinungen stark ab. In Tabelle 50 ist daher ein von der WHO [1] und ein in Deutschland [2] weitverbreitetes Behandlungsschema angegeben.

Pränatale Lues Diaplacentare Infektion des Fetus ab dem vierten Monat möglich. Therapie um so sicherer wirksam und um so gefahrloser, je früher sie beginnt. Dosierung entsprechend dem Stadium der Lues bei der Mutter. Keine Einigkeit über die Notwendigkeit einer zweiten Penicillin-Kur kurz vor der Geburt bzw. einer prophylaktischen Behandlung bei späteren Geburten, falls die Infektion adäquat mit Penicillin behandelt war.

Reservemittel Im Falle der Penicillin-Allergie steht derzeit Erythromycin an erster Stelle der Reservemittel [3]. Dosierung: oral 2 g tgl. für 15 Tage bei Frühlues, für 25 Tage bei Spätlues. Bei fetaler Lues ist Erythromycin wegen schlechter Placentapassage nicht wirksam. Weitere Reservemittel: Rolitetracyclin 2×250 mg tgl. i.v. für 2—3 Wochen, Chloramphenicol 2 g tgl. für 10 Tage [3]. Über Cephalosporine liegen noch keine ausreichenden Erfahrungen vor.

Nachkontrollen Für alle Formen der Lues-Behandlung gilt:

Klinisch und serologisch zunächst alle 3—6 Monate, vom 2.—5. Jahr nach Therapieende einmal jährlich.

Herxheimer Reaktion Fieber, Schüttelfrost und akute Exacerbation durch Treponemenzerfall, meist einige Stunden nach der ersten Gabe, aber auch später. Notfalls Glucocorticoid (20—40 mg Methylprednisolon).

Maskierung der Lues Chemotherapie aus anderen Indikationen mit β-Lactam-Antibiotica, Tetracyclinen, Chloramphenicol, Makroliden und anderen Treponemen-wirksamen Mitteln kann aufgrund subkurativer Dosen zum stummen oder atypischen Verlauf einer Lues führen.

Rezidive Erneute Therapie ist nötig, wenn

a) die serologischen Titer bei der Nachkontrolle wieder ansteigen,
b) erneut klinische Zeichen bemerkbar werden oder
c) der Liquorbefund pathologisch bleibt bzw. wird.

Reinfektionen sind möglich und oft schwer von Rezidiven abzugrenzen.

Literatur
1. Guthe, T., Idsøe, O.: Antibiotic Treatment of Venereal Diseases. Curr. Probl. Derm. 2, 1 (1968).
2. Braun-Falco, O., Petzold, D.: Deutsch. Ärzteblatt 67, 29 und 83 (1970).
3. Luger, A.: Antibiotic Treatment of Venereal Diseases. Curr. Probl. Derm. 2, 58 (1968).
4. Sparling, P. F.: New Engl. J. Med. 284, 642 (1971).

3. Ulcus molle

Erreger Haemophilus ducreyi.
Therapie Kurzzeitsulfonamid, oral tgl. 4—6 g (E), bzw. Langzeitsulfonamid, oral tgl. 1 g (E) [1], oder Tetracyclin, 1—2 g tgl. für 5 Tage. Wirksam sind auch Streptomycin, 1—3 g tgl., oder 1—2 g Chloramphenicol für die gleiche Zeit.

CAVE Ulcus molle kommt auch gleichzeitig mit Lues oder Lymphogranuloma venereum vor!

Literatur
1. Ranneberg, K. M., Wiegel, O.: Med. Welt 23 (N. F.), 43 (1972).
2. McDaniel, W. E.: J. Ky. med. Ass. 62, 281 (1964).
3. Willcox, R. R.: Curr. Med. Drugs 6 (2), 14 (1965).

4. Granuloma inguinale

(Granuloma venereum, Granuloma inguinale Donovani, Donovanosis)

Erreger Donovania granulomatosis.
Therapie Tetracyclin, tgl. oral 2 g (E) bis zur Heilung (1—4 Wochen) [1]. Ersatzweise: Streptomycin, 4 (!) g tgl. (E) i.m. für 5 Tage [2].

Literatur
1. Davis, C. M.: J. Amer. med. Ass. 211, 632 (1970).
2. Goldberg, J., Bernstein, R.: Brit. J. vener. Dis. 40, 137 (1964).

5. Lymphogranuloma venereum

(Lymphogranuloma inguinale, Nicolas-Favresche Krankheit)

Erreger Chlamydia (Bedsonia).
Therapie Tetracyclin, oral tgl. 2 g (E), oder Kurzzeitsulfonamid (Sulfafurazol), 2 g tgl. Therapiedauer: 3 Wochen.

Literatur
1. McDaniel, W. E.: J. Ky. med. Ass. 62, 28 (1964).
2. Löhe, H., Schmidt, W., in: Hdb. Haut- u. Geschlechtskrankht. (Marchionini, A., Hrsg.), Erg.-W., Bd. VI/1, S. 657. Berlin-Göttingen-Heidelberg-New York: Springer 1964.
3. Willcox, R. R.: Curr. Med. Drugs 6 (2), 14 (1965).
4. Abrams, A. J.: J. Amer. med. Ass. 205, 199 (1968).

XII. Infektionen in der Gynäkologie

A. Bartholinitis

Häufigste Erreger Staphylokokken, Escherichia coli, Streptokokken, Enterokokken, Gonokokken.
Therapie Bei Penicillin G-empfindlichen Staphylokokken, Streptokokken, Gonokokken, Penicillin G, tgl. i.m. 2,4—4 Mega (E) für etwa 1 Woche, bei Penicillinase-bildenden Staphylokokken Dicloxacillin oder Lincomycin, tgl. oral 2—3 g (E), bzw. Clindamycin 0,9 g (E), bei E. coli und Enterokokken Ampicillin, tgl. i.m. 2—3 g (E).

B. Vulvitis

Häufigste Erreger Staphylokokken, Streptokokken, Candida, Gonokokken (diese vor allem bei Kindern), Erreger der übrigen Geschlechtskrankheiten (s. S. 232—234), Trichomonaden, Oxyuren [1].
Therapie Bei oberflächlichen unspezifischen Infektionen Lokalbehandlung entsprechend Erreger. Bei tiefergreifenden Infektionen systemische Therapie (s. auch bei Geschlechtskrankheiten, S. 230). Trichomonas: s. Kolpitis (S. 235).
CAVE Häufig Grundleiden: Diabetes, Geschlechtskrankheiten!

Literatur Thomsen, K., Humke, W., in: Gynäkologie und Geburtshilfe (Käser, Friedberg, Ober, Thomsen, Zander, Hrsg.), Bd. III, S. 66. Stuttgart: G. Thieme 1972.

C. Kolpitis (Vaginitis)

Häufigste Erreger
Trichomonas vaginalis, Hefen (vor allem Candida-Arten, seltener Torulopsis glabrata). Bakterien: H. vaginalis (C. vaginale), Bacteroides, Streptokokken, Enterokokken, Staphylokokken, E. coli und andere gramnegative Stäbchen, Mycoplasma hominis, Viren. Oft Mischinfektion [1—4].

Therapie [3—5, 7—10]
Trichomonaden: lokal Metronidazol, Clotrimazol, Trichomycin, Nifuratel. Stets orale Mitbehandlung: Metronidazol (Clont), tgl. 0,5 g (E) für 6 Tage; z. Z. als Reservemittel zu betrachten: Tinidazol (Simplotan), tgl. 0,3 g (E) für 7 Tage, Nitrimidazin (in BRD nicht im Handel), tgl. 0,5 g (E) für 6 Tage, und Nifuratel (Inimur), tgl. 1,2 g (E) für 7 Tage [7—11].
Hefen: lokal: Nystatin, Clotrimazol, Miconazol, Amphotericin B, Pimaricin, Trichomycin. Oral zur Beseitigung des Darmreservoirs: Nystatin, tgl. oral 2—3 Mega (E).

CAVE
Bei Infektionen durch Trichomonaden und Hefen stets an Partnerbehandlung denken!
Mycoplasma hominis: Tetracyclin oral; ein Teil der Stämme spricht auch auf Lincomycin an [3]; beide Antibiotica in Normdosen.
H. vaginalis (C. vaginale): Tetracyclin, lokal.
Übrige Bakterien: Bei Infektionen, die sich auf den Scheideninhalt beschränken, kommen lokal Sulfonamide, Hydroxychinoline und Desinfektionsmittel in Frage; bei Infektion der Scheidenwand auf jeden Fall Chemotherapeutica, zunächst lokal entsprechend Erreger und seiner Empfindlichkeit, in erster Linie Tetracyclin und Gentamicin, evtl. mit Zusatz von Amphotericin B oder Nystatin, zur Verhütung von sekundären Candida-Infektionen [10]. **Chlamydia** (Einschlußkörperchen-Vaginitis): oral eine Woche Tetracyclin oder Sulfonamid in Normdosen.

CAVE
Für alle Kolpitiden gilt:
1. Nachweis der Infektion ist nur die erste Phase der Diagnostik! Nach auslösenden Faktoren forschen, z. B. Tumoren, Diabetes, Gravidität.
2. Chemotherapie ist nur die erste Behandlungsphase der Kolpitis! Zweite Phase: Aufbau und Stabilisierung physiologischer Verhältnisse in der Scheide (Glucose, Oestrogene, Milchsäure).
3. Rezidive häufig nach Menstruation. Nachkontrolle über 3 Cyclen.

Literatur
1. Ritzerfeld, W.: Der Gynäkologe 2, 2 (1969).
2. Krebs, D., Schallenberg, W.: Zbl. Gynäk. 95, 737 (1973).
3. Weström, L., Mårdh, P.-A.: Acta obstet. gynec. scand. 50, 25 (1971).

4. Thomsen, K., Humke, W., in: Geburtshilfe und Gynäkologie (Käser, Friedberg, Ober, Thomsen, Zander, Hrsg.), Bd. III, S. 54. Stuttgart: G. Thieme 1972.
5. Müller, H.: Der Gynäkologe 2, 6 (1969).
6. Müller, H., in: Geburtshilfe und Gynäkologie (Käser, Friedberg, Ober, Thomsen, Zander, Hrsg.), Bd. III, S. 80. Stuttgart: G. Thieme 1972.
7. Györik, W., Wenner, R.: Schweiz. Rundschau Med. (Praxis) 60, 1612 (1971).
8. Plotho, B., Kölbl, H.: Wien. med. Wschr. 121, 707 (1971).
9. Evans, B. A., Catteral, R. D.: Brit. med. J. 1971 IV, 146.
10. Silverman, M., Okun, R.: Amer. J. Obstet. Gynec. 111, 398 (1971).
11. Heiss, H.: Wien. med. Wschr. 121, 832 (1971).

D. Infektionen des inneren Genitale und der angrenzenden Gewebe (Endo-, Peri- und Parametritis uteri, Salpingitis, Oophoritis, Douglas-Absceß, Peritonitis)

Häufigste Erreger Escherichia coli, Bacteroides, anaerobe und aerobe Streptokokken, Enterokokken, Staphylokokken, Corynebakterien, oft Mischinfektionen. Gelegentlich: Gonokokken, Tuberkulosebakterien, Actinomyces u. a. [1, 2].

Therapie Akute Infektionen: Zunächst möglichst Materialentnahme für Kultur- und Resistenzbestimmung. Therapie entsprechend der Resistenzbestimmung. Wenn sofortiger Behandlungsbeginn erforderlich oder Kultur negativ, Therapiebeginn ungezielt wie bei septischem Abort (siehe unten).
Absceßbildungen können chemotherapeutisch nicht geheilt werden. Drainage und lokale Chemotherapie.
Chronische Infektionen benötigen Chemotherapie nur, wenn operiert wird, also Streuungsschutz.
Spezielle Infektionen: Gonorrhoe: S. 230, Tuberkulose S. 256, Aktinomykose: S. 261, Listeriose S. 248.

Literatur 1. Krebs, D., Schallenberg, W.: Zbl. Gynäk. 95, 737 (1973).
2. Albers, H.: Ärztl. Forsch. 8, I, 433 (1954).

E. Septischer Abort und Puerperalfieber

Häufigste Erreger E. coli, aerobe und anaerobe Streptokokken, Bacteroides, Enterokokken, Staphylokokken, Clostridien, Corynebakterien, gramnegative Darmbakterien; oft Mischinfektionen [1—4].

Therapie Nach Cervicalabstrich und Blutabnahme zur Kultur- und Empfindlichkeitsbestimmung sofort Beginn einer ungezielten Therapie in voller Dosis mit Ampicillin (6 g) + Oxacillin (3 g) parenteral (statt Ampicillin auch 40—100 Mega Penicillin G) oder Cephalothin, 6—10 g; evtl. — vor allem bei Auftreten eines Schocks und damit Verdacht auf Infektion durch gramnegative Erreger — zusätzlich mit Gentamicin, sofern keine Ausscheidungsstörung der Niere vorliegt. Bei Allergie gegen β-Lactam-Antibiotica Tetracyclin, 2 g i.v., oder Chloramphenicol, 3 g. Hämoglobinämie und -urie lassen Infektion mit Clostridien vermuten. Weiterbehandlung entsprechend Kultur und Empfindlichkeit (vgl. Tabelle 41, S. 285).

Literatur
1. Burnett, C. W. F.: Brit. med. J. 1952 I, 886.
2. Jones, W. N., Howe, E. H., French, J. H.: Amer. J. Obstet. Gynec. 67, 825 (1954).
3. Krebs, D.: Med. Klin. 58, 875 (1963).
4. Smith, J. W., Southern, P. M., jr., Lehmann, J. D.: Obstet. and Gynec. 35, 704 (1970).

F. Wundinfekte

Wenn in der Klinik erworben, gleiche Erreger wie bei septischem Abort und Puerperalfieber. Therapie entsprechend Absatz E.

G. Verzögerte Geburt, vorzeitiger Blasensprung

Ist die Geburt nicht 24 Std nach dem Blasensprung beendet, ist das Risiko der Infektion für Mutter und Kind groß und oft schwer [1, 2]. Prophylaktische Behandlung vielfach befürwortet; ebenso bei unklarem Fieber unter der Geburt. Erforderlich sind Mittel, die im Fruchtwasser wie im kindlichen und mütterlichen Organismus ausreichende Konzentrationen erreichen und für den Neonaten nicht toxisch sind, vor allem Penicilline und Cephalosporine (vgl. Tabelle 39). Ungezielter Therapiebeginn nach Materialgewinnung zur Kultur am besten mit Ampicillin, tgl. 6 g + Oxacillin, 3 g parenteral. Weiteres unter Neonatale Infektionen, S. 206.

Literatur
1. Still, R. M., Adamson, H. S.: J. Obstet. Gynaec. Brit. Cwlth. 74, 412 (1967).
2. Hirsch, H. A., in: Gynäkologie und Geburtshilfe (Käser, Friedberg, Ober, Thomsen, Zander, Hrsg.), Bd. II, S. 1023. Stuttgart: G. Thieme 1967.
3. Hirsch, H. A.: Gynäkologe 5, 232 (1972).

H. Mastitis

Fast ausschließlich durch Staphylokokken bedingt, die sehr oft Penicillinase bilden. Chirurgische Maßnahmen nur zu vermeiden, wenn Therapie frühzeitig einsetzt. Mittel der Wahl: zu Beginn Penicillinase-festes Oral-Penicillin, z. B. Dicloxacillin, 3 g tgl. Erweisen sich die Staphylokokken als Penicillin-G-empfindlich, Übergang auf dieses. Bei Penicillinallergie Lincomycin, 2 g bzw. Clindamycin 0,6 g oder Erythromycin, 2 g.

Literatur
1. Hofmann, D., Clemens, H.: Therap. d. Gegenw. 101, 531 (1962).
2. Plueckhahn, V. D., Banks, J.: Brit. med. J. 1964 II, 414.

XIII. Infektionen in der Chirurgie

A. Weichteilinfektionen

1. Furunkel, Karbunkel, Schweißdrüsenabsceß, Panaritium, Tendovaginitis purulenta, Phlegmone, Lymphangitis, Lymphadenitis

Erreger Meist Staphylokokken, seltener Streptokokken oder gramnegative Stäbchen; bei Phlegmone sowie Lymphangitis und Lymphadenitis häufiger Streptokokken.

Chemotherapie Bei **Gesichtsfurunkel** auf jeden Fall Chemotherapie in **hohen Dosen** zur Verhütung von Sinus cavernosus-Thrombose, Meningitis und Hirnabsceß. Wahl der Mittel möglichst entsprechend Gram-Präparat; bei Haufenkokken Isoxazolylpenicillin bzw. Cephalosporine oder Lincomycine, bei Kettenkokken Penicillin G bzw. Cephalosporine oder Lincomycine, bei gramnegativen Keimen Ampicillin + Gentamicin bis zum Vorliegen der Resistenzbestimmung. Bei Infektionen an anderer Stelle systemische Therapie nur bei Zeichen der örtlichen oder lymphatischen Ausbreitung und bei chirurgischem Eingriff. Neben Ruhigstellung lokale symptomatische Chemotherapie sowie rechtzeitige chirurgische Maßnahmen.

CAVE Bei chronischer Furunkulose auf **Diabetes** untersuchen!

2. Gangrän

1. Gangrän von Wunden s. Wundinfektion (S. 239).
2. Gangrän als Folge von Durchblutungsstörungen. Sekundärinfektion mit Staphylokokken, aeroben und anaeroben Streptokokken, Coryne und gramnegativen Stäbchen.

Chemotherapie entsprechend Erreger und Antibiogramm. Dosierung wie bei Sepsis (vgl. Tabelle 42).

B. Traumatische Infektionen

Thorax: Hämo- und Pneumothorax sind keine Indikation zur Chemotherapie außer bei stärkerer Kontamination infolge penetrierender Wunden. Unfallverletzungen des Brustkorbes können von traumatischer Pneumonitis begleitet sein, die oft in eine bakterielle Pneumonie übergeht: Frühtherapie mit Ampicillin + Gentamicin; auch Kanamycin + Staphylokokken-Penicillin sind empfohlen. Bei Tracheotomie ebenfalls hohe Infektionsgefahr; häufig kulturelle Kontrolle, Chemotherapie nur bei Anhalt für intensive Besiedelung oder Infektion der Lunge.

Leber: meist als hepatischer, subphrenischer oder intraabdominaler Absceß. Häufigste Erreger: Escherichia coli, Staphylokokken, anaerobe Streptokokken, gramnegative Stäbchen. Initialbehandlung wie bei Peritonitis (S. 225).

Darmperforation: Erregerspektrum und Therapie wie bei Peritonitis (S. 225).

Gefäße: vorwiegend Staphylokokken. Neben Entfernung von Fremdmaterial und chirurgischem Vorgehen Oxacillin. Dosierung wie bei Sepsis (Tabelle 42, S. 287/288).

Kopf: bei Verletzungen im maxillofacialen Bereich Infektion durch Keime der Mundhöhle; bei craniocerebralen Verletzungen Gefahr der Subarachnoiditis und Meningitis (s. S. 203).

Offene Frakturen: Gefahr der Wundinfektion (s. dort) und der Osteomyelitis (s. S. 241).

Literatur zu obigen traumatischen Infektionen

Haller, J. A., jr., Seto, D. S. Y., in: Antimicrobial Therapy (Kagan, B. M., Ed.), p. 369. Philadelphia: Saunders 1970.

C. Wundinfektionen

Häufigste Erreger

1. Postoperative Wunden

Anaerobier spielen eine weit größere Rolle als bisher angenommen [1]. Bacteroides, anaerobe Streptokokken und andere Anaerobier stehen bei bedingt aseptischen Operationen vor Staphylokokken an erster Stelle, bei aseptischen Operationen nach Staphylokokken an zweiter Stelle. Bei Wundinfektionen außerhalb des Bauchraumes überwiegen unter den Anaerobiern die Streptokokken, bei Infektionen im Bereich des Bauches ist daneben Bacteroides sehr häufig. Weitere Angaben über Anaerobier: [3—5]. Bei der postoperativen synergistischen Gangrän anaerobe Streptokokken mit aeroben grampositiven oder -negativen Keimen [2].

2. Gelegenheits-, Biß- und Schußwunden [3, 4, 10]

Aerob: Staphylokokken, Escherichia coli, Proteus, Pseudomonas aeruginosa, Streptokokken, Enterokokken, bei tierischen Bissen auch Pasteurella multocida [8]; anaerob: Erreger der Gangrän: Clostrien, anaerobe Streptokokken, Fusospirochaeten [6], mit denen oft auch bei menschlichen Bissen zu rechnen ist [9]. Selten,

Therapie bevorzugt bei Diabetikern, Infektionen mit Gasbildung durch verschiedene Aerobier [7].
Im Falle der **Gasgangrän sofortige intensive** Chemotherapie; Wahl der Mittel entsprechend Gram-Präparat. Bei Verdacht auf Clostridien, Streptokokken, Fusospirochaetose Penicillin G i.v., tgl. etwa 20 Mega (E) (Tetanus s. auch S. 249), bei gramnegativen Keimen Ampicillin, tgl. i.v. 20 g (E) + Gentamicin, tgl. i.m. 240 mg (E). Als Ersatz für die Penicilline: Tetracyclin i.v., tgl. 0,75—1 g (E). Daneben chirurgische Versorgung und bei Anaerobiern hyperbare Sauerstofftherapie.
Bei Gelegenheits- und Operationswunden systemische Chemotherapie nur, wenn die Infektion sich in die Tiefe entwickelt bzw. zu generalisieren beginnt (Lymphangitis). Bei oberflächlichen, lokalisierten Wunden genügt örtliche Chemotherapie mit Breitband-Lokalchemotherapeutica (S. 150). Für schwere Wunden wird präventive Therapie empfohlen: systemisch Ampicillin + Oxacillin + Gentamicin [11].

Literatur
1. Gierhake, F. W.: Postoperative Wundheilungsstörungen. Berlin-Heidelberg-New York: Springer 1970.
2. de Jongh, D. S., Smith, J. P., Thoma, G. W.: J. Amer. med. Ass. 200, 557 (1967).
3. Koslowski, L.: Chirurg 38, 347 (1967).
4. Mössner, G., Guenther, M.: Chirurg 38, 159 (1967).
5. Wysocki, S.: Therapiewoche 21, 3382 (1971).
6. McLennan, J. D.: Lancet 1943 II, 63, 94, 123.
7. Wills, M. R., Reece, M. W.: Brit. med. J. 1960 II, 566.
8. Hubbert, W. F., Rosen, M. N.: Amer. J. publ. Hlth. 60, 1103 (1970).
9. Maier, R. L.: Ann. Surg. 106, 423 (1937).
10. Eaton, R. G., Butsch, D. P.: Surg. Gynec. Obstet. 130, 119 (1970).
11. Medical Letter 14, 25 (1972).

D. Verbrennungen

Verbrennungen werden schnell von Erregern besiedelt und infiziert. Die infizierte Wunde wird oft zum Ausgangspunkt einer Sepsis und zur Ursache des Todes. Neben strengster Beachtung der Asepsis ist eine **Chemoprophylaxe** in Form der **Lokalbehandlung** angezeigt. Die Zahl der Todesfälle konnte dadurch drastisch gesenkt werden [1, 2], während systemische Anwendung von Chemotherapeutica keine deutliche Wirkung zeigte [3, 4]. Außer Bekämpfung der Infektion sind Schockbehandlung, chirurgische und allgemeine Maßnahmen erforderlich [5—7, 15].

Häufigste Erreger Staphylokokken, Pseudomonas aeruginosa, Proteus, andere Enterobakterien, Streptokokken, öfter Mischinfektionen [6—9].
Lokale Chemoprophylaxe
Zur Verfügung stehen folgende Substanzen: Silbernitrat, 0,5%ig, als Lösung oder Creme, Mafenidacetat (Sulfamylon, Napaltan),

11,2%ige Creme, Gentamicin, 0,3%ige Creme, und Silbersulfadiazin, 1%ige Creme. Vor- und Nachteile der einzelnen Substanzen sind in Tabelle 51, nach [3, 9—13] zusammengefaßt. Wegen der Gefahr der Resistenzentwicklung sollte Gentamicin möglichst nicht lokal angewandt werden [9].

Kontrolle Regelmäßige kulturelle Untersuchung von Wundabstrichen und Blutkulturen in kurzen Zeitabständen. Spezielle Untersuchung auf Pseudomonas-Infektion durch Betrachtung der Wunden unter UV-Licht (weiß-blaue Fluorescenz des Bakterienpigmentes Pyoverdin, [14]) und Untersuchung des Harns auf Verdoglobin [9]. (Umwandlung des Verdoglobin in Biliverdin durch Pseudomonas-Toxine gehemmt.)

Chemotherapie

Nachweis einer Verdoglobinurie oder von Pyoverdin sind Indikation zu sofortigem Beginn einer zusätzlichen systemischen Chemotherapie, auch ohne klinische Zeichen einer Infektion, ebenso eine stärkere Besiedelung der Wunden mit pathogenen Keimen sowie eine Bacteriämie. Die Wahl der Mittel richtet sich nach dem Antibiogramm. Dosierung wie bei Sepsis, Tabelle 42. Muß die Therapie ungezielt begonnen werden, empfiehlt sich die Kombination von Gentamicin und Carbenicillin.

Literatur
1. Moyer, C. A., Brentano, L., Gravens, D. L., Margraf, H. W., Monafo, W. W., jr.: Arch. Surg. 90, 812 (1965).
2. Switzer, W. E.: J. Trauma 7, 110 (1967).
3. Moncrief, J. A.: Clin. Pharmacol. Ther. 10, 439 (1969).
4. Wickman, K.: Arzneimittel-Forsch. 21, 322 (1971).
5. Ganzoni, N.: Dtsch. med. Wschr. 93, 764 (1968).
6. Müller, F. E.: Münch. med. Wschr. 111, 1000 (1969).
7. Brühl, P., Schlosser, D.: Med. Klin. 64, 984 (1969).
8. Thomsen, M.: Scand. J. plast. reconstr. Surg. 4, 126 (1970).
9. MacMillan, B. G.: J. infect. Dis. 119, 492 (1969).
10. Fox, C. L., jr., Rappole, B. W., Stanford, W.: Surg. Gynec. Obstet. 128, 1021 (1969).
11. Lowbury, E. J. L.: Proc. roy. Soc. Med. 64, 986 (1971).
12. Lowbury, E. J. L., Jackson, D. M., Ricketts, C. R., Davis, B.: Injury 3, 18 (1971).
13. Bleumink, E., Klokke, A. H.: Lancet 1971 II, 1425.
14. Wemmer, U.: Chir. prax. 4, 521 (1971).
15. Rosenthal, S. A. E.: Amer. J. Surg. 116, 423 (1968).

E. Osteomyelitis

1. Akute hämatogene Osteomyelitis

Überwiegend beim Kind. Ausgangsherde: Pyodermien; Infekte, vor allem im Hals-Nasen-Ohren-Bereich und im Atemtrakt; Nabelinfektionen; Infekte durch therapeutische Eingriffe [1, 2].

Erreger	Entsprechend den Ausgangsherden überwiegend Staphylokokken, ferner Streptokokken, Pseudomonas und Proteus, selten andere Enterobakterien, Haemophilus influenzae, Pneumokokken, Enterokokken, Salmonellen, Brucellen, Bacteroides, Pilze. Nicht selten Mischinfektionen [2—5, 7].
CAVE	Entscheidend ist **Frühdiagnose** und **sofortiger Therapiebeginn**. Nur bei Behandlungsbeginn in den ersten drei Krankheitstagen ist völlige Ausheilung in 90% zu erwarten, nach 3 Tagen nur in etwa 60%. Zu Beginn keine röntgenologischen Veränderungen.
Vor Therapiebeginn	unbedingt Versuch der **Erregerisolierung**, nachweisbar am Ausgangsherd und im Blut. Blutkultur in rund 50% positiv. Resistenzbestimmung.
Therapie	**Initialbehandlung:** Ruhigstellung im gefensterten Gips. Gegebenenfalls Punktion bzw. Incision des Abscesses mit lokaler Chemotherapie; Behandlung des Schocks. Systemische Chemotherapie möglichst mit bactericiden Mitteln und in hohen Dosen, um im Knochen ausreichende Konzentrationen zu erreichen. Aus Sicherheitsgründen bis zum Eintreffen des bakteriologischen Befundes kombinierte Therapie gegen Staphylokokken und gramnegative Keime: intravenös Penicillin G + Oxacillin + Ampicillin oder Carbenicillin. Bei Penicillin-Allergie Lincomycin + Fusidinsäure + Chloramphenicol oder Gentamicin. Dosierung wie bei Sepsis, Tabelle 42, S. 287/288. **Weiterbehandlung:** Nach Erhalt des Antibiogramms Fortsetzung der hochdosierten Therapie mit einem geeigneten Mittel bis zu 2—3 Wochen, dann Umstellung auf hochdosierte orale Behandlung bis zur Normalisierung der Blutsenkung. Viele Kliniker empfehlen, als Rezidivprophylaxe die Therapie insgesamt 4—6 Monate durchzuführen [6].
Literatur	1. Mayer, J. B.: Z. Orthop. 100, 160 (1965). 2. Ek, J. Clin. Pediat. (Phila.) 10, 377 (1971). 3. Reploh, H.: Z. Orthop. 100, 65 (1965). 4. Pearson, H. E., Harvey, J. P.: Surg. Gynec. Obstet. 132, 876 (1971). 5. Altner, P. C., Turner, R. R.: Clin. orthop. No. 68, 138 (1970). 6. Hecker, W. Ch., Vollmar, J., Schuster, H., in: Praxis der Antibiotikatherapie im Kindesalter (Marget, W., Kienitz, M., Hrsg.), 2. Aufl., 167. Stuttgart: O. Thieme 1966. 7. Geley, L.: Z. Kinderchir. 6, 466 (1969).

2. Posttraumatische und postoperative Osteomyelitis

nach offenen Frakturen und Knochenoperationen.

Häufigste Erreger	Staphylokokken, Pseudomonas, Klebsiella/Aerobacter, Proteus, Escherichia coli, Streptokokken, häufig Mischinfektionen [1, 2].
Therapie	Systemisch initial mit Oxacillin + Carbenicillin oder Gentamicin, daneben Spüldrainage, in den ersten Tagen evtl. mit Chemo-

therapeutica [3], Konzentrationen Tabelle 52, S. 300, und chirurgische Versorgung. Später orale Chemotherapie wie unter 1).

Literatur 1. Linzenmeier, G., in: Die posttraumatische Osteomyelitis (Hierholzer, G., Rehn, J., Hrsg.), S. 215. Stuttgart: Schattauer 1970.
2. Mittelmeier, H., ibid. S. 11—19.
3. Willenegger, H.: Chirurg 41, 215 (1970).

3. Chronische Osteomyelitis

Erreger Auch hier Staphylokokken weitaus am häufigsten [1—3]. Neben langfristiger systemischer Chemotherapie und Eingriffen am Knochen werden lokale Instillationen, Spüldrainagen oder isolierte Perfusion des befallenen Gliedes [3] empfohlen. Der therapeutische Wert von Instillationen wird nicht einheitlich beurteilt. Auf keinen Fall alleinige lokale Behandlung [4].

Literatur 1. Zacharias, J., Popp, W.: Zbl. Chir. **88**, 1982 (1963).
2. Paus, B.: Acta orthop. scand. **42**, 320 (1971).
3. Organ, C. H., jr.: Clin. Orthop. No. 76, 185 (1971).
4. Hierholzer, G.: persönl. Mitteilung.

F. Arthritis purulenta

metastatisch bei Sepsis, per continuitatem bei Knochen- und Weichteilinfektionen, iatrogen nach intraartikulären Infektionen.

Häufigste Staphylokokken, Streptokokken, Pneumokokken, Gonokokken,
Erreger Haemophilus influenzae, Enterobakterien, gelegentlich Mischinfektionen; Pilze.

Vor Therapie- Mikroskopische und kulturelle Untersuchung von Ausgangsherd
beginn und Punktat, das bei bakterieller Infektion leukocytenreich und um 40 mg-% oder mehr im Zuckergehalt niedriger liegt als das Blut. Außerdem Blutkulturen.

Therapie Initiale systemische Chemotherapie wie bei akuter Osteomyelitis. Außerdem Drainage mit Spülungen oder wiederholte Aspirationen mit nachfolgender Instillation von Chemotherapeutica. Konzentrationen s. Tabelle 52, S. 300.

Literatur 1. Watkins, M. B., Samilson, R. L., Winters, D. M.: J. Bone Jt. Surg. **38-A**, 1313 (1956).
2. Balboni, V. G.: Med. Clin. N. Amer. **45**, 1155 (1961).
3. Eichler, J.: Münch. med. Wschr. **106**, 813 (1964).
4. Kelly, P. J., Martin, W. J., Coventry, M. B.: J. Bone Jt. Surg. **47-A**, 1005 (1965).
5. Wall, J. J., Hunt, D. H.: J. Bone Jt. Surg. **50-A**, 1657 (1968).

G. Chemoprophylaxe vor und nach Operationen

Die Empfehlungen für eine Prophylaxe werden auf folgende Situationen begrenzt [1]: **1.** Wunden, die schwer verunreinigt und nicht zu säubern sind oder erst nach mehreren Stunden versorgt werden können, 2. ausgedehnte Verbrennungen, 3. Operationen in oder nahe infizierten Gebieten, 4. Vorbereitung zu Darmoperationen, 5. langdauernde Operationen, besonders kardiale und neurochirurgische Eingriffe, 6. Operationen bei Patienten mit herabgesetzter Abwehrkraft oder schlechter Durchblutung im operierten Gebiet, 7. Einsatz von Dauerprothesen. Abgesehen von der lokalen Chemoprophylaxe bei Verbrennungen und der systemischen bei schweren Traumen wird jedoch eine allgemeine vorbeugende Behandlung mit Chemotherapie von vielen kritischen Autoren abgelehnt [2—8], da sich die Rate der postoperativen Komplikationen nicht eindeutig herabdrücken läßt und die normale sensible Flora nur durch eine abnorme, resistente ersetzt wird.

Wenn eine Chemoprophylaxe durchgeführt wird, dann unter der Devise: früh, kurz, hochdosiert, mit bactericiden Mitteln.

Literatur
1. Sandusky, W. R.: Curr. Probl. Surg., p. 1 (1964).
2. Eckmann, L., Noseda, I.: Schweiz. med. Wschr. 84, 1167 (1954).
3. Barnes, J., Pace, W. G., Trump, D. S., Ellison, E. H.: Arch. Surg. 79, 190 (1959).
4. Gaylor, D. W., Clarke, J. S., Kudinoff, Z., Finegold, S. M.: Antimicrobial Agents Annual 1960, p. 392.
5. Gierhake, F. W.: Postoperative Wundheilungsstörungen. Berlin-Heidelberg-New York: Springer 1970.
6. Sallam, I. A., Mackey, W. A., Bain, W. H.: Brit. J. Surg. 57, 722 (1970).
7. Neugebauer, M. K., Fosburg, R. G., Trummer, M. J.: J. thorac. cardiovasc. Surg. 61, 882 (1971).
8. Medical Letter 14, 25 (1972).

XIV. Infektionen der Haut

Allgemeines Systemische Behandlung wird als Ergänzung der lokalen Therapie notwendig, wenn die Erkrankung stärker ausgedehnt ist, Zeichen der Allgemeininfektion oder Abwehrschwäche vorliegen.

Für die **lokale** Behandlung sollen möglichst **keine systemisch** einsetzbaren Mittel benutzt werden, damit solche Mittel nicht durch Sensibilisierung und Resistenzsteigerung der Erreger für die allgemeine Therapie verlorengehen. Die lokal applizierten Substanzen sollen möglichst langsam zu einer Selektion resistenter Keime auf der Haut führen und möglichst wenig sensibilisieren. Leicht sensibilisieren Sulfonamide, Penicillin und Streptomycin. Sie sollen daher nicht topisch verabfolgt werden. Auch gegen Neomycin ist inzwischen die Sensibilisierungsquote gestiegen. Mit Gentamicin besteht gelegentlich Kreuzsensibilität [1]. Da oft eine Mischinfektion vorliegt, wird man anfangs mindestens bis zum Vorliegen von bakteriologischer Diagnose und Antibiogramm ein Breitbandspektrumpräparat oder eine Kombination mit Wirksamkeit gegen grampositive und gramnegative Erreger geben. Die Behandlung muß je nach Infektion bis zu etwa 14 Tagen über die klinische Heilung hinaus fortgesetzt werden. Die Darreichungsform (Puder, Creme, Salbe, Spray) muß dem Zustand der Haut angepaßt sein.

A. Pyodermien und Erythrasma

1. Durch Staphylokokken oder Streptokokken:
Impetigo contagiosa und I. follicularis, Folliculitis simplex barbae, Ecthyma simplex, Pemphigoid und Dermatitis exfoliativa (Ritter) der Säuglinge.
Bei Pemphigoid und Dermatitis exfoliativa neben der lokalen auch systemische Therapie mit Penicillin (wenn erforderlich, ein Penicillinase-festes), bei Penicillin-Allergie mit Clindamycin oder Erythromycin in Normaldosen. Lokal bei allen Staphylo- und Streptodermien Antibiotica mit grampositivem Spektrum: Bacitracin, Tyrothricin, Amphomycin, Pristinamycin. Therapie bei Streptokokkeninfektionen zur Verhütung eines rheumatischen Fiebers systemisch, s. S. 201.

2. Durch gramnegative Stäbchen:
Ecthyma gangraenosum mit häufiger Beteiligung von Pseudomonas; oft jedoch Mischinfektion mit Staphylokokken und Streptokokken. Wenn nur gramnegative Erreger: Neomycin, Paromomycin, Gentamicin, Polymyxin; bei Mischung von gramnegativen und grampositiven Keimen: Nifurprazine oder Kombinationen wie Bacitracin + Neomycin, evtl. + Polymyxin.

3. Erysipel
Erreger Meist Streptokokken, selten Pneumokokken oder Staphylokokken.
Therapie Oralpenicillin (E 1—2 Mega tgl.), bei Penicillinase-bildenden Staphylokokken Dicloxacillin (E 2 g tgl.). Bei Penicillinallergie ein Lincomycin oder Erythromycin. Therapiedauer: 10 Tage. Bei Streptokokken und Pneumokokken kommt auch Benzathin-Penicillin G, 1×1—2 Mega (E) i.m. in Frage. Chronisch rezidivierendes Erysipel erfordert etwa 6monatige Behandlung, am besten mit 1—2 Mega Benzathin-Penicillin (E), einmal monatlich.
CAVE Herdsanierung (Nebenhöhlen usw.)!

4. Absceß, Furunkel, Karbunkel, Phlegmone, Gangrän, Panaritium, Schweißdrüsenabsceß s. S. 238.

5. Erysipeloid s. S. 249.

6. Diphtherie der Haut s. S. 247.

7. Erythrasma

Erreger Corynebacterium minutissimum. Lokal: Clotrimazol, Miconazol, Pyrrolnitrin, Fusidinsäure oder systemisch Erythromycin bzw. Tetracyclin oral tgl. 1 g (E) für 2 Wochen [2—5, 10].
CAVE Stets nach Diabetes forschen.

8. Akne

Orale Therapie mit Tetracyclinen bringt Besserung, die auf die Hemmung von C. acnes zurückgeführt wird, das aus Fett reizende Fettsäuren abspaltet [8] (Doxycyclin, E 0,1 g tgl.). Auch Erythromycin als wirksam erwiesen [9], ferner Lincomycine. Daneben dermatologische, evtl. auch Hormonbehandlung.

Dermatomykosen s. S. 262.

B. Mit Bakterien superinfizierte Virusinfektionen

Sie kommen vor bei Pocken, Vaccinia, Varicellen, Herpes u. a., besonders durch Staphylokokken. Entsprechende systemische Chemotherapie.

C. Sekundär bakteriell infizierte Dermatosen

z. B. bei Ulcus cruris, Neurodermitis usw., häufig durch Staphylokokken, aber auch durch gramnegative Keime. Meist lokale Behandlung ausreichend. Auswahl des Mittels entsprechend Antibiogramm.

Literatur
1. Schulz, K. H.: Mschr. Kinderheilk. 119, 116 (1971).
2. Weuta, H.: Arzneimittel-Forsch. 22, 1295 (1972).
3. Terezakis, N.: Postgrad. Med. 48, 201 (1970).
4. Sommerville, D. A., Noble, W. C., White, P. M., Seville, R. H., Savin, J. A.: Brit. J. Derm. 85, 450 (1971).
5. Maibach, H. I., Hacker, P., in: Antimicrobial Therapy (Kagan, B. M., Ed.), p. 428. Philadelphia: Saunders 1970.
6. Meyer-Rohn, J., in: Praxis der Antibiotikatherapie im Kindesalter (Marget, W., Kienitz, M., Hrsg.), 2. Aufl., S. 181. Stuttgart: G. Thieme 1966.
7. Noble, W. C., Savin, J. A.: Brit. J. Derm. 85, 286 (1971).
8. Faget, H., Landes, E.: Hautarzt 19, 469 (1968).
9. Committee on Drugs, American Academy of Pediatrics: Pediatrics 48, 663 (1971).
10. Fischer, A., Heinke, E.: Therapiewoche 19, 954 (1969).

XV. Verschiedene Infektionskrankheiten

A. Grampositive Kokken

Scharlach

Scharlach ist eine Angina mit toxischem Exanthem, hervorgerufen durch toxinbildende Streptokokken der Gruppe A.

Therapie Wie bei anderen Infektionen durch A-Streptokokken; s. Pharyngitis, Tonsillitis, S. 214.
Therapiekontrolle durch 2 Nasen-Rachen-Abstriche während der letzten Behandlungstage. 8 Tage nach einer Penicillinbehandlung und nach einer Schlußdesinfektion braucht der Erkrankte bei negativem bakteriologischem Befund und Fehlen von Komplikationen nicht mehr isoliert zu werden.

CAVE Kontrolle von Herz und Nieren in der 3. und 4. Krankheitswoche zum Ausschluß von Myokarditis und Glomerulonephritis!

Chemoprophylaxe bei Kontaktpersonen Siehe Prophylaxe des rheumatischen Fiebers, S. 201.

B. Grampositive Stäbchen

1. Botulismus

Intoxikationen durch Neurotoxine des Clostridium botulinum, durch Genuß Toxin- oder Clostridien-haltiger Nahrungsmittel. Keine Infektion, daher keine Chemotherapie möglich. Therapie mit bivalentem, antitoxischem Botulismusserum.

2. Diphtherie

Erreger Corynebacterium diphtheriae, Rachen-, Haut- und Wunddiphtherie.

Therapie Diphtherie-Antitoxin, 10 000—20 000 E i.m. oder i.v. Penicillin G, mindestens 1 Mega tgl., für 1 Woche, oder Erythromycin bzw. Lincomycin, tgl. 1,5 g (E) bzw. 50 mg/kg (K). Bei Keimträgern besonders bewährt: Erythromycin.

3. Gasödeminfektionen

Erreger Clostridium perfringens, Cl. novyi, Cl. septicum und andere.

Krankheitsformen a) **Wundinfektionen**, als Gasbrand hauptsächlich durch Cl. perfringens und C. septicum, überwiegend mit Ödem durch Cl. novyi. Therapie s. S. 240.
b) Infektionen im **Gastrointestinaltrakt**: Puerperalinfektionen, Peritonitis, Cholecystitis, Enteritis necroticans.
c) **Sepsis**.

Therapie Serumbehandlung wird von allen Autoren als nutzlos oder problematisch angesehen. Hyperbare Sauerstofftherapie und Schockbehandlung; gegebenenfalls chirurgische Versorgung. Chemotherapie: Mittel der Wahl Penicillin G, 10—20 Mega tgl. (E). Reservemittel: Erythromycin, parenteral, oder Tetracyclin, parenteral, je 2 g tgl. (E).

Literatur 1. Schott, H., Hockerts, Th.: Chirurg 42, 302 (1971).
2. Pappas, A. M., Filler, R. M., Eraklis, A. J., Bernhard, W. F.: Clin. Orthop. 76, 177 (1971).
3. Duff, J. H., McLean, A. P. H., MacLean, L. D.: Arch. Surg. 101, 314 (1970).
4. O'Neill, R. T., Schwarz, R. H.: Obstet. and Gynec. 35, 458 (1970).

4. Listeriose

Erreger Listeria monocytogenes.

Klinische Formen
1. **Akute Sepsis**, vor allem bei Schwangeren; u. U. symptomarm ablaufend mit diaplacentarer Infektion der Frucht (Granulomatosis infantiseptica); infolgedessen häufig Tot- oder Frühgeburt. Entscheidend für das Schicksal des Neugeborenen ist frühzeitige Diagnose. Hinweisend: meconiumhaltiges Fruchtwasser, Ikterus sowie Meningitis und Encephalitis des Neugeborenen, Granulome im Rachen, Bronchopneumonie, Conjunctivitis. Nachweis von grampositiven Stäbchen im Meconium, Augen- oder Nasenabstrich oder Lochialsekret ist Indikation zu sofortigem Beginn der Chemotherapie.
2. **Chronische Sepsis** mit isoliertem Organbefall wie Endokarditis.
3. **Zentral-nervöse Form** (Meningitis, meist als seröse Form; Encephalitis).
4. **Glanduläre Form** (Monocytenangina, Lymphadenitis).
5. **Lokale Form** (Haut, Conjunctiva).

Therapie Mittel der Wahl: Ampicillin, bei der glandulären und lokalen Form in Dosen von 3—6 g tgl. (E), 150 mg/kg (K) parenteral, bei Sepsis und zentral-nervöser Form i.v. 6—12 g tgl. (E), 200—400 mg/kg (K); bei symptomarmer Schwangerenlisteriose zur Therapie der Mutter und zur Prophylaxe des Fetus tgl. 2—4 g parenteral. Therapiedauer je nach Krankheitsbild 2—3—4 Wochen. Reservemittel: Chloramphenicol, besonders bei den Erkrankungen des ZNS 2—3 g tgl. (E) oder Tetracyclin, 1—2 g tgl. (E).

Literatur 1. Seeliger, H. P. R., Emmerling, P.: Med. Klin. 65, 279 (1970).
2. Seeliger, H. P. R., Matheis, H.: Dtsch. med. Wschr. 94, 853 (1969).

5. Milzbrand (Anthrax)

Erreger Bacillus anthracis. Primäre Erkrankungsformen: Hautmilzbrand (Karbunkel, Ödem), häufigste Form; Lungenmilzbrand, Darmmilzbrand; sehr selten Sepsis und Meningitis.

Therapie	Hautmilzbrand: Keine chirurgischen Maßnahmen wegen Streuungsgefahr. Lokal nur Wundverband. Chemotherapie systemisch nach Materialabnahme für Kultur und Antibiogramm. Mittel der Wahl: Penicillin G, 2×1,2 Mega tgl. (E), bei ausgedehntem perifocalem Ödem oder Sitz des Primärherdes am Kopf 4—6 Mega tgl. Therapiedauer: mindestens bis zum Schwinden des Ödems, besser bis zum Abfall der gelegentlich infektiösen Schorfe (etwa 1½—2 Wochen). Reservemittel: Tetracycline (2 g tgl./E), Erythromycin (2 g tgl./E), Chloramphenicol (3 g tgl./E). **Lungenmilzbrand, Meningitis** und **Sepsis** erfordern hohe Dosen: 20 Mega Penicillin G tgl. im Dauertropf (E) für mindestens 14 Tage.
Literatur	Gold, H.: Fed. Proc. **26**, 1563 (1967).

6. Rotlauf (Erysipeloid)

Erreger	Erysipelothrix rhusiopathiae.
Klinische Formen	1. Hautläsionen. 2. Arthritis und/oder Sepsis.
Therapie	Mittel der Wahl: Penicillin G. Bei Hautinfektionen als Oralpenicillin, 0,8—1,2 Mega (E) für 7—10 Tage, bei systemischer Infektion 2—5—10 Mega tgl. parenteral (E) für 4—6 Wochen. Reservemittel: Tetracyclin oder Erythromycin in Tagesdosen von 2 g (E).

7. Tetanus

Erreger	Clostridium tetani.
Klinische Formen	1. Wundtetanus, 2. Tetanus puerperalis, 3. Neugeborenentetanus. Klinisches Bild durch die Toxine bedingt. Chemotherapie kann daher nur weitere Toxinbildung unterbinden und Sekundärinfektionen vorbeugen.
Therapie	Sedierung, Muskelrelaxantien, Beatmung, Regulierung der Elektrolyte, menschliches Hyperimmunglobulin bzw. Tetanus-Antitoxin. Chemotherapie: Mittel der Wahl Penicillin G, i.v. tgl. 10—15 Mega (E). Reservemittel: Tetracyclin, 1 g i.v. tgl. (E). Therapiedauer 7—10 Tage.
Literatur	1. Herrell, W. E.: Clin. Med. **76**, 11 (1969). 2. Stirnemann, H., Roth, F.: Chirurg **41**, 363 (1970).

C. *Gramnegative Stäbchen*

1. Bartonellose (Oroya-Fieber, Carrionsche Krankheit)

Erreger	Bartonella bacilliformis.
Klinische Formen	1. akutes Fieber mit hämolytischer Anämie (Oroya-Fieber) 2. Verruga peruviana: Hauteruptionen 3. Misch- und latente Formen

Therapie Oft Sekundärinfektionen, vor allem durch Salmonellen; wegen geschwächter Abwehr lebensbedrohend.
Mittel der Wahl Chloramphenicol, das gleichzeitig gegen die Salmonellen wirksam ist, oral 2—3 g tgl. (E). Reservemittel: Tetracyclin, 2 g tgl. oral. Therapiedauer: 1—2 Wochen. Antianämische Behandlung.

Literatur Hennemann, H. H.: Dtsch. med. Wschr. 88, 1759 (1963).

2. Brucellosen

Erreger Brucella abortus (Bangsche Krankheit), Vektor: Rind; Brucella melitensis (Maltafieber), Vektor: Schaf und Ziege; Brucella suis, Vektor: Schwein.

Klinische Formen Akut, subakut und chronisch verlaufende Sepsis, mit Manifestationen u. a. am Endokard, ZNS, als Osteomyelitis, Cholangitis. Chemotherapie erschwert durch *intracelluläre Lokalisation* der Erreger *im RES*.

Therapie Behandlung daher 3 Wochen oder mehr mit Tetracyclin, 2—3 g oral, + Streptomycin, 1 g tgl. i.m. (E), in den ersten 2—3 Tagen mit kleineren Tetracyclin-Dosen beginnend, um Herxheimer-Reaktion zu vermeiden. Rückfälle nicht selten. Dann 2. und evtl. 3. Kur in gleicher Weise. Als Ersatz für Tetracyclin kommt Erythromycin in Frage. Außerdem ist Chloramphenicol wirksam, bei akuten Formen auch die Kombination von Sulfamethoxazol mit Trimethoprim [2—4], tgl. oral 50 mg/kg SMZ + 10 mg/kg TMP (E).

Literatur
1. Hess, E., in: Die Infektionskrankheiten des Menschen und ihre Erreger (Grumbach, A., Bonin, O., Hrsg.), 2. Aufl., Bd. I, S. 974. Stuttgart: G. Thieme 1969.
2. Lal, S., Modawal, K. K., Fowle, A. S. E., Peach, B., Popham, R. D.: Brit. med. J. 1970 III, 256.
3. Hassan, A., Erian, M. M., Farid, Z., Hathout, S. D., Sorensen, K.: Brit. med. J. 1971 III, 159.
4. Giundri, G., de Rosa, F., Fabiani, F.: Chemotherapy (Basel) 16, 332 (1971).

3. Keuchhusten (Pertussis)

Erreger Meist Bordetella pertussis, gelegentlich auch B. parapertussis oder B. bronchiseptica. Isolierung gelingt vor allem im ersten (katarrhalischen) Stadium, später schwer oder gar nicht.
Das typische Krankheitsbild ist das zweite, das konvulsive Stadium. Es wird durch Toxinausschüttung im ersten Stadium bedingt. Chemotherapie kann daher das Krankheitsbild nur beeinflussen, wenn sie frühzeitig, etwa in den ersten 10 Tagen der Erkrankung einsetzt. Dann läßt sich die Dauer der Krankheit verkürzen und die Zahl der Komplikationen herabsetzen. Nicht beeinflußbar ist das Auftreten von Encephalitis.

Therapie Mittel der Wahl: Ampicillin, tgl. 100—200 mg/kg, in 3—4 Einzeldosen oral (K) für 7—10 Tage [1, 2], bei Erbrechen parenteral. Zur Prophylaxe bei Kontaktpersonen tgl. 100 mg/kg (K). Reservemittel: Erythromycin, Tetracyclin je 50 mg/kg tgl. (K), Doxycyclin 4 mg/kg tgl. (K). Bei Pertussis-Pneumonie oft Sekundärinfektion, meist durch Staphylokokken; dann Ampicillin + Oxa- oder Dicloxacillin. In schweren Fällen humanes Pertussis-Hyperimmunserum neben symptomatischer Therapie.

Literatur
1. Simon, C., Bontemps, M., Wiese, K., Schewior-Roland, R.: Dtsch. med. Wschr. 94, 2435 (1969).
2. Nelson, J. D.: Pediatrics 44, 474 (1969).

4. Melioidose

Erreger Pseudomonas (Malleomyces) pseudomallei.

Klinische Formen Hauptsächlich in Süd- und Südostasien vorkommend als akute oder chronische Sepsis mit vorwiegend pleuropulmonaler Beteiligung oder mit Absceßbildung, besonders in Haut, Knochen und Gelenken.

Therapie Die Erfolge sind bei der akuten Form schlecht. Empfohlen wird als Initialtherapie die Kombination von Chloramphenicol, 12 (!) g tgl. (E), + Kanamycin, 4 (!) g tgl. (E), + Novobiocin, 6 (!) g tgl. (E). Bei Ansprechen Reduktion auf übliche Dosierung. Bei der chronischen pulmonalen Form genügt Monotherapie. Auswahl des Medikamentes nach Antibiogramm. Zu bevorzugen ist Tetracyclin, 2—3 g tgl. (E), oder Chloramphenicol, Kanamycin, Sulfonamid (Sulfadiazin). Therapiedauer: bis 1 Monat nach röntgenologischer Normalisierung und negativer Sputumkultur. Bei den extrapulmonalen chronischen Formen längere Therapiezeiten erforderlich (6 bis 12 Monate).

Literatur Byrd, R. B., Puritz, E. M.: Postgrad. Med. 47, 144 (1970).

5. Pasteurellose

Erreger Pasteurella multocida.

Klinische Formen
1. als Wundinfektion nach Tierbissen, u. U. metastasierend;
2. primär latente Infektionen von Luft- und Atemwegen, vor allem nach Infektionen und Traumen in diesem Bereich bei Menschen in engem Kontakt mit Tieren;
3. Infektionen der tieferen Atemwege bei Personen in Kontakt mit Tieren.

Therapie Mittel der Wahl Penicillin G, 5—10 Mega tgl. (E); Reservemittel Tetracyclin, 1—2 g tgl. (E), Erythromycin, 2 g tgl. (E).

Literatur
1. Knapp, W., in: Die Infektionskrankheiten des Menschen und ihre Erreger (Grumbach, A., Bonin, O., Hrsg.), 2. Aufl., Bd. II, S. 1011. Stuttgart: G. Thieme 1969.
2. Tindall, J. P., Harrison, C. M.: Arch. Derm. 105, 412 (1972).

6. Pest

Erreger Pasteurella pestis (Yersinia pestis).

Klinische Formen
1. Primäre Haut- oder Schleimhautpest, bei Mitbeteiligung der regionären Lymphknoten;
2. Bubonen- oder Beulenpest;
3. Primäre Lungenpest;
4. Primäre und sekundäre Sepsis.

Therapie Bei **Lungenpest** und bei **Sepsis** ist Streptomycin Mittel der Wahl, anfangs 2—4 g tgl. (E), später 1 g. Therapiedauer: etwa 10 Tage. Als Resevermittel kommen Chloramphenicol, anfangs 3—4 g tgl. (E), oder Tetracyclin, 2 g tgl. (E) oral, in Frage. Bei **Beulenpest** 2 g Streptomycin tgl. i.m. (E). Wenn benigne, kann auch ein Sulfonamid gegeben werden. Zur **Prophylaxe**, vor allem beim Pflegepersonal, kommen in Frage: Sulfonamide, tgl. 3—6 g eines Kurzzeitsulfonamids oral (E), 1 g Tetracyclin tgl. oral (E) oder 1 g Streptomycin tgl. i.m., jeweils für 1 Woche.

Literatur Krampitz, H. E.: Dtsch. med. Wschr. 87, 1853 (1962).

7. Pseudotuberkulose

Erreger Pasteurella pseudotuberculosis (Yersinia pseudotuberculosis).

Klinische Formen
1. septisch-typhöse Form;
2. pseudoappendicitische Form (= abscedierende mesenteriale Lymphadenitis).

Therapie Bei der **septischen** Form hochdosiert Streptomycin, Kanamycin, Chloramphenicol oder Tetracyclin. Kanamycin scheint am stärksten bactericid zu wirken [2]. Bei der **pseudoappendicitischen** Form nach Operation Chemotherapie, wenn postoperative Komplikationen auftreten bzw. Antikörpertiter nicht rasch zurückgehen.

Literatur
1. Knapp, W., in: Die Infektionskrankheiten des Menschen und ihre Erreger (Grumbach, A., Bonin, O., Hrsg.), 2. Aufl., Bd. II, S. 1005. Stuttgart: G. Thieme 1969.
2. Merka, V., Splino, M.: Zbl. Bakt., I. Abt. Orig. A 219, 407 (1972).

8. Rotz (Malleus)

Erreger Pseudomonas (Malleomyces) mallei

Klinische Formen
1. akute oder chronische cutane Form mit multiplen Geschwürsbildungen und Metastasierung in Muskulatur, Gelenke und Organe;
2. akuter oder chronischer Nasenrotz; Infektion durch Umgang mit erkrankten Einhufern oder als Laborinfektion.

Therapie Streptomycin, 1 g tgl. (E), + Tetracyclin, 1,5—2 g tgl. oral (E), oder Chloramphenicol, 3 g tgl. oral (E).

Literatur Ulbrich, F., in: Die Infektionskrankheiten des Menschen und ihre Erreger (Grumbach, A., Bonin, O., Hrsg.), 2. Aufl., Bd. II, S. 1032. Stuttgart: G. Thieme 1969.

9. Tularämie

Erreger Pasteurella (Francisella) tularensis.
Klinische Formen Übertragung aus tierischen Reservoiren durch Ektoparasiten auf den Menschen als Endwirt. 1. Primäre Formen: cutano-glandulär, oculo-glandulär, tonsillo-glandulär, pleuropulmonal oder abdominal. 2. Sekundär, vielleicht auch primär-septische Form.
Therapie Mittel der Wahl Streptomycin, 1—2 g tgl. (E), für 7 Tage, dann wegen rascher Resistenzentwicklung Weiterbehandlung mit Tetracyclin, oral 1—2 g tgl. (E), oder Chloramphenicol, oral tgl. 3 g (E), für etwa 7 Tage.
Literatur Knothe, H., Helpap, B.: Dtsch. med. Wschr. 90, 2361 (1965).

10. Typhus

Erreger Salmonella typhi.
Therapie Mittel der Wahl: Chloramphenicol. Therapiebeginn mit niedrigen Dosen, um eine zu starke Freisetzung von Bakterientoxinen zu vermeiden. Oral oder parenteral am 1. Tag 1 g (E), 25 mg/kg (K); 2. Tag 2 g (E), 40 mg/kg (K); 3. Tag 3 g (E), 40—60 mg/kg (K). Diese Dosierung wird bis zur Entfieberung gegeben, dann werden 1,5—2 g (E) bzw. 30 mg/kg (K) für weitere 10—14 Tage verabfolgt. Von manchen Klinikern wird nach 5tägiger Pause nochmals für 5 Tage tgl. 3 g (E), 40—60 mg/kg (K) zur Rezidivprophylaxe gegeben [1]. Reicht eine Chloramphenicol-Gesamtdosis von 30 g (E) bzw. 700 mg/kg (K) zur Heilung nicht aus, ist zur Vermeidung von Blutschäden auf Ampicillin überzugehen, das beim Abdominaltyphus nicht so zuverlässig wirkt wie Chloramphenicol [2], jedoch bei der Sanierung von Dauerausscheidern überlegen und zur Behandlung septischer Metastasen geeignet ist. Dosierung 4—8 g (E), Kinder 100—200 mg/kg. Auch Sulfamethoxazol + Trimethoprim hat sich als wirksam erwiesen, sowohl beim Abdominaltyphus [3, 4] wie bei Ausscheidern [7]. Dosierung: oral 1,6 g SMZ + 0,32 g TMP (E).
Behandlung von Dauerausscheidern Keime meist in Gallenblase lokalisiert. Bestehen Gallensteine und/oder chronische Cholecystitis, empfiehlt sich Cholecystektomie; gleichzeitig für 10 Tage Ampicillin, tgl. 4—8 g (E). Liegt keine Indikation zur Operation vor, entweder 30 Tage Ampicillin, tgl. oral oder parenteral 6 g (E), + Probenecid, oral 1 g (E), oder 3 Monate tgl. 4—6 g (E) ohne Probenecid [5, 6] bzw. 3 Monate SMZ+TMP; Dosierung wie oben.
Literatur

1. Germer, W. D.: Dtsch. med. J. 23, 280 (1972).
2. Dawkins, A. T., Hornick, R. B.: Antimicrobial Agents and Chemotherapy 1966, 6 (1967).

3. Kamat, S. A.: Brit. med. J. 1970 III, 320.
4. Pugsley, D. J., Mwanje, L., Pearson, C., Blowers, R.: Postgraduate med. J. 45, 95 (1969).
5. Klose, F., Knothe, H.: Dtsch. med. Wschr. 92, 1977 (1967).
6. Philips, W. E.: J. Amer. med. Ass. 217, 913 (1971).
7. Knothe, H.: persönl. Mitteilung.

Salmonellen — Shigellen s. Enteritis, S. 222/223.

D. Vibrionen

1. Cholera asiatica

Erreger Vibrio cholerae, Vibrio El Tor.

Therapie Infolge des durch Toxine bedingten Brechdurchfalls starke Wasser- und Elektrolytverluste, die intravenös oder intraperitoneal ausgeglichen werden müssen. Raschere Genesung durch Tetracyclin, tgl. 1—2 g (E), oder Furazolidon, tgl. 0,4 g (E), für 3 Tage. Auch Sulfamethoxazol + Trimethoprim ist wirksam [5].

Literatur
1. Chaudhuri, R. N., Neogy, K. N., Sanyal, S. N., Gupta, R. K., Manji, P.: Lancet 1968 I, 332.
2. Pierce, N. F., Banwell, J. G., Mitra, R. C., Caranasos, G. J., Keimowitz, R. I., Thomas, J., Mondal, A.: Brit. med. J. 1968 III, 277.
3. Günther, O.: Dtsch. med. Wschr. 95, 2095 (1970).
4. Mahalanabis, D., Sack, R. B., Kaplan, J., Jacobs, B., Mondal, A.: Bull. Wld. Hlth. Org. 42, 837 (1970).
5. Francis, T. I., Lewis, E. A., Oyediran, A. B. O. O., Okubadejo, O. A., Montefiore, D., Onyewotu, I. I., Mohammed, I., Ayoola, E. A., Vincent, R.: J. trop. Med. Hyg. 74, 172 (1971).

2. Vibriose

Erreger Vibrio fetus; verursacht bei Tieren Genitalinfektionen. Beim Menschen meist Sepsis mit Metastasen, bevorzugt bei Neugeborenen und Erwachsenen mit verminderter Resistenz auftretend.

Therapie Tetracyclin oder Chloramphenicol, anfangs hochdosiert, bzw. massive Dosen Penicillin G (tgl. 30 Mega (E)).

Literatur Stille, W., Helm, E. B.: Dtsch. med. Wschr. 94, 2484 (1969).

E. Spirillen

1. Rattenbißfieber (Sodoku und Haverhill Fieber)

Erreger Entweder Spirillum minus (bei Sodoku) oder Streptobacillus moniliformis (bei Haverhill-Fieber; dies also keine Spirillose).

Klinische Formen **Sodoku:** von Bißstelle ausgehendes Ödem, Lymphadenitis, Rückfallfieber-ähnliche Fieberschübe, oft mit Exanthem.

Haverhill-Fieber: ähnlich wie Sodoku, aber öfter Metastasen und Polyarthritis.

Therapie Für beide Erreger: Penicillin G, 2 Mega tgl. (E), bei Endokarditis 12—15 Mega tgl. (E), oder Tetracyclin, 2 g tgl. (E).

Literatur Roughgarden, J. W.: Arch. intern. Med. 116, 39 (1965).

F. Treponematosen

Krankheiten und Erreger

1. Frambösie (Yaws, Pian) durch Treponema pertenue

Nach Primärläsion der Haut Sekundärstadium mit Polypapillomatose und destruktiven Veränderungen von Haut, Knochen und Gelenken im Tertiärstadium.

2. Pinta durch Treponema carateum

Ebenfalls Primärläsion der Haut. Im Sekundärstadium Papelbildungen, die im Tertiärstadium zu Depigmentierungen und Hautatrophie führen.

3. Beyel

durch einen von T. pertenue nicht unterscheidbaren Erreger. Wie 1) und 2) nicht venerisch. Im Frühstadium Schleimhautläsionen im Bereich von Mund, Genitale und Anus, im Spätstadium Gummenbildung in Haut, Mundhöhle und Nase.

Therapie Depotpenicillin G (PAM oder Benzathinpenicillin). Einmalige Dosis, bei Erw. 1,2—2,4 Mega, bei Kindern die Hälfte. Reservemittel: Tetracyclin oder Erythromycin, jeweils oral 2 g tgl. (E). Bei tertiärer Frambösie Therapie über mehrere Wochen. Wichtig ist bei stärkerer Durchseuchung die Massenbehandlung.

4. Rückfallfieber

Epidemisches Rückfallfieber durch Läuse übertragen; endemisches R. durch Zecken. Erreger: Borrelia recurrentis und B. duttoni.

Therapie Mittel der Wahl: Tetracyclin, 1—2 g tgl. oral (E) für 5 Tage. Manche Autoren halten zur Verhütung von Rückfällen eine zweite Kur nach 10tägiger Pause für angebracht. Reservemittel: Penicillin G, 1—2 Mega tgl. iv. (E), oder Chloramphenicol, 1—2 g tgl. oral (E), für ebenfalls 5 Tage. Nicht selten bei Therapiebeginn Herxheimer Reaktion. Anbehandlung mit kleinen Dosen wird deshalb empfohlen.

Literatur
1. Hackett, C. J., Guthe, T.: Bull. Wld. Hlth. Org., Monogr. Ser. 36 (1957).
2. Jopling, W. H.: The Treatment of Tropical Diseases. Bristol: J. Wright and Sons 1960.
3. Moser, H.: Ergebn. Mikrobiol. 31, 184 (1958).
4. Otto, H.: Z. ges. inn. Med. 11, 946 (1958).

5. Infektionen mit Borrelia vincenti und Fusobacterium fusiformis

Klinische Formen   Angina Plaut-Vincent, auf den Tonsillen als diphtheroide oder ulceromembranöse Form, meist mit Gingivitis und Lymphadenitis. Ulcus tropicum, nur im ersten Stadium durch die beiden symbiontischen Erreger verursacht, im Sekundärstadium Mischinfektion mit anderen Bakterien. Im Tertiärstadium sind die primären Erreger nicht mehr nachweisbar; es überwiegt eine gramnegative Flora.

Therapie   Angina Plaut-Vincent s. S. 212.
Ulcus tropicum: im Primär- und Sekundärstadium einmalig 1,2 Mega Penicillin G als PAM (E) oder Tetracyclin, 1—2 g tgl. oral (E) für mehrere Tage. Gegen die sekundäre bakterielle Infektion lokale Chemotherapie entsprechend Antibiogramm.

Literatur   Ziprowski, L., Rein, C. R., Kitchen, D. K.: Arch. Derm. Syph. (Chic.) 71, 120 (1955).

G. Leptospirosen

Erreger   Zahlreiche Leptospira-Arten.

Klinische Formen   Septicämie, vorzugsweise bei bestimmten Species mit Ikterus und Nephritis, z. B. bei der Weilschen Krankheit durch Leptospira icterohaemorrhagiae. Meist anikterisch: L. pomona und L. hyos, Erreger der Schweinehüterkrankheit. Häufigstes Spätsymptom: seröse Meningitis. Prognose um so ernster, je schwerer der Ikterus.

Therapie   Chemotherapie nur wirksam bei frühzeitigem Beginn. Mittel der Wahl: 4—10 Mega Penicillin G tgl. (E). Recht häufig Herxheimer Reaktion; dann Corticosteroide. Reservemittel: Tetracyclin, 2 g tgl. (E) Therapiedauer: etwa 1 Woche. Daneben Behandlung von Ikterus und Nephritis.

Literatur   Gsell, O.: Dtsch. med. Wschr. 90, 1870 (1965).

H. Mykobacteriosen

1. Tuberkulose

Erreger   Mycobacterium tuberculosis (früher typus humanus) und M. bovis (früher typus bovinus).

Klinische Formen   Infektion meist aerogen, selten oral, sehr selten anders. Dementsprechend Primärerkrankung in der Lunge oder im Bereich des Gastrointestinaltraktes. Postprimäre Tuberkulose metastatisch in Lunge und anderen Organen (Meningen, Knochen, Nieren, Genitale), selten als Sepsis.

Behandlungs- 1. **Ausreichende Dauer:** genügend niedrige Rückfallquoten nach
prinzipien zweijähriger Therapie.
[1—5, 9] 2. **Anfänglich kombinierte Therapie,** um
   a) primär resistente Mutanten auf jeden Fall zu erfassen und
   b) **gezielter,** d. h. der Chemosensibilität der Erreger angepaßter Einsatz der Mittel.

Therapie- a) **Initialphase:** Rasche Reduktion der Keimpopulation und Elimi-
phasen nation der primär resistenten Keime durch Dreierkombination; bei bakterienreicher, schwerer Tb bis zur Negativierung der Ausscheidungen, mindestens 3 Monate; bei bakterienarmer Tb 3 Monate.
b) **Stabilisierungsphase:** Festigung der angebahnten Heilung, Ausscheidungen konstant negativ. Durchführung der Therapie mit Zweierkombination. Dauer: je nach Schwere des Falles 6—9 Monate.
c) **Sicherungsphase:** Weiterer Regreß, u. U. bis zum völligen Schwinden aller Aktivitätszeichen. Monotherapie zur Verhütung von Rückfällen bis zu einer Gesamttherapiedauer von zwei Jahren. Es ist denkbar, daß bei kombinierter Gabe von Isoniazid und Rifampicin die Therapiezeiten verkürzt werden können. Dies bedarf jedoch noch klinischer Prüfung.

Therapie- Neben den üblichen klinischen und röntgenologischen Kontrollen
kontrolle müssen vor der Therapie mehrmals, während der Therapie im Abstand von 1, längstens 2 Monaten, mikroskopische und vor allem kulturelle Untersuchungen der Ausscheidungen durchgeführt werden. Mit jeder positiven Kultur ist eine Resistenzbestimmung durchzuführen, um eine gezielte Therapie zu ermöglichen. Die Überwachung auf toxische Nebenerscheinungen durch Antituberkulotica ergibt sich aus Tabelle 57, S. 304. Außerdem Hinweise im Kapitel Antituberkulotica (S. 165).

Auswahl Die zur Verfügung stehenden Mittel sind in historischer Reihen-
der Mittel folge mit ihren Abkürzungen und der optimalen Tagesdosis (E) in Tabelle 53, S. 301 angeführt. **Auslese aufgrund von antibakterieller Wirksamkeit, Parallelresistenz** und **gleichgerichteter** Nebenwirkungen bzw. **Toxicität** s. Tabelle 54 und 55 für Dreier- und Zweierkombinationen S. 302, 303, ferner Tabelle 56 über Parallelresistenz von Antituberkulotica S. 303 und Tabelle 57 über deren Nebenwirkungen S. 304. Für Entwicklungsländer gelten aus Kosten- und Organisationsgründen die Empfehlungen nicht.

Inter- Sie erleichtert, vor allem in den Entwicklungsländern, die voll-
mittierende ständige Überwachung der Medikamenteneinnahme. Die Ergebnisse
Therapie [6] scheinen etwas besser zu sein, wenn der intermittierenden Therapie eine etwa 6wöchige kontinuierliche Initialbehandlung vorausgeht. Endgültige Beurteilung der intermittierenden Therapie zur Zeit noch nicht möglich [7].

Behandlung Die angegebenen Prinzipien der Behandlung gelten für **alle klini-**
verschiedener **schen** Formen der Tuberkulose. Eine **Dreierkombination** in der
Tuberkulose- **Initialphase** ist unabhängig von der Zahl ausgeschiedener Bakterien
formen auf jeden Fall notwendig bei Sepsis tuberculosa (Landouzy),

Meningitis, Miliartuberkulose, Urogenitaltuberkulose. Bei anderen klinischen Formen wäre eine Zweierkombination diskutabel, wenn wenigstens eines der angewandten Mittel bactericid wirkt (INH, RMP, SM, ETH/PTH). Jedoch liegen keine kontrollierten Studien vor, die eine klare Stellungnahme erlauben. Außerdem ist in bis zu 10% der Patienten mit primär resistenten Keimen zu rechnen [8]. Daher ist in den entwickelten Ländern zu Beginn eine Dreierkombination vorzuziehen. Corticosteroide sind zusätzlich angebracht bei *frischer* Pleuritis oder Meningitis. Operative Eingriffe können am ehesten bei Skelettlymphknoten- und Nierentuberkulose erforderlich werden. Pleuraempyeme bedürfen der Drainage, lokale Anwendung von Antituberkulotica ist oft angebracht. Dosierung s. Tabelle 52, S. 300.

Nierentuberkulose mit Ausscheidungsstörungen

Bei relativer Niereninsuffizienz können INH und RMP täglich gegeben werden, die anderen Medikamente nur bedingt. Um trotzdem in der Initialphase täglich 3 Mittel zu verabfolgen, gibt man ein weiteres Mittel in täglichem Wechsel dazu, z. B. SM bzw. EMB, in Reserve TC und PZA. Bei absoluter Niereninsuffizienz (Retention harnpflichtiger Stoffe im Serum) ist die Dosierung für eine tägliche kontinuierliche Behandlung durch Messung der Medikamentenkonzentration im Serum zu steuern oder eine intermittierende Behandlung jeden zweiten, später jeden dritten Tag durchzuführen, am ehesten mit INH, RMP, PTH, PAS und CS. Einzelheiten bei [2].

Literatur

1. Bartmann, K.: Dtsch. med. J. 24, 845 (1968).
2. Radenbach, K. L.: Actuelle urologie 1, 151 (1970).
3. Eule, H.: Z. Erkr. Atmungsorgane 134, 313 (1971).
4. Medical Letter 11, No. 3, 9 (1969).
5. Steinbrück, P., Landmann, H.: Dtsch. Gesundh.-Wes. 23, 33 (1968).
6. Fox, W.: Dtsch. med. J. 22, 22 (1971).
7. Committee on Therapy: Amer. Rev. resp. Dis. 100, 257 (1969).
8. Horne, N. W.: Tubercle (Edinb.) 50, Suppl. 2 (1969).
9. Radenbach, K. L.: Internist. prax. 11, 294 (1971).
10. Merkblätter des Deutschen Zentralkomitee zur Bekämpfung der Tuberkulose. Anschrift: 2 Hamburg 33, Poppenhusenstr. 14 c.

Chemoprophylaxe, präventive Chemotherapie

Bei der vorbeugenden Gabe von Antituberkulotica werden zwei Formen unterschieden, die in Deutschland als Chemoprophylaxe und präventive Chemotherapie bezeichnet werden. Die **Chemoprophylaxe** will in einem noch nicht infizierten oder fraglich infizierten und daher tuberkulinnegativen Organismus das Angehen bzw. Ausbreiten der Infektion verhüten. Die **präventive Chemotherapie** will beim sicher infizierten und daher tuberkulinpositiven Organismus, der keine aktive Tuberkulose aufweist, aber mit erhöhtem Erkrankungsrisiko behaftet ist, einer späteren Exacerbation vorbeugen. Je nach der Höhe des Risikos kann man **relative** und **absolute** Indikationen unterscheiden. Das Zusammentreffen mehrerer relativer Indikationen ergibt eine absolute Indikation. Indikationen und Behandlungsdauer Tabelle 58, S. 305/306. In Frage kommende Mittel und ihre Dosierung in Tabelle 59, S. 306. Für die relativen Indikationen kommt nur Isoniazid in Betracht. Alternative zur vorbeugenden Behandlung: Sorgfältige röntgenologische, bakteriologische und klinische Überwachung im Abstand von 6 Monaten.

Literatur
1. Radenbach, K. L., Bartmann, K.: Deutsches Ärzteblatt 69, 2387 (1972).
2. Ferebee, S. H.: Fortschr. Tuberk.-Forsch. 17, 28 (1970).
3. American Thoracic Society: Amer. Rev. resp. Dis. 104, 460 (1971).
4. Deutsches Zentralkomitee zur Bekämpfung der Tuberkulose: Merkblätter „Empfehlungen für die INH-Anwendung bei Tuberkulose von Kindern und Jugendlichen" und „Indikation zur Monotherapie der Tuberkulose (einschließlich Chemoprophylaxe und der präventiven Chemotherapie)".

2. Infektionen durch atypische Mykobakterien

Klinische Formen und Erreger 1. **Lungeninfektionen** mit dem Bild der Lungentuberkulose (vor allem durch Mycobacterium kansasii, M. battey (intracellulare) und M. avium. 2. **Lymphknoteninfektionen** mit dem Bild der Lymphknotentuberkulose, vor allem bei Kindern (M. kansasii, M. battey, M. avium, M. aquae). 3. **Extrapulmonale** tuberkuloseähnliche **Organerkrankungen**; Erreger wie bei 2. 4. **Chronische Hautinfektionen** (M. marinum (balnei), M. ulcerans, M. fortuitum). 5. **Abscesse** nach Verletzungen oder Injektionen (M. fortuitum).

Therapie Bei den tuberkuloseähnlichen Krankheitsbildern gelten die gleichen Behandlungsprinzipien wie bei der Tuberkulose. Die atypischen Mykobakterien besitzen jedoch gegen viele Antituberkulotica und Chemotherapeutica eine natürliche Resistenz. Dementsprechend sind die Behandlungsaussichten schlecht. Die Therapie sollte stets in einer Mehrfachkombination bestehen. Bei M. kansasii lohnt sich die Testung von SM, PAS, TSC, ETH, VM, CS, EMB, PZA und DATC; bei M. battey für CS und ETH; bei M. xenopei für INH, SM, PAS, CS, ETH, VM, KM, bei M. terrae für SM, CS, ETH, VM, KM und EMB. M. avium ist u. U. für CS empfindlich, M. fortuitum für TC.

Literatur Meissner, G., in: Infektionskrankheiten und ihre Erreger (Meissner, G., Schmiedel, A., Hrsg.), Bd. 4/VII: Mykobakterien und mykobakterielle Krankheiten, S. 239. Jena: G. Fischer 1970.

3. Lepra

Erreger Mycobacterium leprae.
Klinische Formen 1. Lepromatöser Typ, 2. tuberkuloider Typ, 3. dimorphe oder Borderline-Gruppe, 4. indeterminierte Gruppe. Schwerer Verlauf

und höhere Keimzahlen in 1. und 3., leichterer Verlauf in 2. und 4. Leprareaktionen = Exacerbationen verschiedenen Typs kommen bei unbehandelter, häufiger bei behandelter Lepra durch Veränderungen der Immunitätsverhältnisse bedingt vor und verlangen spezielle therapeutische Maßnahmen.

Therapie Mittel der Wahl: Diamino-diphenyl-sulfon = DDS = Dapsone. Zur Verhütung von Leprareaktionen Beginn intermittierend mit kleinen Dosen, z. B. mit oral 2× wöch. 10 mg (E), allmählich ansteigend auf maximal 2× wöch. 100 mg (E), dann evtl. Übergang auf tgl. 25 mg (E). Diese Dosierung ausreichend und besser verträglich als die früher üblichen höheren Dosen. Mögliche Nebenerscheinungen: hämatologische Störungen, Dermatitis, Hepatitis, psychische Störungen. Therapiedauer: Bei negativem Lepromintest bzw. bei größerer Keimzahl vor Therapiebeginn lebenslängliche Behandlung; bei schwach positivem Lepromintest bzw. wenig Keimen vor Therapiebeginn mindestens 10 Jahre; bei stark positivem Lepromintest bzw. negativem Bakterienbefund mindestens 5 Jahre. Mit Chemoresistenz der Erreger ist in 0,1% der Fälle zu rechnen. Reservemittel: 1. Clofazimin = B 663, ein Riminophenazin-Farbstoff. Die Wirksamkeit wird wie die des DDS eingeschätzt. Es hat zusätzlich eine entzündungshemmende Wirkung. Dosierung: 2× wöch. bis tgl. oral 100 mg (E). Nachteil: Rotbraunfärbung der Haut. Verträglichkeit gut. Bisher keine Chemoresistenz beobachtet. 2. Thiambutosin, ein Diphenyl-thioharnstoff-Derivat = DPT. 3. Thiacetazon. Bei 2. und 3. ist nach etwa 2 Jahren Therapie mit Resistenzentwicklung zu rechnen. 4. Rifampicin, derzeit bestes Mittel, da rasch bactericid wirkend, aber für Masseneinsatz zu teuer. Dosis: oral tgl. 0,3—0,6 g (E). 5. Ultralangzeitsulfonamide teurer als Dapson und nicht wirksamer. Andere Mittel inzwischen überholt. Neben Chemotherapie gegebenenfalls chirurgische Maßnahmen.

Therapie der Evtl. Absetzen der antileprösen Chemotherapie. Beim Erythema
Leprareaktion nodosum leprosum Clofazimin, oral tgl. 200—300 mg (E); bei anderen schwereren Formen Corticosteroide.

Literatur
1. Jopling, W. H.: Practitioner 207, 164 (1971).
2. Shepard, Ch. C.: Ann. Rev. Pharmacol. 9, 37 (1969).
3. Convit, J., Browne, S. G., Languillon, J., Pettit, J. H. S., Ramanujam, K., Sagher, F., Sheskin, J., de Souza Lima, L., Tarabini, G., Tolentino, J. G., Waters, M. F. R., Bechelli, L. M., Martínez Domínguez, V.: Bull. Wld. Hlth. Org. 42, 667 (1970).

I. Strahlenpilze

1. Nocardiose

Erreger a) *Nocardiose der Lunge:* vor allem N. asteroides. Aerogene Infektion, oft sich metastatisch in Organe und Weichteile ausbreitend; vor allem bei geschwächter Widerstandskraft auftretend [1].

Therapie Sulfonamide, besonders Sulfadiazin in einer Dosis, die Serumkonzentrationen von 10—12 mg-% ergeben soll (oral tgl. 4—6 g (E)) [2]. Bei Befall des ZNS wird zusätzlich Cycloserin empfohlen, das nach [3] *in vitro* jedoch unwirksam ist. Dagegen könnte nach [3] Fusidinsäure und bei der Mehrzahl der Stämme auch Gentamicin wirksam sein.

Literatur
1. Young, L. S., Armstrong, D., Blevins, A., Lieberman, P.: Amer. J. Med. 50, 356 (1971).
2. Utz, J. P., Kravetz, H. M., Einstein, H. E., Campbell, G. D., Buechner, H. A.: Chest 60, 260 (1971).
3. Schaal, K. P., Leischik, W.: Dtsch. med. Wschr. 94, 2505 (1969).

b) *Nocardia-Actinomycetom:* Verschiedene Nocardia-Arten können wie Actinomyceten und eine Reihe von Pilzen nach Verletzungen zu geschwulstartigen Veränderungen der Haut führen, vor allem an den Füßen (sog. Madurafuß). Therapie wie bei Lungennocardiose, gegebenenfalls chirurgische Maßnahmen. Möglicherweise ist Sulfamethoxazol + Trimethoprim speziell indiziert [1].

Literatur
1. Murray, I. G., Mahgoub, E. S.: Proc. V[th] Congress I.S.H.A.M., p. 307 (1971).

2. Aktinomykose

Erreger Mischinfektion aus Actinomyceten (fast stets A. israeli) mit Bakterien, vor allem Actinobacillus actinomycetem-comitans und Bacteroides melaninogenicus [1].

Klinische Formen Primäre Lokalisation: Cervicofacialregion, Lunge, Darm, weibliche Adnexe, Haut (als Actinomycetom). An der Eintrittsstelle Einschmelzungen und Granulationen, gelegentlich Metastasierung.

Therapie Im allgemeinen werden 10—20 Mega Penicillin G i.v. tgl. (E) empfohlen. Da die wichtigsten Begleitbakterien ebenso wie A. israeli für Ampicillin und Tetracyclin empfindlich sind, werden diese Antibiotica als Mittel der Wahl angesehen [2]. Dosierung: Ampicillin, 2—4 g tgl. oral (E), Tetracyclin, 2 g tgl. oral (E). Therapiedauer: meist mehrere Monate.

Literatur
1. Lentze, F., in: Die Infektionskrankheiten des Menschen und ihre Erreger (Grumbach, A., Bonin, O., Hrsg.), 2. Aufl., S. 954. Stuttgart: G. Thieme 1969.
2. Lentze, F. A., in: Lungenmykosen (Bartsch, H., Hrsg.), S. 42. Stuttgart: G. Thieme 1971.

J. Sproß- und Fadenpilze

1. Oberflächliche Mykosen

Klinische Formen und Erreger a) *Dermatophytosen (Tinea)* Trichophyton-Arten, Microsporium-Arten, Epidermophyton floccosum, Geomyces pannorum, Keratinomyces ajelloi.

b) *Dermatomykosen:* z. B. Candida-Arten.
c) *Pityriasis versicolor:* Malassezia furfur.
d) *Erythrasma:* Corynebacterium minutissimum; Erreger wahrscheinlich kein Pilz (s. S. 246).
e) *Seltene Formen:* Tinea nigra, Piedra nigra und P. alba.

Lokale Therapie mit spezifischen Antimykotica

a) **Dermatophytosen und Dermatomykosen**
Die Therapie muß solange durchgeführt werden, bis die Epidermis sich erneuert, d. h. etwa 4 Wochen; die Formulierung (Salbe, Creme, Lotio, Puder) muß entsprechend dem Zustand der Haut ausgewählt werden.
1. Klinische Wirksamkeit gegen **Fadenpilze plus Sproßpilze** nachgewiesen:
   Clotrimazol, Miconazol (Amphotericin B, jedoch nur begrenzt wirksam).
2. Nur gegen **Fadenpilze** (Dermatophyten) klinische Wirksamkeit nachgewiesen:
   Tolnaftat, Variotin.
3. Nur gegen **Sproßpilze** klinische Wirksamkeit nachgewiesen:
   Nystatin, Pimaricin.

Systemische Therapie mit spezifischen Antimykotica

ist indiziert bei großflächigem Befall, bei Beteiligung tieferliegender Gewebe und stets bei der Nagelmykose durch Dermatophyten.
1. Wirksam gegen **Candida**: 5-Fluorcytosin; Wirkung bei dieser Indikation klinisch noch nicht genügend erprobt.
2. Wirksam gegen **Dermatophyten**: Griseofulvin. Dosierung für Griseofulvin mikrofein: oral tgl. 0,5 g (E). Therapiedauer: Da Griseofulvin nicht fungicid, sondern nur fungistatisch wirkt, muß die befallene Haut abgestoßen und durch gesunde ersetzt werden, ehe mit einer Heilung gerechnet werden kann; daher bei Hautmykosen mehrere Wochen, bei Nagelmykosen nach Extraktion stärker befallener Nägel an den Fingern 4—6, an den Zehen 6—9 Monate, anfänglich außerdem lokale antimykotische Therapie. Absolute und relative Kontraindikationen von Griseofulvin S. 161, Kontrolluntersuchungen S. 161.

Literatur Tolnaftat
1. Council on Drugs: J. Amer. med. Ass. **196**, 1145 (1966).
2. Editorial: Brit. med. J. **1967**, 785.
3. Fischer, A., Heinke, E.: Therapiewoche **19**, 954 (1969).

Literatur Clotrimazol
1. Heinke, E., Müller, H. B., Würker, I.: Ärztl. Forsch. **26**, 188 (1972).
2. Fredriksson, T.: Brit. J. Derm. **86**, 628 (1972).

Literatur Miconazol
Brugmans, J. P., van Cutsem, J. M., Thienpont, D. C.: Arch. Derm. **102**, 428 (1970).

Literatur Pimaricin
Raab, W.: Arzneimittel-Forsch. **17**, 538 (1967).
Raab, W. P.: Natamycin (Pimaricin). Stuttgart: G. Thieme 1972.

Literatur Trichomycin
Simon, C., Fabrizi, S. A.: Med. Welt **18** (N. F.), 2164 (1967).

Literatur Amphotericin B
Simon, C., Fabrizi, S. A.: Med. Welt **18** (N. F.), 2164 (1967).
Weitere Literatur bei den einzelnen Antimykotica.

b) *Pityriasis versicolor*
Lokale Therapie mit Clotrimazol oder Miconazol, Tolnaftat, Pimaricin, Pyrrolnitrin.

2. Tiefe und generalisierende Mykosen

Klinische Formen und Erreger
I. durch **obligat pathogene Erreger** (auch Erkrankung Gesunder): 1. Europäische Blastomykose = Cryptococcose (Cryptococcus neoformans), 2. Nordamerikanische Blastomykose (Blastomyces dermatitidis), 3. Südamerikanische Blastomykose = Paracoccidioidomykose (Blastomyces oder Paracoccidioides brasiliensis), 4. Coccidioidomykose (Coccidioides immitis), 5. Histoplasmose (Histoplasma capsulatum).
II. durch **opportunistische Erreger** (Erkrankung nur nach Verletzung oder bei herabgesetzter Widerstandskraft) [1, 2]: 1. Candidose (Candida-Arten); bei chronischer muco-cutaner Form stets nach Grundleiden wie Diabetes, Immundefekten, Hypoparathyreoidismus usw. fahnden, 2. Aspergillose (Aspergillus-Arten), 3. Sporotrichose (Sporotrichon schenckii), 4. Phykomykose (Mucor- und Rhizopus-Arten), 5. Chromomykose (Phialophora verrucosa, Cladosporium carrionii, Hormodendrum-Arten, 6. Mycetome (Madurella-Arten, Allescheria boydii, andere Fadenpilze, Actinomyceten, d. h. Streptomyces- und Nocardia-Arten).

Therapie Da zur Zeit die therapeutischen Möglichkeiten noch durch Toxicität bzw. geringe Wirksamkeit eingeschränkt sind, wird systemische Chemotherapie nur unter bestimmten Bedingungen empfohlen [3]: bei Herabsetzung der Widerstandskraft bei extrapulmonalem Befall, bei progredienter Lungenmykose. Auswahl der Mittel s. Tabelle 60, S. 307. Dosierung und Durchführung der Behandlung siehe ferner unter Antimykotica, S. 155. Die Therapiedauer wird für Amphotericin B durch die Gesamtdosis (E) angegeben, bei einer maximalen Tagesdosis von 1 mg/kg. Die Gesamtdosis bezieht sich bei den obligaten pathogenen Erregern auf die chronischen Infektionen, da die akute Primärinfektion fast nie diagnostiziert wird: Cryptococcose ≤ 2 g, nordamerikanische Blastomykose 1,5—2 g, südamerikanische Blastomykose 2—5—8,5 g, Coccidioidomykose

2—2,4 g, Histoplasmose ≥ 2,4 g, Aspergillose 1,8 g, Sporotrichose 0,75—3 g, Phykomykose 2—3 g.

Literatur
1. Freis, A.: Arzneimittel-Forsch. **21**, 320 (1971).
2. Krebs, A., Kuske, H.: Hautarzt **21**, 400 (1971).
3. Committee on Fungus Diseases, Am. College of Chest Physicians: Dis. Chest **55**, 160 (1969).
4. Fass, R. J., Perkins, R. L.: Ann. intern. Med. **74**, 535 (1971).
5. Sarosi, G. A., Parker, J. D., Doto, I. L., Tosh, F. E.: Ann. intern. Med. **71**, 1079 (1969).
6. Abernathy, R. S.: Antimicrobial Agents and Chemotherapy **1966**, 208 (1967).
7. Witorsch, P., Utz, J. P.: Medicine (Baltimore) **47**, 169 (1968).
8. Parker, J. D., Doto, I. L., Tosh, F. E.: Amer. Rev. resp. Dis. **99**, 895 (1969).
9. Scholer, H. J.: Schweiz. med. Wschr. **98**, 602 (1968), auch Übersicht.
10. Fountain, F. F., Sutliff, W. D.: Amer. Rev. resp. Dis. **99**, 89 (1969).
11. Sarosi, G. A., Parker, J. D., Doto, I. L., Tosh, F. E.: New Engl. J. Med. **283**, 325 (1970).
12. Parker, J. D., Sarosi, G. A., Doto, I. L., Bailey, R. E., Tosh, F. E.: New Engl. J. Med. **283**, 225 (1970).
13. Baum, G. L., Larkin, J. C., jr., Sutliff, W. D.: Chest **58**, 562 (1970).
14. Louria, D. B.: J. Amer. med. Ass. **207**, 959 (1969).
15. Warner, J. F., McGehee, R. F., Duma, R. J., Shadomy, S., Utz, J. P.: Antimicrob. Agents and Chemotherapy **1970**, 473 (1971).
16. Steer, P. L., Marks, M. I., Klite, P. D., Eickhoff, T. C.: Ann. intern. Med. **76**, 15 (1972).
17. Reddy, P. A., Christianson, C. S., Brasher, C. A., Larsh, H., Sutaria, M.: Amer. Rev. resp. Dis. **101**, 928 (1970).
18. Kobayashi, G., Newmark, L. N.: J. Amer. med. Ass. **210**, 1741 (1969).
19. Lynch, P. J., Voorhees, J. J., Harrell, E. R.: Ann. intern. Med. **73**, 23 (1970).
20. Itani, Z.: Hautarzt **22**, 110 (1971).
21. Abramson, E., Wilson, D., Arky, R. A.: Ann. intern. Med. **66**, 735 (1967).
22. Binder, T., Rieth, H., Gomer, J.: Mykosen **9**, 1 (1966).
23. Conti Diaz, I. A., Vignale, R. A., Peña de Pereira, M. E.: Medicina cutánea **3**, 383 (1969).
24. Murray, I. G., Mahgoub, E. S.: Proceedings Vth Congress I.S.H.A.M., p. 307 (1971).
25. Utz, J. P.: Med. Clin. N. Amer. **51**, 519 (1967), Übersicht.
26. Bayles, M. A. H.: Arch. Derm. **104**, 476 (1971).
27. Meinhof, W., Günther, D.: Arch. Derm. Forsch. **242**, 293 (1972).
28. Schwacke, H.: Dtsch. med. Wschr. **95**, 2437 (1970).
29. Marget, W., Adam, D.: Acta paediat. scand. **60**, 341 (1971).
30. Oberste-Lehn, H., Baggesen, I., Plempel, M.: Mykosen **13**, 1 (1970).

K. Rickettsiosen

Krankheiten und Erreger Von Arthropoden übertragene, nicht ansteckende, akute, fieberhafte Infektionen: 1. Epidemisches Fleckfieber, dessen Spätrezidive =

Brill-Zinssersche Krankheit (Rickettsia prowazeki), 2. murines Fleckfieber (R. mooseri), 3. Zeckenbißfieber der Neuen Welt (R. rickettsi), 4. Zeckenbißfieber der Alten Welt (R. conori), 5. Nordasiatisches Zeckenbißfieber (R. sibirica), 6. Australisches Zeckenbißfieber (R. australis), 7. Rickettsienpocken (R. akari), 8. Tsutsugamushi-Fieber (R. tsutsugamushi), 9. Q-Fieber (R. oder Coxiella burneti), 10. Wolhynisches Fieber (R. quintana).

Therapie Für alle Rickettsiosen Mittel der Wahl: Tetracycline, anfangs i.v. 1 g tgl. (E), nach Entfieberung oral 1,5 g tgl. (E). Reservemittel: Chloramphenicol, anfangs 3—4 g tgl. oral (E), nach Entfieberung 2—3 g tgl. Therapiedauer: 10—12 Tage, mindestens bis 3 Tage nach Entfieberung.

Literatur Mooser, H., in: Die Infektionskrankheiten des Menschen und ihre Erreger (Grumbach, A., Bonin, O., Hrsg.), 2. Aufl., 2, 1254. Stuttgart: G. Thieme 1969.

L. Chlamydiosen

Die Einteilungen der Erreger dieser Gruppe sind noch im Fluß. An Krankheiten gehören hierher die Psittakose, Lymphogranuloma venereum, Trachom und andere Einschlußkörperchen-Infektionen. Für die Erreger wird z. Z. eine Unterteilung in Untergruppe A und B benutzt [1]. Zur Gruppe A gehören u. a. die sog. TRIC-Organismen, d. h. die Erreger von Trachom, Einschlußkörper-Conjunctivitis und -Vaginitis sowie Lymphogranuloma venereum. Zur Gruppe B gehören u. a. die Erreger von Psittakose-Ornithose.

Therapie *Trachom:* S. 210; *Einschlußkörper-Vaginitis:* S. 235. *Psittakose-Ornithose:* Typhus-ähnliche Erkrankung mit und ohne Lungenbefund. Mittel der Wahl [2]: Tetracyclin, anfangs 2 g tgl. oral (E), nach Besserung 1—1,5 g tgl. Therapiedauer: 2—3 Wochen. Reservemittel: Chloramphenicol, 3 g tgl. (E). Im Gegensatz zur Untergruppe A ist die Untergruppe B nicht empfindlich für Sulfonamide.

Literatur 1. Moulder, G. W.: Ann. Rev. Microbiol. 20, 107 (1966).
2. Peltzer, F., Mohr, W.: Med. Klin. 56, 1903 (1961).
3. Westwood, J. C. N.: Practitioner 191, 610 (1963).

M. Virus-Infektionen

1. Herpes simplex

Therapie der Keratitis mit Idoxuridin lokal. Der cutane Herpes spricht nicht befriedigend an. Über die systemische Behandlung der Encephalitis liegen noch zu wenige Erfahrungen vor.

2. Pocken und Vaccinia (Impfkomplikationen)

Im Prodromalstadium, nicht aber bei manifester Erkrankung ist Methisazon (Marboran) gegen Pockenerkrankung wirksam. Ein gewisser Erfolg kann auch bei manchen Impfkomplikationen nach Applikation des Vaccinevirus (Eczema vaccinatum, Vaccinia gangraenosa) erzielt werden. Dosierung: oral tgl. 6 g (E), Kinder 200 mg/kg. Die Substanz verursacht häufig Übelkeit und Erbrechen.

Literatur
1. Bauer, D. J.: Ann. N. Y. Acad. Sci. 130, 110 (1965).
2. Adels, B. R., Oppe, T. E.: Lancet 1, 18 (1966).
3. Connolly, J. H.: Practitioner 197, 373 (1966).

N. Protozoen

1. Amöbiasis

Erreger Entamoeba histolytica.
Klinische Formen 1. Latente intra- und extraintestinale Infektion, 2. manifeste intestinale Formen: akute und chronische Amöbenruhr, nichtdysenterische Colitis, Amöben u. a.; u. U. mit bakterieller Sekundärinfektion, 3. manifeste extraintestinale Formen: am häufigsten Leberabsceß, ferner pleurapulmonaler Befall, Perikarditis, andere Organ- und Weichteilmetastasen.
Behandlung Wahl der Mittel abhängig von der Krankheitsform und dem biologischen Stadium des Erregers.
1. Latente Infektion: Kombinierte Gabe von Mitteln mit Wirkung in Darmlumen und Gewebe. Fixe Kombinationen: Resotren comp. (8-Oxychinoline + Chloroquin), tgl. 3 Tabl. für 1 Woche (E), oder Neoviasept (Glycobiarsol + Chloroquin), tgl. 6 Tabl. (E) für 1 Woche, oder Diloxanid, tgl. oral 1,5 g (E) + Chloroquin, tgl. oral 0,5 g (E) für 10—14 Tage. Statt Diloxanid kommt auch Paromomycin in Frage, tgl. oral 1,5 g (E) für 5 Tage.
2. Intestinale Formen: a) milder Verlauf: Tetracyclin, tgl. oral 2 g (E) + Resotren comp. oder Neoviasept oder Diloxanid wie unter 1. An die Kombination Tetracyclin + Diloxanid wird Chloroquin, tgl. oral 0,5 g (E) für 2 Wochen angeschlossen; b) schwererer Verlauf: Metronidazol, tgl. oral 2,4 g (E), möglicherweise genügen geringere Dosen, für 10 Tage, oder Dehydroemetin, tgl. parenteral 60 mg (E) für 10 Tage + Chloroquin, tgl. oral 0,5 g (E) für 14 Tage. Daneben Tetracyclin, tgl. oral 2 g oder mehr (E). Evtl. Verweileinläufe mit 0,5—1%iger Lösung von Chinioton (Yatren).
3. Extraintestinale Formen: Leberabsceß: Metronidazol, tgl. oral 2,4 g (E) für 10 Tage [5], bei Amöbenhepatitis können tgl. 0,6 bis 1,2 g (E) für 5 Tage ausreichend sein [1]. Reservemittel: Dehydroemetin, tgl. parenteral 60 mg (E) für 10 Tage + Chloroquin, tgl. oral 0,5 g (E) für 14 Tage. Notwendigkeit der Absceßpunktion wird verschieden beurteilt; auf keinen Fall Drainage. Andere extraintestinale Formen: Metronidazol, ersatzweise Dehydroemetin + Chloroquin; Dosierung wie bei Leberabsceß.

Literatur 1. Antani, J., Srinivas, H. V.: Amer. J. trop. Med. Hyg. **19**, 762 (1971).
2. Manson-Bahr, P. E. C., Ormerod, W. E.: Practitioner **207**, 154 (1971).
3. Höffler, W.: Dtsch. med. Wschr. **96**, 2010 (1971).
4. Tischendorf, P.: Med. Klin. **66**, 1526 (1971).
5. Landa, L., Perches, A., de Léon, A., Sepúlveda, B.: Arch. Investig. Med. **2**, Suppl. 1, p. 421 (1971).

2. Balantidiasis

Erreger Balantidium coli.
Klinische Formen Latente, akute und chronische Balantidienruhr ähnlich der Amöbenruhr; in Europa selten, vor allem als Berufskrankheit bei Personen, die mit Schweinen zu tun haben.
Therapie Tetracyclin, oral 2 g tgl. (E) für 7—10 Tage, oder Carbarson, 0,5 bis 1 g tgl. oral (E) für 10—20 Tage; auch Metronidazol scheint wirksam zu sein (Taminelli, F., Macagno, F.: Min. Med. Giuliana **8**, 488 (1968)).

3. Giardiasis (Lambliasis)

Erreger Giardia lamblia (intestinalis).
Klinische Formen Lamblienruhr, akut oder chronisch, begünstigt durch kohlenhydratreiche Nahrung. Bei Befall der Gallenblase u. U. cholecystitische Beschwerden.
Therapie Acridin-hydrochlorid (Acranil), tgl. oral 0,3 g (E) für 1 Woche, oder Mepacrin = Quinacrin (Atebrin), tgl. oral 0,3 g (E), 5 Tage. Neuerdings hat sich Metronidazol bewährt [1—3]. Dosierung: oral 0,6 g tgl. (E) für 7 Tage oder 1,6 g tgl. (E) für 2 Tage; gegebenenfalls Wiederholung der Kur.

Literatur 1. Sterner, G., Lantorp, K., Lidman, K.: Nord. Med. **86**, 1343 (1971).
2. Bassily, S., Farid, Z., Mikhail, J. W., Kent, D. C., Lehman, J. S., jr.: J. trop. Med. Hyg. **73**, 15 (1970).
3. Khombatta, R. B.: Ann. Trop. Med. Parasit. **65**, 487 (1971).

4. Leishmaniasen

Klinische Formen und Erreger 1. Viscerale Leishmaniase (Kala-Azar) durch Leishmania donovani; 2. Hautleishmaniase (Orientbeule) durch L. tropica; 3. Südamerikanische Haut- und Schleimhautleishmaniase (Espundia) durch L. brasiliensis.
Therapie 1. *Kala-Azar:* a) Fünfwertiges Antimon: Natrium-Antimon(V)-Gluconat (Solustibosan) oder N-methyl-glucosamin-antimonat (Glucantime), i.v. oder i.m., anfangs 0,2 g (E), dann steigernd auf 0,3—0,6 g, insgesamt 10(—20) Injektionen. Kontraindikationen: Tuberkulose und Nierenerkrankungen; b) bei Kontraindikation für Antimon, bei Antimon-Unverträglichkeit und Antimon-Resistenz der Erreger: Diamidine: Pentamidin-isäthionat, tgl. i.v. 3 mg/kg für 10 Tage.

2. *Haut- und Schleimhautleishmaniasen:* lokal bei einzelnen kleineren Knoten nach Reinigung der Geschwüre (Rivanol, Trypaflavin) Infiltrationen mit 1—2 ml einer 10%igen Lösung von Mepacrin (Quinacrin) oder der handelsüblichen Solustibosanlösung. Bei größeren Einzelherden oder multiplem Befall auch systemische Behandlung mit Antimon-Präparaten, evtl. Versuch mit Metronidazol [4]. Bei bakterieller Mischinfektion entsprechende Chemotherapie.

Literatur
1. Piekarski, G., in: Die Infektionskrankheiten des Menschen und ihre Erreger (Grumbach, A., Bonin, O., Hrsg.), Bd. II, S. 1815. Stuttgart: G. Thieme 1969.
2. Lapierre, J.: Presse méd. 77, 134 (1969).
3. Schaller, F. K.: Dtsch. Ärzteblatt 66, 1403 (1969).
4. Beltran, F. H., Gutierrez, M., Biagi, F. F.: Bull. Soc. Path. exot. 60, 61 (1967).

5. Malaria

Klinische Formen und Erreger — M. tertiana (Plasmodium vivax, selten P. ovale), M. quartana (P. malariae), M. tropica (P. falciparum). Mischinfektionen kommen vor, meist M. tertiana mit M. quartana oder M. tropica.

Therapie — Anzustreben ist klinische + radikale Heilung, d. h. eine Abtötung der erythrocytären + der exoerythrocytären Formen. Entsprechender Therapiehinweis in Tabelle 62, S. 311. Siehe auch: Angriffspunkte der Malariamittel in Tabelle 61, S. 309.

Chemoprophylaxe — Eine kausale Prophylaxe, d. h. Abtötung der Erreger in der präerythrocytären Phase, ist nicht gegen die Sporozoiten, sondern nur gegen die Schizonten möglich, und zwar fast nur gegen P. falciparum. Klinische Prophylaxe, d. h. Chemosuppression, richtet sich gegen die ungeschlechtlichen erythrocytären Formen. Einzelheiten s. Tabelle 63, S. 312.

Literatur
1. Russell, P. F., West, L. S., Maxwell, R. D., McDonald, G.: Practical Malariology, IInd Ed. Oxford University Press 1963.
2. Oinder, R. M., in: Progr. med. Chemistry 8, 231 (1971).
3. Schelp, F.-P., Germer, W.: Dtsch. med. J. 23, 529 (1972).

Malariamittel

Chinin: Alkaloid aus der Rinde des Cinchonabaumes, wirkt antipyretisch, analgetisch, lokal reizend; bei Vergiftung Übelkeit, Schäden von Seh- und Hörnerv, Koma; selten Nierenschäden, hämolytische Anämie, Abort.

9-Aminoacridine: Prototyp: Mepacrin = Quinacrin (Atebrin); Magen-Darm-Beschwerden, Pruritus, Kopf- und Muskelschmerzen, psychische Störungen (Ruhe- und Schlaflosigkeit), Gelbfärbung von Haut und Urin.

8-Aminochinoline: Prototyp: Pamoquin (Plasmochin), Amodiaquin (Camoquin), Primaquin, Primaquine Base; Magen-Darm-Beschwerden, Muskelmüdigkeit, Met-Hb-Bildung und Cyanose, speziell bei Glucose-6-phosphat-dehydrogenase-Mangel. Gelegentlich Leukopenien.

4-Aminochinoline: Prototyp: Chloroquin (Resochin); Kopfschmerzen, Sehstörungen, Magen-Darm-Beschwerden, Pruritus, Depression von Herzkontraktilität und -rhythmus. Lichenoide Hautreaktionen. Teratogenität? Nach langer Therapie Leukopenien und blau-graue Hautpigmentation.

Biguanide: Prototyp: Proguanil (Paludrin). Am besten verträgliches Malariamittel. In überhöhten Dosen Magen-Darm-Beschwerden, Nierenschäden.

Diaminopyrimidine: Prototyp: Pyrimethamin (Daraprim) hemmt Dihydrofolatreductase der Plasmodien, auch die des Menschen, allerdings sehr viel schwächer. Dadurch u. U. Blutbildungsstörungen. Zu beseitigen durch Gabe von 5—15 mg (E) Folinsäure (Leucovorin), tgl. oral.

Sulfonamide: s. S. 91.

6. Toxoplasmose

Erreger Toxoplasma gondii.

Klinische Formen **1. Latente Infektion.** Durchseuchung der Bevölkerung weltweit mit regionalen Unterschieden zwischen 10 und 90%. 2. **Erworbene, manifeste Erkrankung** mit folgenden Syndromen: a) Fieber mit Lymphadenopathie, b) Chorioretinitis, Uveitis, c) Typhus-ähnliche Bilder, d) Meningitis mit und ohne Encephalitis, e) Myokarditis, Perikarditis, f) Hepatitis, g) Abort. 3. **Konnatale, diaplacentare Toxoplasmose;** typische Form: Hydrocephalus, intracerebrale Verkalkungen, Meningo-encephalitis, Chorioretinitis, Hepatosplenomegalie.

Therapie nicht indiziert bei latenter Infektion, da gegen Cysten unwirksam. Indiziert bei frischer Infektion von Graviden auch ohne stärkere klinische Zeichen, zur Behandlung des Fetus, jedoch nicht vor dem 5. Monat, sofern kein früher geborenes Kind an konnataler T. gelitten hat (Geschwistererkrankungen kommen nicht vor). Indiziert ferner bei klinisch manifester Erkrankung; bei Chorioretinitis zusätzlich Corticosteroide. Behandlung mit Sulfonamiden und Pyrimethamin. Verschiedene Kurschemen werden benutzt, z. B.: 1.—3. bzw. 5. Tag tgl. oral 0,75 g (E) Pyrimethamin (Kinder 1 mg/kg), anschließend 3—4 Wochen oral tgl. 0,25 g Pyrimethamin + 1 g eines Langzeitsulfonamids (E), Kinder: 0,5 mg/kg Pyrimethamin + 20 mg/kg Langzeitsulfonamid [1]. Oder: für einen Monat tgl. oral 4 g Sulfadiazin + 0,25 g Pyrimethamin (E) [2]. Die Kuren sind gegebenenfalls 1—2mal zu wiederholen.

CAVE Regelmäßige Blutbildkontrolle wegen Pyrimethamin! Prophylaktisch oder therapeutisch 5—15 mg Folinsäure (Leucovorin)!

Literatur 1. Mohr, W.: Therapiewoche 19, 527 (1969).
2. Boughton, C. R.: Med. J. Australia 1970, 2, 418.

7. Trypanosomiasen

a) *Schlafkrankheit* (Afrikanische Trypanosomiasis)
Trypanosoma gambiense, T. rhodesiense.

Therapie

Stadium	Erreger T. gambiense	T. rhodesiense
frisch	Mittel der Wahl: Melarsopol	Mittel der Wahl: Suramin
	Reservemittel: Suramin, Pentamidin, evtl. P. + Tryparsamid	Reservemittel: Pentamidin
spät (ZNS-Befall)	Mittel der Wahl: Melarsopol	Mittel der Wahl: Melarsopol
	Reservemittel: Triparsamid + Suramin, Nitrofural	Reservemittel: Nitrofural
Prophylaxe	Pentamidin	

Mittel und Dosierung
Melarsopol (z. B. Mel B), Kombinationspräparat aus Melarsenoxyd mit BAL (Dimercaprol). Eine oder mehrere 3—4tägige Kuren im Abstand von 7—10 Tagen mit 3—6 mg/kg (E) i.v. tgl. Nebenerscheinungen: Encephalopathie, Allergien, Magen-Darm-Beschwerden. Streng i.v. injizieren.
Suramin (z. B. Germanin). 5 i.v. Injektionen von 1 g bzw. 20 mg/kg in frisch bereiteter, 10%oiger Lösung am 1., 3., 8., 15. und 22. Tag. Nebenerscheinungen: Albuminurie, selten Allergie (exfoliative Dermatitis).
Pentamidin als Isäthionat: 5—10 i.m. Gaben von 3—4 mg/kg Base (E) tgl. oder jeden 2. Tag; als Dimethylsulfonat (Lomidine) 4 mg/kg Base (E) i.m. einmalig alle 6 Monate. Nebenerscheinungen: Blutdruckabfall, Hypoglykämie, Diabetes.
Tryparsamid (z. B. Tryparsone). In wöchentlichem Abstand 12—14 i.v. Injektionen von 2 g bzw. 30—60 mg/kg. Nebenerscheinungen: Fieber, Übelkeit, Opticus-Neuritis.
Nitrofural: Oral 1,5 g bzw. 30—40 mg/kg (E) tgl. für 7 Tage, evtl. Wiederholung der Kur nach 1 Woche. Nebenerscheinungen: Poly-

neuritis, hämolytische Anämie bei Glucose-6-phosphat-Dehydrogenase-Mangel.

Literatur Joint FAO/WHO Expert Committee: Wld Hlth Org. techn. Rep. Ser., No. 434 (1969).

b) Chagas-Krankheit (Südamerikanische Trypanosomiasis)

Erreger Trypanosoma cruzi.
Therapie Mit Nifurtimox (Lampit) ist es möglich geworden, zuverlässig die Parasitämie sowohl im akuten wie im chronischen Stadium zu beseitigen. Die akute Form wird geheilt, eine günstige Wirkung auf den Verlauf der chronischen Form ist zu erwarten. Dosierung: für 90 Tage oral tgl. 8—10 mg/kg (E), Kinder $<$ 12 J. 15—20 mg/kg, Kinder $>$ 12 J. 12,5—15 mg/kg. Nebenerscheinungen: Magen-Darm-Beschwerden, Polyneuritis, zentralnervöse Störungen.

Literatur
1. Berning, H.: Dtsch. med. J. 23, 78 (1972).
2. Marsden, P. D.: Intern. Rev. Prop. Med. 4, 97 (1971).
3. Wegner, D. H., Rohwedder, R. W.: Arzneimittel-Forsch. 22, 1624 u. 1635 (1972).

8. Pneumocystitis carinii-Pneumonie

Klinische Form, Pneumonie durch Pneumocystitis carinii, dessen Einordnung — da
Erreger nicht züchtbar — noch nicht gelungen ist (Pilz oder Protozoon?). Typischer Opportunist, der nur nach erheblicher Herabsetzung der Widerstandskraft bei Neugeborenen oder Erwachsenen zur Krankheit führt.
Therapie Pentamidine-isäthionat, 4 mg/kg tgl. i.m. (E u. K), 12—14 Tage, oder Sulfadiazin, 1—4 g tgl. (E) + 25 mg Pyrimethamin tgl. oral (E) + 12 mg Folsäure i.m. tgl. (E).

Literatur Mojon, M.: Lyon méd. 228, 311 (1972).

XVI. Synopsis

S. Tabelle 64, S. 313/314.

Literaturangaben zu Kapitel IX: Antituberkulotica
1. Capreomycin (CM); Seite 167.

9. Sighart, H., Opl, G.: Prax. Pneumol. **24**, 15 (1970).
10. Schütz, I., Radenbach, K. L., Bartmann, K.: Antibiotica et Chemotherapia **16**, 43 (1970).
11. Kropp, R., Jungbluth, H., Radenbach, K. L.: Antibiotica et Chemotherapia **16**, 59 (1970).
12. Hellström, P.-E., Repo, U. K.: Scand. J. resp. Dis. **50**, Suppl. **69**, 69 (1969).
13. Miller, J. D., Popplewell, A. G., Landwehr, A., Greene, M. E.: Ann. N. Y. Acad. Sci. **135**, 1047 (1966).
14. Virchow, Chr.: Beitr. Klin. Tuberk. **136**, 273 (1967).
15. Garfield, J. W., Jones, J. M., Cohen, N. L., Daly, J. F., McClement, J. H.: Ann. N. Y. Acad. Sci. **135**, 1039 (1966).
16. Lester, W., Fischer, D. A., Dye, W. E.: Ann. N. Y. Acad. Sci. **135**, 890 (1966).
17. Schmid, P. Ch.: Antibiotica et Chemotherapia **16**, 73 (1970).
18. Kropp, R., Dücker, I., Jungbluth, H.: Pneumonologie **144**, 312 (1971).

Sachverzeichnis

A

Abkürzungen XVIII
Abkürzungen der Gattungsnamen XIX
Abort, septischer 236
Acranil 267
Acridin-hydrochlorid 267
Aeromonas liquefaciens 313
Akne 246
Aktinomykose 261
Albiotic 119
Albucid 99
Amblosin 60
9-Aminoacridine 268
4-Aminochinoline 269
8-Aminochinoline 269
Aminoglykoside 122
Aminosidin 153
Amodiaquin 269
Amoxycillin 60
Amöbiasis 266
Ampho-Moronal 158
Amphomycin 152
Amphotericin B 155
Ampiclox 63
Ampicillin 56
—, Kombination mit Isoxazolylpenicillinen 63
Anabactyl 67
Angina 214
Angina Ludovici 213
Angina-Plaut-Vincent 256
Angulus infectiosus 212
Anthrax 248
Antimon, fünfwertig 267
Antimykotica, Übersicht 154
—, Systemisch anwendbare 155
—, topisch angewendete 163
Antituberkulotica 165
Appendicitis 225
Aquacillin comp. 46
Aristamid 98
Arthritis purulenta 243

Aspergillose 263
Atebrin 267, 268
Auge, Infektionen 208
—, —, Chemoprophylaxe 211
Azidocillin 48
Azulfidine 99

B

Bacitracin 151
Bacteroides 313
BAL 270
Balantidiasis 267
Bartholinitis 234
Bartonellose 249
Baycillin 47
Berocillin 61
Beromycin 47
Beyel 255
Biguanide 269
Binotal 60
Biopharmazeutik, Definition 19
Biotransformation 18
Blasensprung, vorzeitiger 237
Blastomykose
—, europäische 263
—, nordamerikanische 263
—, südamerikanische 263
Blepharitis 209
Borrelia
—, recurrentis 255
—, duttoni 255
—, vincentis 256
Botulismus 247
Brill-Zinsser'sche Krankheit 265
Bronchiektasen 218
Bronchiolitis, akute 218
Bronchitis, akute 217
—, chronische 218
Brucellosen 250
Bykomycin 153

C

Camoquin 269
Candidose 263
Canesten 162
Capreomycin 165
Carbenicillin 65
—, Indanylester 69
—, Kombination mit Gentamicin 70
—, — mit Isoxazolylpenicillinen 71
Carindacillin 69
Carindapen 70
Carofur 154
Carrion'sche Krankheit 249
Catenulin 153
Cedin 174
Cefalotin 78
Cephalexin 71
Cephaloridin 71, 78
Cephalosporine, Einteilung 71
—, chem. Struktur 71
—, Vergleich 72
Cephalothin 71
Cephazolin 81
Cephradin 80
Cepovenin 78
Ceporex 78
Chagas-Krankheit 271
Chemoprophylaxe, Definition 31
—, Indikationen 32
—, prä- und postoperativ 243
Chemotherapeutica
—, Applikationsform 29
— bei Leberschäden 191
— bei Niereninsuffizienz 188
— —, Anpassung der Dosierung 188
—, Beurteilungsgrundlagen 26
—, Definition 1
—, Dialysierbarkeit 189
—, Dosierung 29
—, Gesichtspunkte für Auswahl 29
—, höhere Toxizität für Fetus 195
— in Perinatalzeit 191
— in Schwangerschaft 191, 193
— mit Wirkung vorwiegend gegen gramnegative Keime 122
— mit verlängerter Halbwertzeit bei Leberschaden 191
—, nephrotoxische 190
—, potentiell lebertoxische 191
—, Therapiedauer 29
—, Unwirksamkeit in Harnwegen 190

Chemotherapeutica vorwiegend gegen grampositive Keime 108
—, Wirkungsmechanismus 16
— zur lokalen Anwendung 150
Chemotherapie, allgemeine 1
—, Anwendungsprinzipien 28
—, gezielte 28
—, kombinierte 30
—, kontrollierte 30
— und Immunität 14
—, Wirkungsbedingungen 1
Chinin 268
Chlamydiosen 265
Chloramphenicol 136
Chloromycetin 142
Chloroquin 266, 269
Chlortetracyclin 82
Cholangitis 221
Cholecystitis 221
Cholera asiatica 254
Chromomykose 263
Cillimycin 119
Cinopenil 53
Clamoxyl 61
Clindamycin 115
Clotrimazol 162, 163
Cloxacillin 49
Coccidioidomykose 263
Colistin 143
Colistimethat 144
Constaphyl 55
Co-Trimoxazol 100
Conjunctivitis, akute 210
—, chronische 210
Cryptocillin 53
Cryptococcose 263
Cycloserin 167

D

Dacryocystitis acuta 210
Daktarin 163
Daraprim 269
DAT-INH-B_6 185
Davosin 98
Dehydroemetin 266
Demethylchlortetracyclin 82
Depot-Penicilline 43
Deripen 60
Dermatitis exfoliativa 245
Dermatomykosen 262

Dermatophytosen 261
Dermatosen, bakteriell infizierte 246
Diaminopyrimidine 269
Dichlor-Stapenor 55
Dicloxacillin 49
Dihydrostreptomycin 123
Diloxanid 266
Dimercaprol 270
Diphtherie 247
Donovanosis 234
Dosierungsfehler 25
Dosierungsgleichungen 23
Dosulfin 98
Douglas-Absceß 236
Doxycyclin 82
Durenat 98

E

Ecomytrin 152
Ecthyma, simplex 245
—, gangraenosum 245
Ektebin 185
Elimination 18
Elkosin 98
Elzogram 82
Embryo, Infektionen 206
Endokarditis 199
Endometritis 236
Enteritis
—, Bakterien, verschiedene 224
—, E. coli 222
—, Hefen 224
—, necroticans 224
—, Protozoen 224
—, —, Amöben 224
—, —, Balantidium coli 224
—, —, Lamblien 224
—, regionalis 224
—, Salmonellen 223
—, Shigellen 222
—, Staphylokokken 223
Enterokokken 313
Epididymitis 230
Epiglottitis, akute 218
Episom 6
Erreger siehe Mikroorganismus
Erycinum 114
Erysipel 245
Erysipeloid 249
Erythrasma 246

Erythrocin 114
Erythromycin 109
Escherichia coli 313
Espundia 267
Ethambutol 169
Ethionamid 182
etibi-inh 171
Euvernil 98

F

Fatoliamid 185
Fetus, Infektionen 206
Flavobacterium meningosepticum 314
Fleckfieber, epidemisches 264
Flucloxacillin 56
5-Fluorcytosin 158
Folliculitis barbae 245
Formo-Cibazol 99
Formo-phtalyl-sulfacarbamid 99
Formo-sulfathiazol 99
Frambösie 255
Framycetin 152
Fua-Med 107
Fucidine 120
Fulcin 161
Furadantin 107
Furunkel 238
Fusidinsäure 120
Fusobacterium fusiformis 256

G

Gangrän 238
Gantrisin 98
Gasgangrän 240
Gasödem 247
Gattungsnamen, Abkürzungen XIX
Geburt, verzögerte 237
Gehörgangfurunkel 215
Gentamicin 131
Gentamycin siehe Gentamicin 131
Germanin 270
Geschlechtskrankheiten 230
Giardiasis 267
Glucantime 267
Gluronazid 174
Gonoblennorrhoe 231
Gonorrhoe 230

Granuloma inguinale 234
— venereum 234
Griseofulvin 159
Gynodaktarin 163

H

Haemophilus influenzae 313
— vaginalis 235
Halbwertzeit 21
Harnwege, ableitende, Infektionen 226
—, —, akuter Infekt 227
—, —, akuter Schub 227
—, —, chronischer Infekt 228
—, —, in Schwangerschaft 228
Haut, Virusinfektionen 246
Haverhillfieber 254
Herpes simplex 265
Herrellea 314
Hetacillin 64
Hirnabsceß 205
Histoplasmose 263
Hordeolum 209
Hormocillin 46
Humatin 153
Hydracillin 46
Hydroxymethyl-Nitrofurantoin 108
Hydroxymycin 153

I

Idoxuridin 265
Immunocillin 47
Impetigo, contagiosa 245
—, follicularis 245
Index, chemotherapeutischer 27
Infektionen
—, Auge 208
—, Chirurgie 238
—, Embryo, Fetus 206
—, Gynäkologie 234
—, Hals, Nase, Ohren 212
—, Haut 245
—, Intestinaltrakt 221
—, Neugeborene 206
—, Respirationstrakt 217
—, Schädelbereich 203
—, Urogenitaltrakt 226
Infektionskrankheiten,
 verschiedene 247

Inimur 108
Interaktionen, Definition 26
Intestin Euvernil 99
Invasion 18
Isocillin 47
Isoniazid 171
Isonicotinsäurehydrazid 171
Isozid 174
Isoxyl 185
Ispenoral 47
Ituran 107

K

Kala-Azar 267
Kanamycin 127
Kanamytrex 130
Karbunkel 238
Keratitis 211
Keuchhusten 250
Klebsiella-Aerobacter 313
Klinomycin 88
Kolpitis 235
Konzentration, minimale baktericide 11
—, — Hemm- 10

L

β-Lactam-Antibiotica 33
—, Cephalosporine 33
—, Penicilline 33
Lambliasis 267
Lampit 271
Laryngitis, akute 217
—, chronische 218
Leberabsceß 221
Lederkyn 98
Leishmaniasen 267
Leptospirosen 256
Lepra 259
Leukomycin 142
Lid-Absceß
 209
— -Erysipel 209
— -Furunkel 209
— -Herpes simplex Virus 209
— -Phlegmone 209
— -Vaccine Virus 210
Lidinfektionen 209
Likuden 161

Lincomycin 115
Lippenfurunkel 212
Listeriose 248
Longum 98
Lungenabsceß 220
Lues 232
Lungengangrän 220
Lymphadenitis 238
Lymphangitis 238
Lymphogranuloma inguinale 234
— venereum 234

M

Madribon 98
Madurafuß 261
Mafenid 99
Makrolide 109
—, Vergleich 110
Makroorganismus, Allergisierbarkeit 4
—, Disposition 2
—, Immunisierbarkeit 3
—, natürliche Resistenz 3
Malaria 268
Malassezia furfur 262
Malleus 252
Marboran 265
Marfanil 99
Mastitis 237
Maxifen 61
MBK 11
Mediastinitis purulenta 201
Megacillin 47
Melarsopol 271
Melarsenoxyd 270
Melioidose 251
Meningitis d. Neugeborenen 207
Meningitis purulenta 203
— serosa 205
Mepacrin 267, 268
Methacyclin 82
Methicillin 49
Methisazon 265
MHK 10
MIC 10
Miconazol 163
Microcillin 67
Mikroorganismus
—, Persistenz 15
—, Resistenz 5
—, —, Definition 5

Mikroorganismus, Resistenz, extrachromosomale 6
—, —, Inoculumeffekt 10
—, —, Kreuz- 6
—, —, kritische Konzentration 5
—, —, natürliche 5
—, —, parallele 6
—, —, physiko-chemische Grundlagen 8
—, —, primäre 6
—, —, sekundäre 6
—, —, infektiöse 6
—, —, übertragbare 6
—, Vermehrungsfähigkeit 4
—, Virulenz 3
—, Überlebensfähigkeit 4
Milzbrand 248
Mima 314
Minimale bactericide Konzentration 11
— Hemmkonzentration 10
Minocyclin 82
Moronal 164
Mundbodenphlegmone 213
Myambutol 170
Myambutol-INH 171
Mycetom 263
Mycoplasmen 314
Mykobacteriosen 256
Mykosen, oberflächliche 261
—, tiefe, generalisierende 263

N

Nalidixinsäure 148
Nalpen 49
Napaltan 99
Nasenfurunkel 212
Natamycin 165
Nebacetin 153
Neisserien 314
Neo-Erycinum 114
Neomycin 152
Neomycin B 152
Neopenyl 47
Neoteben 174
Neoviasept 266
Neugeborenes, Aspirationspneumonie 207
—, Infektionen 206
—, Meningitis 207
—, Sepsis 207
Nicolas-Favre'sche Krankheit 234
Niere, Infektionen 226
—, —, akute 227

Niere, Infektionen, chronische 228
—, Tuberkulose 228
Nifuratel 108
Nifurprazine 154
Nifurtimox 271
Nitrofural 270
Nitrofurantoin 105
Nocardia-Actinomycetom 261
Nocardiose 260
Nogram 150
Noma 212
Novobiocin 109
N-Pen. aqu. 46
N-Pc-„ol" 46
Nystatin 164

O

Ogostal 167
Oleandomycin 109
Oophoritis 236
Opportunisten 2
Oracef 78
Oralpenicilline 35
—, Vergleich 40
Oratren 47
Orchitis 230
Orientbeule 267
Oricillin 47
Orisul 98
Ornithose 265
Oroya-Fieber 249
Ospen 47
Osteomyelitis, akute, hämatogene 241
—, —, postoperative 242
—, —, posttraumatische 242
—, chronische 243
Otitis, Begleitotitis 217
— externa 215
— media 216
— —, akute, purulente 216
— —, chronische 216
Otosporin 148
Oxacillin 49
8-Oxychinoline 266
Oxytetracyclin 82
Ozaena 215

P

Paediathrocin 114
Pallidin 98

Paludrin 269
PAM 46
Pamoquin 269
Panaritium 238
Pancreatitis 222
Paraaminosalicylsäure 175
Paracoccidioidomykose 263
Parametritis 236
Paratonsillarabsceß 213
Paraxin 142
Paromomycin 153
Parotitis 213
Pasteurella multocida 313
Pasteurellose 251
Pemphigoid 245
Pen. 200 47
Penbrock 60
Penbristol 60
Pencompren 47
Penicilline, Einteilung 34
Penicillinallergie 43
—, diagnostische Tests 44
Penicillin G 35
—, Depotformen 36
Penicillin Manole 46
— Novoject 46
Penicillin V 35
Penplenum 64
Penstaphocid 53
Pentamidin 270
Peptolid-Antibiotica 121
Perikarditis 201
Perlèche 212
Perimetritis 236
Peritonitis 225, 236
Pertussis 250
Pest 252
Peteha 185
Pharmakodynamik, Definition 19
Pharmakokinetik, Ausscheidung mit
   Muttermilch 196
— bei Früh- und Neugeborenen 192
—, Bedeutung f. Chemotherapie 19
—, Definition 19
— maternofetale 192
Pharyngitis 214
Phenazopyridin 107
Pheneticillin 35
Phlegmone 238
Phykomykose 263
Pian 255
Pimafucin 165

Pimaricin 165
Pityriasis versicolor 262
Pivampicillin 61
Plasmawasser-Distributionskoeffizient 23
Plasmid 6
Plasmochin 269
Pleuraempyem 221
Pluscillin 47
Pneumocystis carinii 271
Pneumonie 219
Pocken 265
Polymixine 143
Polymyxin B 143
Polymyxin E 143
Polyspectran 148
präventive Chemotherapie, Definition 31
— —, Indikationen 32
— — bei Tuberkulose 258
Primaquin 269
Pristinamycin 121
Proguanil 269
Propicillin 35
Prostatitis 230
Proteus 313
Prothionamid 182
Pseudomonas 313
Pseudotuberkulose 224, 252
Psittakose 265
Puerperalfieber 236
Pyoclox 71
Pyodermien 245
Pyrazinamid 178
Pyrimethamin 269
Pyrrolidinomethyltetracyclin s. Rolitetracyclin 82

Q

Q-Fieber 265
Quinacrin 267, 268
Quotient, chemotherapeutischer 26

R

Rattenbißfieber 254
Refobacin 134
Reisediarrhoe 224
Resistenzbestimmung, Notwendigkeit 10
—, Diskrepanz zu klinischem Ergebnis 11
—, Methodik 10

Resistenzbestimmung, Methodik, Reihenverdünnungstest 10
—, —, Diffusionstest 10
Resistenzentwicklung, Muster 8
—, Bedeutung d. Keimzahl 9
Resistopen 71
Resochin 269
Resotren 266
Resulfon 99
Reverin 88
rheumatisches Fieber, Chemoprophylaxe 201
Rickettsiosen 264
Rifa 182
Rifampicin 179
Rifamycin 179
Rimactan 182
Rimifon 174
Rivanol 268
Rotlauf 249
Rolitetracyclin 82
Rotz 252
Rückfallfieber 255

S

Salazosulfapyridin 99
Salpingitis 236
Sarbamyl 185
Scharlach 247
Schädel, Osteomyelitis 205
Schlafkrankheit 270
Schock, Therapie 44
Schweißdrüsenabsceß 238
Sefril 81
Sepsis 197
Serratia 313
Sinusitis 215
—, akute 215
—, chronische 215
—, subakute 215
Sirit 151
Sobelin 119
Sodoku 254
Sofra-Tüll 153
Solustibosan 267
Spectinomycin 135
Spiramycin 109
Spirillum minus 254
Sporotrichose 263
Streptobacillus moniliformis 254
Stanilo 135

Stapenor 53
Staphobristol 53, 54
Staphylokokken 314
Staphylokokken-Penicillinase-resistente Penicilline s. Staphylokokken-Penicilline 49
Staphylokokken-Penicilline 49
—, Isoxazolylpenicilline 49
—, —, Cloxacillin 49
—, —, Dicloxacillin 49
—, —, Flucloxacillin 56
—, Methicillin 49
—, —, Oxacillin 49
Staphylomycin 121
Stapyocine 122
Stomatitis 212
— aphtosa 212
— gangraenosa 212
— Soor 212
— ulceromembranacea 212
—, Vincent'sche 212
Streptokokken 314
Streptomycin 123
Streptothenat 127
subduraler Absceß 205
Sulfaadditionspräparate 91
Sulfacarbamid 94
Sulfadiazin 94
Sulfadimethoxin 94
Sulfa-Furadantin 107
Sulfafurazol 94
Sulfaguanidin 98
Sulfamethoxazol 100
— + Trimethoprim 100
Sulfamethoxydiazin 94
Sulfamethoxypyrazin 94
Sulfamethoxypyridazin 94
Sulfamoxol 94
Sulfanilacetamid 99
Sulfanilamide siehe Sulfonamide 91
Sulfaperin 94
Sulfaphenazol 94
Sulfisomidin 94
Sulfonamide
— für systemische Anwendung 91
— —, Einteilung 92
— —, Kurzzeit 91/92
— —, Langzeit 91/92
— —, Mittelzeit 91/92
— —, Sulfadditionspräparate 91
— —, Ultralangzeit 91/92
— —, Vergleich 94

Sulfonamide, Kombination mit anderen Chemotherapeutica 100
—, —, Nitrofurantonin 107
—, —, Sulfamethoxazol + Trimethoprim 100
—, —, Pyrimethamin 311
— mit vorwiegender Darmlumenwirkung 98
— zur lokalen Applikation 99
Sulfuno 98
Sulmycin 134
Supral 164
Suramin 270
Synopsis 272
Syphilis 232

T

Tardamide 98
Tardocillin 46
Tb-Phlogin 174
Tebesium 174
Tendovaginitis purulenta 238
Terpicillin 47
Tetanus 249
Tetracyclin 82
Tetracycline, Gruppe 82
—, chemische Struktur 83
—, Vergleich 84
Therapiesicherheitsfaktor 20
Thiamphenicol 136
Thioamide 182
Thiocarlid 185
Tinea 261
Tolnaftat 163
Tonoftal 163
Tonsillitis 214
—, chronische 214
Totocillin 64
Toxoplasmose 269
Tracheitis, akute 217
Trachom 210
Traumatische Infektionen 238
Treponematosen 255
Treponema pertenue 255
— carateum 255
TRIC-Organismen 265
Trimethoprim 100
Trypaflavin 268
Trypanosomiasen 270

Trypanosomiasis, afrikanische 270
—, südamerikanische 271
Tryparsamid 270
Tryparsone 270
Tsutsugamushi-Fieber 265
Tuberkulose 256
Tularämie 253
Typhus 253
Tyro-Balangin 151
Tyrocid-X 151
Tyrosirinal 152
Tyrosolvetten 152
Tyrosolvin 152
Tyrosur 152
Tyrothricin 151

U

Ulcus molle 233
Ulcus tropicum 256
Urethritis, gonorrhoische 229
—, nicht bakterielle 229
—, —, Einschlußkörperchen 229
—, —, Hefen 229
—, —, Mycoplasmen 229
—, —, ohne Erregernachweis 229
—, —, Trichomonas 229
Urfadyne 108
Urfamicina 143
Ultracillin 47
Urolong 107
Urospasmon 107
Uro-Tablinen 107

V

Vaccinia 265
Vaginitis 235
Vancomycin 121
Variotin 164
Verbrennungen, Chemoprophylaxe, lokal 240

Verbrennungen, Chemotherapie 241
Verteilungsvolumen 22
Vibramycin 88
Vibravenös 88
Vibrio fetus 254
Vibriose 254
Viomycin 186
Vionactan 187
Viothenat 187
Vulvitis 234
Vulvovaginitis infantum 231

W

Weichteilinfektionen 238
Wirkungstyp 12
—, bactericid 12
—, bacteriostatisch 12
—, degenerativ 12
Wirtsorganismus siehe Makroorganismus
Wolhynisches Fieber 265
Wundinfekte, gynäkologische 237
Wundinfektionen, Biß 239
—, Gelegenheits- 239
—, postoperativ 239
—, Schuß- 239

X

Xanthocillin 154
Xylosin-PAS 177

Y

Yaws 255

Z

Zeckenbißfieber 265
Zentracillin 46
Zusätzliche therapeutische Maßnahmen 31

Anhang

Tabellen 41—64

Die Tabellen sind perforiert und können bei Bedarf herausgetrennt werden.

Tabelle 41. Sepsis, Endokarditis, Meningitis. Weiterbehandlung nach Identifikation und Resistenzbestimmung (Abkürzungen s. S. XIX, Pilze s. S. 21)

Erreger	Mittel der Wahl	Reservemittel
Staphylokokken		
Penic. G empf.	PCG(+SM)	CT, RMP+FS, LM, VNM
Penic. G resist.	OC(+SM)	CT, RMP+FS, LM, VNM
Oxac. resist.	RMP+FS, LM	VNM
häm. Streptok.	PCG	CT, LM, RMP, CAP, T
vergr. Streptok.	PCG(+SM)	CT, LM
anaerob. Streptok.	PCG	T, LM
Pneumokokken	PCG	CT, LM, EM, T, CAP
Enterokokken	AC+SM	RMP, KM, VNM
Gonokokken	PCG	EM, CAP, T
Meningokokken	PCG	EM, CAP, T
Mima	T	POM/COL, KM
Herellea	T	POM/COL, KM
Flavob. meningosept.	RMP+FS	EM, VNM
Coryneb., aerob. u. anaer.	PCG, hoch dos.	T
Clostridien	PCG, hoch dos.	T, EM
Listeria monoc.	AC	T, EM, CAP
H. influenzae	AC(+SM)	CAP, T
E. coli	AC(+SM)	GM, SMZ+TMP, T, CAP, POM
P. mirabilis	AC+KM	SMZ+TMP, CAP
Prot., andere Spez.	CBC+GM	SMZ+TMP, CAP
Klebs.-Aerob.	GM+CT	SMZ+TMP, T, CAP
Pseudomonas aer.	CBC+GM	POM/COL, SMZ+TMP
Salmonellen	CAP	SMZ+TMP, AC(+KM)
Pasteurella multocida	PCG	T, CAP
Vibrio fetus	T	CAP
Serratia	GM(+CA)	—
Aeromonas liquef.	SM	T, CAP
Bacteroides	T: falls PCG empf., PCG	LM, CAP

© Springer-Verlag Berlin · Heidelberg 1974

Tabelle 42. Tagesdosen bei Sepsis, Endokarditis und Meningitis purulenta

	Systemische Gabe. In Klammern: Zahl d. Einzeldosen, Applikation					Intrathecale Gabe (1× tgl.) Lebensalter			Konzentration
	Früh-, Neugeb.	Säuglinge	1–6 J.	6–12 J.	>12 J.	<2 J.	2–12 J.	>12 J.	
Penic. G	0,2—0,5 Mega/kg (2—3, i.v.)	1 Mega/kg (4, i.v.)	0,5 Mega/kg (4, i.v.)	0,5 Mega/kg (4, i.v.)	20—40 Mega (4, i.v.)	2500—5000 I.E.	5000—8000 I.E.	10 000—20 000 I.E.	1000 E/ml
Oxacillin	100 mg/kg (2—3, i.v.)	150—300 mg/kg (3—4, i.v.)	150—300 mg/kg (3—4, i.v.)	150 mg/kg (3—4, i.v.)	10—15 g (3—4, i.v.)	5 mg	10 mg	10—20 mg	1 mg/ml
Ampicillin	100 mg/kg (2—3, i.v.)	150—300 mg/kg (3—4, i.v.)	150 mg/kg (3—4, i.v.)	150 mg/kg (3—4, i.v.)	10—15—20 g (3—4, i.v.)	3—5 mg	5—10 mg	10—40 mg	2 mg/ml
Carbenicillin	400 mg/kg	500—800 mg/kg (3—4, i.v.)	500—800 mg/kg (3—4, i.v.)	500 mg/kg (3—4, i.v.)	30—40 g (3—4, i.v.)	5—10 mg	10—20 mg	40 mg	2 mg/ml
Cephalothin	10—15 mg/kg (2, i.v.)	100—200 mg/kg (3—4, i.v.)	100—200 mg/kg (3—4, i.v.)	200 mg/kg (3—4, i.v.)	12—15 g (3—4, i.v.)	12,5 mg Cephaloridin	25 mg	50 mg	5 mg/ml
Erythromycin als Glukoheptonat bzw. Lactobionat	10—20 mg/kg (2—4, i.v.)	10—20 mg/kg (2—4, i.v.)	40—50 mg/kg (4, i.v.)	40—50 mg/kg (4, i.v.)	2 g (4, i.v.)		50 μg/kg		
Lincomycin	10 mg/kg (2—3, i.v.)	10—200 mg/kg (2—3, i.v.)	10—200 mg/kg (2—3, i.v.)	10—200 mg/kg (2—3, i.v.)	1,8—36 g (3, i.v.)				
Fusidinsäure		20—40 mg/kg (6, oral)	20—40 mg/kg (6, oral)	20—40 mg/kg (6, oral)	1,5 g (6, oral)				
Rifampicin			12 mg/kg (3, oral)	12 mg/kg (3, oral)	0,9 g (3, oral)				

Tabelle 42. (Fortsetzung)

	Systemische Gabe. In Klammern: Zahl d. Einzeldosen, Applikation					Intrathecale Gabe (1× tgl.) Lebensalter			Konzentration
	Früh-, Neugeb.	Säuglinge	1—6 J.	6—12 J.	> 12 J.	< 2 J.	2—12 J.	> 12 J.	
Vancomycin			20—40 mg/kg (2, i.v.)	40 mg/kg (2, i.v.)	2 g (2, i.v.)				
Tetracycline b		10 mg/kg (2—3, i.v.)	10 mg/kg (2—3, i.v.)	10 mg/kg (3, i.v.)	0,75 g (3, i.v.)				
Chloramphenicol	25 mg/kg (2—3, i.v.)	50—100 mg/kg (3—4, i.v./i.m.)	50—80 mg/kg (3—4, i.v./i.m.)	50—80 mg/kg (3—4, i.v./i.m.)	3 g (3, i.v./i.m.)				
Streptomycin	10 mg/kg (1—2, i.m.)	40 mg/kg (2, i.m.)	30 mg/kg (2, i.m.)	30 mg/kg (2, i.m.)	1—2 g (2, i.m.)	5—15 mg	20—50 mg	50—75 mg	10 mg/ml
Kanamycin	10 mg/kg (1—3, i.m.)	40 mg/kg (3, i.m.)	25—30 mg/kg (2—3, i.m.)	25—30 mg/kg (2—3, i.m.)	1—2 g (2, i.m.)	2,5 mg	5—7,5 mg	12,5 mg	≤ 2,5 mg/ml
Gentamicin	2—3,5—7,5 mg/kg (3, i.v./i.m.)	3,5—7,5 mg/kg (3, i.v./i.m.)	3,5 mg/kg (3, i.m.)	3,5 mg/kg (3, i.m.)	240 mg (3, i.m.)	1 mg	2 mg	5 mg	1 mg/ml
SMZ + TMP			0,48 g (2, oral)	0,96 g (2, oral)	2,88 g (2, oral)				
Polymyxin B	2,5—5 mg/kg (3, i.m./i.v.)	2,5—5 mg/kg (3—4, i.m./i.v.)	2,5—5 mg/kg (3—4, i.m./i.v.)	2,5—5 mg/kg (3—4, i.m./i.v.)	1,5—2,5 mg/kg (3—4, i.m./i.v.)	1—2 mg [a]	2—3 mg [a]	5 mg [a]	0,5 mg/ml
Colistin	2,7—6,7 mg/kg (3, i.m./i.v.)	2,5—6,7 mg/kg (2—4, i.m./i.v.)	2—6 mg/kg (4—6, i.m./i.v.)	2—6 mg/kg (4—6, i.m./i.v.)	2,5—5 mg/kg (3—4, i.m./i.v.)	1—2 mg [a]	5—10 mg [a]	10 mg [a]	1 mg/ml

[a] 3—4 Tage tgl, dann jeden 2. Tag. [b] Doxycyclin jedoch wie oral dosieren.

© Springer-Verlag Berlin · Heidelberg 1974

Tabelle 43. Chemotherapie bei Conjunctivitis-Keratitis

Erreger	lokal	systemisch
Pneumokokken Staphylokokken Streptokokken H. influenzae N. catarrhalis N. meningitidis Mimeae E. coli Proteus Pseudomonas aeruginosa Haemophilus conjunktivitidis (KochWeeks)	entsprechend Empfindlichkeit mit Bacitracin, Neomycin, Penicillin G, Cephalosporin, Neomycin, Kanamycin, Gentamicin, Polymyxin, Chloramphenicol, Tetracyclin, Sulfonamid	
Moraxella lacunata	0,5%ige Zinksulfatlösung	
C. diphtheriae	Penicillin G, Bacitracin	Penicillin G etc., s. Diphtherie, S. 247
Gonokokken	Penicillin G, Bacitracin Neugeb. prophylaxe, s. S. 232	Penicillin G, s. S. 231
Chlamydia oculogenitale	Tetracyclin, Sulfonamid	in schweren Fällen, dann wie bei Trachom
Chlamydia trachomatis	Tetracyclin, Sulfonamid	Sulfonamid, Tetracyclin
Masern-Virus	0,2%ige Zinksulfatlösung	
Herpes-Virus	Idoxuridin	
Adenoviren	—	—
Herpes zoster-Virus	—	—
Vaccinia-Virus		Methisazon (Marboran)

Tabelle 44. Dosierung von Chemotherapeutica bei lokaler Anwendung am Auge

Chemotherapeuticum	Konzentration/ml bzw. g			
	Tropfen	Salbe	subconjunct. Inj. (0,5—1 ml)	intracamerale Inj. oder Spülung
Tyrothricin	0,25—1 mg	0,25—1 mg		
Bacitracin	500—2000 E	500—2000 E	10 000 E	500—1000 E
Sulfonamide				
Albucid	100—300 mg	100 mg		
Gantrisin	40 mg	40 mg		
Sulfadiazin	10 mg	10 mg		
Penicillin G	≦0,1 Mega	≦0,1 Mega	0,2—1 Mega	1000—4000 E
Methicillin			150 mg	1 mg
Oxacillin			100 mg	
Ampicillin			100 mg	
Cephalothin			125—250 mg	25—50 mg
Erythromycin	2,5—10 mg	2,5—10 mg	2,5—50 mg	1—2 mg
Lincomycin			50—75 mg	
Streptomycin	10—250 mg	10—100 mg	50(—500) mg	0,5—5 mg
Neomycin	2,5—5 mg	2,5—5 mg	100(—500) mg	2,5 mg
Kanamycin	5 mg	5 mg	10—20 mg	
Gentamicin	3 mg	3 mg	40 mg	1—2 mg
Tetracyclin	2,5—10 mg	2,5—10 mg	2,5(—5) mg	
Chloramphenicol bzw. Azidamphenicol	2—10 mg	5—20 mg	1,25—2 mg	1—2 mg
Polymyxin B	1—5 mg	1—2 mg	10 mg	0,1 mg
Nystatin	0,1—0,5 Mega	0,1 Mega	5000 E	200 E [1]
Amphotericin B	2,5—10 mg	5—10 mg	0,1—1,5 mg	0,5 mg
Pimaricin	50 mg			
Kaliumjodid	10 mg			
Cephalothin			125—250 mg	25—50 mg
Isoniazid			10—20 mg	
Idoxuridin	1 mg	5 mg		

[1] Bei mehrmaliger Gabe Gefahr der irreversiblen Schädigung [9].

Tabelle 45. Initialbehandlung der Pneumonie. A. Röntgenaufnahme nicht möglich

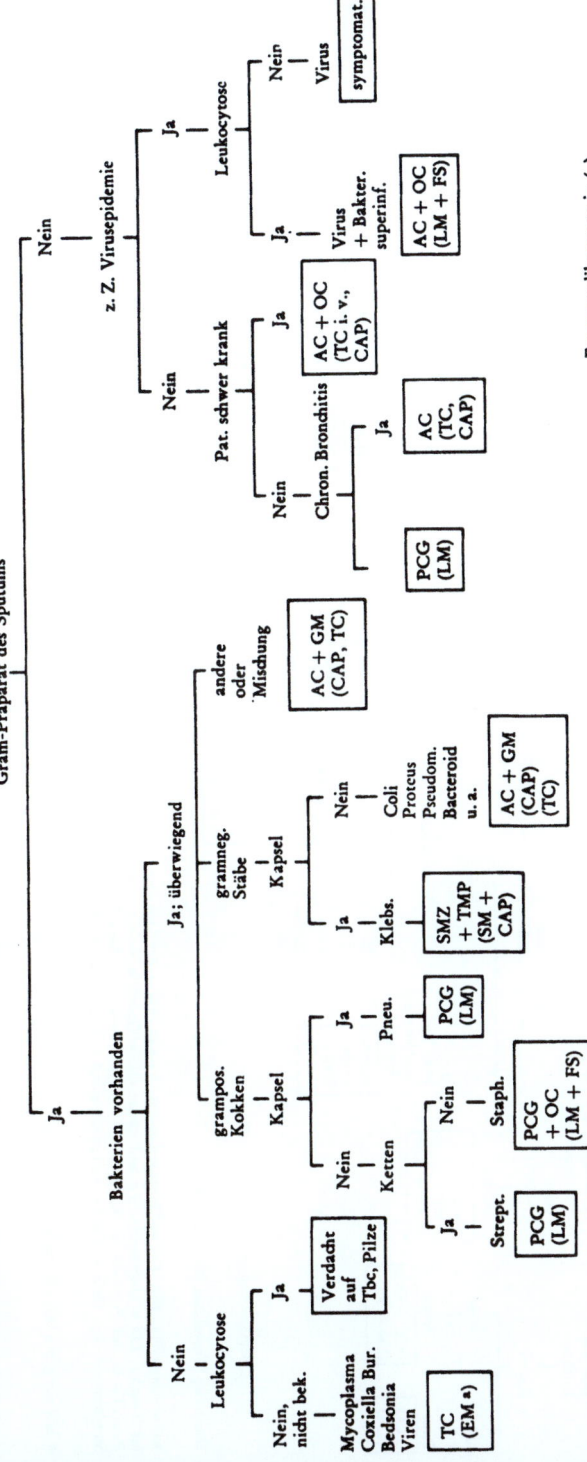

Dosierung (Tagesdosen für Erwachsene):

AC = Ampicillin, 6 g; CAP = Chloramphenicol, 3–4 g; EM = Erythromycin, 2 g; FS = Fusidinsäure, 3 g; GM = Gentamicin, 3 bis 5 mg/kg; LM = Lincomycin, 2 g u. mehr; OC = Oxacillin, 4–6 g parent., nach Entfieb. Dicloxacillin, 3 g oral; PCG: bei Pneumok. u. Streptok. 1–2 Mega 3 Tage i. m., dann Oralpenicillin in gleicher Dosis, bei Staph. 4–10 Mega, i. v. 1 g; SMZ + TMP = Sulfamethoxazol + Trimethoprim, 3,84 g; TC = Tetracyclin, oral: 1–1,5 g, i. v. 1 g.

[a] EM nur gegen Mycoplasmen

© Springer-Verlag Berlin · Heidelberg 1974

Tabelle 45. Initialbehandlung der Pneumonie. B. Röntgenaufnahme möglich

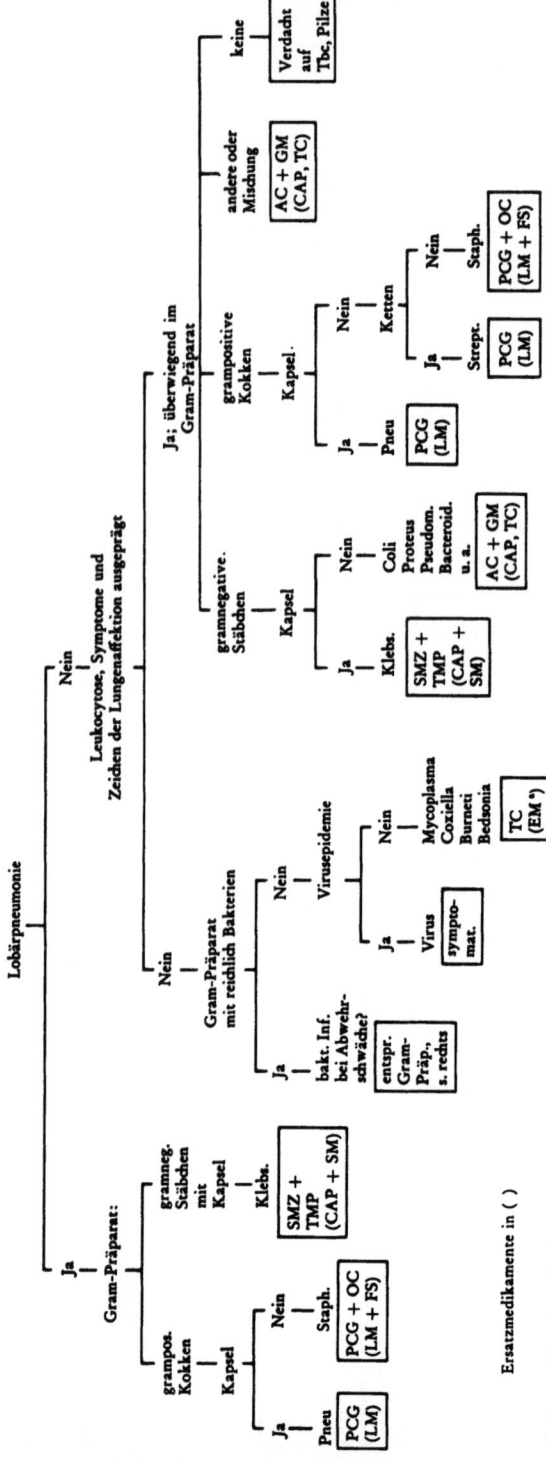

Ersatzmedikamente in ( ):

Dosierung (Tagesdosen für Erwachsene):

AC = Ampicillin, **6 g**; CA = Chloramphenicol, 3—4 g; EM = Erythromycin, 2 g; FS = Fusidinsäure, 3 g; GM = Gentamicin, 3 bis 5 mg/kg; LM = Lincomycin, 2 g und mehr; OC = Oxacillin, 4—6 g parent., nach Entfieberung Dicloxacillin, 3 g oral; PCG = Penicillin G, bei Pneumok. u. Streptok. 1—2 Mega 3 Tage i. m., dann Oralpenicillin in gleicher Dosis, bei Staph. 4—10 Mega; SM = Streptomycin, 2 g; SMZ + TMP = Sulfamethoxazol + Trimethoprim, 3,84 g; TC = Tetracyclin, oral 1—1,5 g, i. v. 1 g

[a] EM nur gegen Mycoplasmen

© Springer-Verlag Berlin · Heidelberg 1974

Tabelle 46. Lumenwirksame Mittel bei Enteritis (orale Gabe)

Medikament	Kinder		Erwachsene
Neomycin		50 mg/kg	4 g
Gentamicin		25—30 mg/kg	
Colistin	7—12 J.:	6 Mega	8 Mega
	2— 6 J.:	3—4 Mega	
	< 2 J.:	0,25 Mega/kg	
Polymyxin B	6—12 J.:	300—400 mg	300—400 mg
	1— 5 J.:	75—225 mg	
	< 1 J.:	20 mg/kg	
schwer absorbier-	2—12 J.:	1—3 g	4—6 g
bare Sulfonamide	< 2 J.:	0,75 g	
Paromomycin		50 mg/kg	2 g
Nystatin	1—12 J.:	1,5—3 Mega	3 Mega
	< 1 J.:	0,5—1 Mega	

Tabelle 47. Medikamente zur Behandlung der akuten Harnwegsinfektion und des akuten Schubes der chronischen Infektion. Voraussetzung für die Auswahl: nachgewiesene Empfindlichkeit

Erreger	Erste Wahl	Reserve
E. coli	Ampicillin	Cephalosporine
	Sulfamethoxazol+TMP [a]	Tetracyclin
	Sulfonamid [b]	Gentamicin
		Chloramphenicol, Polymyxine
Proteus	Ampicillin	
	Sulfamethoxazol+TMP [a]	Cephalosporine
	Carbenicillin	Gentamicin, Chloramphenicol
Klebsiella-	Sulfamethoxazol+TMP [a]	Cephalosporine, Gentamicin
Aerobacter		Polymyxine
Pseudomonas aerug.	Carbenicillin	Sulfonamid [b] (+TMP [a])
(Pyocyaneus)	Gentamicin [c]	Polymyxine
Enterokokken	Ampicillin	Erythromycin, Tetracyclin
		Sulfamethoxazol + TMP [a]
Staphylokokken	Penicillin G	Cephalosporine,
Penicillinase neg.	Sulfamethoxazol+TMP [a]	Lincomycin, Erythromycin
Penicillinase pos.	Isoxazolyl-Penic.	Cephalosporine,
	oral: Dicloxacillin	Lincomycin, Erythromycin
	parent.: Oxacillin	
	Sulfamethoxazol+TMP [a]	

[a] TMP = Trimethoprim.
[b] Nur solche, die ausreichende Harnkonzentrationen an *aktiver* Substanz haben (und möglichst auch gute Gewebekonzentrationen [s. S. 94]).
[c] Oft empfiehlt sich die Kombination von Carbenicillin und Gentamicin.

© Springer-Verlag Berlin · Heidelberg 1974

Tabelle 48. Mittlere Tagesdosen (Erhaltungsdosen [a]) bei Harnwegsinfektionen. 1. Akute Infektion oder akuter Schub

Medikament	Kinder [b]	Erwachsene	Zahl der Einzeldosen	Geeignet bei Niereninsuffizienz bzw. Nierenschaden [c]
Ampicillin				
oral	6—12 J.= 50 mg/kg 1— 6 J.= 100 mg/kg	4 g	4	+
parenteral	6—12 J.= 35 mg/kg 1— 6 J.= 100 mg/kg	2 g	4	
Carbenicillin	50—100 mg/kg	4—8 g	4	+
Carindacillin [k]	50—100 mg/kg	2—4 g	3—4	+
Oxacillin (parent.)	4×0,5 g	3 g	3—4	+
Dicloxacillin (oral)	1— 6 J.= 1 g > 6 J.= 2 g	2 g	4	+
Cephalothin [d]	100 mg/kg	3—6 g [e]	4—6	+
Cephazolin	50—100 mg/kg	2—4 g	4	+
Cephalexin	50—100 mg/kg	4—8 g [f]	3—4	+
Cephradin	50—100 mg/kg	2—4—8 g	3—4	+
Kurzzeit-Sulfon. [g]	6—12 J.= 100—150 mg/kg 1— 6 J.= 200 mg/kg	4—6 g	4—6	±
Langzeit-Sulfon. [h]	15—20 mg/kg	0,5 g	1	±

Zeichenerklärung umseitig.

Tabelle 48 (Fortsetzung)

Medikament	Kinder [b]		Erwachsene	Zahl der Einzeldosen	Geeignet bei Niereninsuffizienz bzw. Nierenschaden [e]
Sulfameth. + TMP [i]	25 mg/kg		1,92 g	2	±
Tetracyclin	20—25 mg/kg		1 g	2—4	±
Doxycyclin	2—4 mg/kg		0,1 g	1	+
Chloramphenicol	50—80(!) mg/kg		2—3(!) g	3	+
Gentamicin	6—12 J.=	1,2 mg/kg	1—2 mg/kg	3	—
	< 6 J.=	1,8 mg/kg			
Polymyxine [j]	2,5—5 mg/kg		1,5—2,5 mg/kg	3	
Erythromycin (oral)	20—60 mg/kg		1—2 g	3—4	+
Lincomycin (oral)	20—60 mg/kg		2—3 g	3—4	±
2. Zur Langzeitbehandlung					
Nitrofurantoin	2—3 mg/kg		0,1—0,2 g	3	±
Nalidixinsäure	25—50 mg/kg		2—4 g	3—4	±
Langzeit-Sulfonamide	siehe oben		siehe unten	1	±

[a] Initialdosen höher; [b] Kinder <1 J. vgl. spezielle Dosisangaben; [c] Näheres S. 188; [d] Cephaloridin wegen pot. Nierentoxicität hier nicht berücksichtigt; [e] höhere Dosierung betrifft grampos. Erreger; [f] höhere Dosierung betrifft gramnegative Erreger; [g] z. B. Aristamid, Euvernil, Gantrisin; [h] z. B. Durenat, Davosin=Lederkyn; [i] Bactrim=Eusaprim; [j] Polymyxin B und Colistin. Chemotherapie bei Niereninsuffizienz s. S. 188; [k] bei schweren Infektionen, die höhere Dosierung benötigen: Carbenicillin.

© Springer-Verlag Berlin · Heidelberg 1974

Tabelle 49. Bewährte einzeitige Behandlungsmethoden der nicht-komplizierten Gonorrhoe

Medikament	Dosis
wässriges Procain-Penic. G	4,8 Mega
evtl. plus Probenecid	1 g
Ampicillin oral	3 g
plus Probenecid	1 g
Cephaloridin	2 g
Spectinomycin	2—4 g
Kanamycin	2 g
Spiramycin	2,5 g
Doxycyclin	0,3 g

Tabelle 50. Penicillin-Behandlung der Syphilis. A. entsprechend den Empfehlungen der WHO

Dosierung und Anwendung Benzathin-Penicillin G	PAM [a]	Wässriges Procain-Penic. G
1. Primäre, sekundäre und latente Lues mit negativem Liquorbefund		
total: 2,4 Mega. Eine einzige Gabe von je 1,2 Mega in beide Gesäßbacken	total: 4,8—6 Mega. Erste Dosis von 2,4 Mega, dann je 1,2 Mega nach 3 und 6 Tagen	total: 4,8—6 Mega. Täglich 0,6 Mega für 8 Tage
2. Latente Syphilis ohne Vorliegen eines Liquorbefundes; asymptomatische und symptomatische Neurolues; kardiovasculäre Lues; späte, benigne Lues mit cutanen, ossalen und visceralen Gummen		
total: 6—9 Mega in Dosen von je 3 Mega im wöchentl. Abstand	total: 6—9 Mega in Dosen von je 1—2 Mega in dreitägigem Abstand	total: 6—9 Mega in Dosen von 0,6 Mega täglich
3. Kongenitale Lues; Alter des Patienten bis zu 12 J. bzw. bis zu Gewicht von 32 kg		
total:50 000 E/kg in einer Sitzung, evtl. als geteilte Dosis	total: 100 000 E/kg, in 3 Dosen im Abstand von 2—3 Tagen	total: 100 000 E/kg; tgl. 10 000 E/kg an 10 aufeinanderfolgenden Tagen
4. Kongenitale Lues; Alter des Patienten über 12 J. bzw. Gewicht über 32 kg		
wie 2.	wie 2.	wie 2.
5. Pränatale Lues		
Therapiebeginn so früh wie möglich; Behandlung entsprechend dem Stadium der Syphilis bei der Mutter		
B. entsprechend BRAUN-FALCO-PETZOLD		
Alle Stadien der Lues:		
1×2,4 Mega	1,2 Mega 2× wöchentlich im Abstand von 3 Tagen für 30 Tage	1,2 Mega tgl. für 30 Tage (oder 1 Mega Clemizol-Penic. G tgl.)

[a] PAM = Procain-Penicillin G mit 2% Aluminiummonostearat in Öl.

© Springer-Verlag Berlin · Heidelberg 1974

Tabelle 51. Lokale Chemoprophylaxe bei Verbrennungen

Medikament	Vorteile	Nachteile
Gentamicin	Schmerzlos, keine Sensibilisierung, auch gegen grampos. Keime wirksam, stabil, kein Einfluß auf Wasser- und Elektrolythaushalt, offene und geschlossene Wundbehandlung möglich	Relativ geringe Tiefenwirkung. Selektion von Gentamicin-resistenten Keimen (Pseudomonas)
Mafenid	Gute Tiefenwirkung, stabil, wirksam gegen Anaerobier	Relativ schmerzhaft, sensibilisierend (nur gegen Mafenid), Gefahr metabolischer Acidosen (Carboanhydrasehemmung)
Silbernitrat	Keine Sensibilisierung	Geringe Tiefenwirkung; lichtempfindlich; gesteigerter Elektrolytverlust, selten: Methämaglobinämie. Etwas schmerzhaft
Silber-Sulfadiazin	Schmerzlos; auch gegen grampositive Keime wirksam; kein Einfluß auf Wasser- und Elektrolythaushalt; lichtstabil; gute Tiefenwirkung des Sulfonamids	Sensibilisierend gegen alle Sulfonamide

© Springer-Verlag Berlin · Heidelberg 1974

Tabelle 52. Anwendung von Chemotherapeutica zur Installation und Spüldrainage — Tagesdosen; Konzentrationen in Klammern

Chemotherapeutica	Pleura [a] Instillation	Gelenke Instillation	Spüldrainage (500 ml)
Penicillin G	≦ 0,2 Mega (5000 I.E./ml)	0,2 Mega (0,1 Mega/ml)	(5000 E/ml)
Oxacillin	0,5—1 g (100 mg/ml)	20 mg (10 mg/ml)	
Ampicillin	≦ 1 g (100 mg/ml)	10 mg (5 mg/ml)	
Carbenicillin	3—5 g (200 mg/ml)		
Cephalothin	1—2 g (100 mg/ml)		
Cephalexin	2 g (25 mg/ml)		
Oxytetracyclin [c]	250 mg (50 mg/ml)		
Rolitetracyclin [c]	250 mg (50 mg/ml)		
Sulfonamide	≦ 1 g (handelsübl. Amp.)		
Nifurprazine (Streusol)	20 g (1 mg/ml)		
Erythromycin [c]	200 mg (10 mg/ml)		(0,5 mg/ml)
Streptomycin	1 g (100—200 mg/ml)	100 mg (50 mg/ml)	(2 mg/ml)
Kanamycin	1 g (100—200 mg/ml)		
Gentamicin	160 mg (40 mg/ml)		(80—120 µg/ml)
Bacitracin		1000 E (500 E/ml)	
Neomycin + Bacitracin	≦ 99 mg NM+7500 E BAC in 30 ml	100 mg (50 mg/ml)	
Chloramphenicol	300 mg (50—100 mg/ml) [b]		
Polymyxin B	150 mg (15 mg/ml)	2 mg (1 mg/ml)	(0,1—0,25%)
Colistin	4 Mega (0,2 Mega/ml)		
Capreomycin	≦ 1 g (200 mg/ml)		
Isoniazid	100 mg (50 mg/ml)		
p-Aminosalicylsäure	≦ 24 g (120 mg/ml)		
Amphotericin	50 mg (5 mg/ml)		
Nystatin	0,1 Mega (10⁴ E/ml)		
Pimafucin	≦ 0,5 g (100 mg/ml)		

[a] = Mit Ausnahme der Aminoglykoside Streptomycin, Gentamicin, Kanamycin und Neomycin können die angeführten Mittel auch intraperitoneal verabreicht werden.   [b] = in Propylenglycol oder Butandiol.   [c] = Injektion schmerzhaft.

© Springer-Verlag Berlin · Heidelberg 1974

Tabelle 53. Antituberkulotica in historischer Reihenfolge, ihre Abkürzungen und optimale Dosis (E)

Substanz	Abkürzung	Jahr	Tagesdosis	Zahl der Einzeldosen
Streptomycin	SM	1943/44	1 g	1
p-Aminosalicylsäure	PAS	1943/46	12 g freie Säure, oral	1—2
Thiacetazon (Thiosemicarbazon)	TSC	1943/46	2 mg/kg	1—2
Tetracycline	TC	ab 1945	3—4 g	3
Viomycin	VM	1946/50	1 g 3× wöch. oder 2 g 2× wöch.	1
Isoniazid	INH	1952	5—8 mg/kg	1
Pyrazinamid	PZA	1952	30 mg/kg	2—3
Cycloserin	CS	1952/55	15 mg/kg	2—3
Kanamycin	KM	1955/58	1 g 3× wöch. oder 2 g 2× wöch.	1
Ethionamid und Prothionamid	ETH/PTH	1956/57	15 mg/kg	2—3
Thiocarlid	DATC	1958	100 mg/kg	2
Ethambutol	EMB	1961/67	25 mg/kg	1
Capreomycin	CM	1962/67	1 g	1
Rifampicin	RMP	1965	10 mg/kg	1

© Springer-Verlag Berlin · Heidelberg 1974

Tabelle 54. Dreierkombinationen für die Behandlung der Tuberkulose in der Initialphase

Führendes Medikament	Kombinationspartner										
	RMP	SM	EMB	PTH[a]	CM	PAS	CS	PZA	KM[b]	TC	DATC
INH	+									+	+
RMP		+	+	+	+	+	+	(+)	+	+	+
SM			+	(+)	—	+	+	+	—	+	+
ETH/PTH			+	+	—	+	+	+	+	+	—
EMB					+	(+)	+	+	+	+	+
CM						+	+	+	—	+	+
PAS (Infus.)							+	+	+	+	+
CS								+		+	+
PZA									+	+	+
KM										+	+
VM										+	+

Gebrauchsanweisung: Man suche in der Spalte „Führendes Medikament" das am höchsten stehende auf, das nach Bakterienresistenz und Verträglichkeit in Frage kommt. Dann wählt man in der zugehörigen Spalte „Kombinationspartner" gemäß Resistenz und Verträglichkeit zwei Mittel, die möglichst weit links stehen. (+) = gleichgerichtete Toxicität.

[a] = oder ETH [b] = oder VM, wenn Resistenz gegen KM

Tabelle nach Schütz, Radenbach und Bartmann, modifiziert.

Tabelle 55. Zweierkombinationen für eine orale, auch ambulant durchführbare Therapie der Tuberkulose in der Stabilisierungsphase

Führendes Medikament	Kombinationspartner						
	RMP	EMB	PAS	PTH	PZA	CS	DATC
INH	+	+	+	+	+	+	+
RMP		+	+	(+)	(+)	+	+
ETH/PTH	+	(+)		+	+		−
EMB			+	+	+	+	+
CS						+	+
PZA							+
PAS							+

Gebrauchsanweisung: Man suche in der Spalte „Führendes Medikament" das am höchsten stehende auf, das nach Bakterienresistenz und Verträglichkeit in Frage kommt. Dann wählt man in der zugehörigen Spalte „Kombinationspartner" gemäß Resistenz und Verträglichkeit das am weitesten links stehende Mittel aus. (+) = gleichgerichtete Toxicität.

Tabelle 56. Kreuzresistenz zwischen Antituberkulotica

A. Streptomyces-Antibiotica

	SM	CM	KM	VM
SM_R	−	S	S	S
CM_R	S	−	R	R
KM_R	R	R	−	S
VM_R	S, R	R	S, R	−

B. Thioamido-Gruppen enthaltende Mittel

	ETH	PTH	TSC	DATC
ETH_R	−	R	S, R	R
PTH_R	R	−	S, R	R
TSC_R	S, R	S, R	−	S, R
$DATC_R$	S	S	S, R	−

S = sensibel, R = resistent.

© Springer-Verlag Berlin · Heidelberg 1974

Tabelle 57. Nebenwirkungen der Antituberkulotica

Medi-kament	Nerv. cochl.	Nerv. vest.	Nerv. optic.	Zentr. NS	periph. NS	Niere	Magen-Darm	Leber	Blutbild. Organe	Haut	Gelenke
SM	(+)	++				(+)					
CM	(+)*	++*				(+)*					
KM	++	(+)				++					
VM	++	(+)				++					
ETH/PTH				+			++	(+)	(+)	(+)	(+)*
PAS							++	(+)	(+)		
PZA							++ +	++ +			+
TSC							++	++		(+)	
TC						(+)	(+)	(+)	(+)	(+)	
RMP							(+)	(+)			
DATC							(+)	(+)			
CS				++							
INH					(+)				(+)	(+)	
EMB			+								(+)

* Die vorliegenden Daten gestatten keine definitive Beurteilung.

Tabelle 58 a. Indikationen zur Chemoprophylaxe und präventiven Chemotherapie der Tuberkulose

Absolute Indikationen	Dauer
1. Bestehende oder kurz vorher erfolgte Exposition von Tuberkulin-Negativen durch engen Kontakt mit Ansteckend-Tuberkulösen	3 Monate über die Exposition hinaus
2. Laborinfektion	3—6 Monate
3. Positive Tuberkulinreaktion bei nicht BCG-geimpften Säuglingen und Kleinkinder (3—5 J.)	12 Monate
4. Nachgewiesene Tuberkulinkonversion von negativ nach positiv innerhalb des letzten Jahres in allen Altersklassen, besonders bei Exponierten	12 Monate
5. Vorangegangene oder bestehende massive Exposition zur Superinfektion bei Tuberkulin-Positiven	12 Monate
6. Corticosteroidbehandlung von längerer Dauer bei Tuberkulin-Positiven mit mehr als 10 mg Prednison oder Äquivalent tgl.	bis zu 12 Monaten
7. Labiler, schwerer Diabetes mellitus bei Tuberkulin-Positiven	12 Monate
8. Vorliegen eines Lungen-Minimalbefundes mit sicher fehlender Aktivität bei Lehrern, Geistlichen, Kindergärtnerinnen, Kinderkrankenschwestern, Hebammen, Kinderärzten, ausländischen Gastarbeitern und deren Familien	12 Monate
9. Vorliegen einer chemisch-antibiotisch unvorbehandelten oder inadäquat vorbehandelten pulmonalen oder extrapulmonalen Tuberkulose	12 Monate

© Springer-Verlag Berlin · Heidelberg 1974

Tabelle 58 b. Indikationen zur Chemoprophylaxe und präventiven Chemotherapie der Tuberkulose (Fortsetzung)

Relative Indikationen	Dauer
1. Stark positive Tuberkulinreaktion bei nicht schutzgeimpften Schülern, inbesondere Jugendlichen	12 Monate
2. Vorliegen von Resistenz-mindernden Krankheiten bei Tuberkulin-Positiven	
Lebercirrhose	12 Monate
Zustand nach Magenresektion	12 Monate
Lymphogranulomatose, Leukämie, Osteoretikulose	12 Monate
Silikose	12 Monate
Masern, Keuchhusten, Influenza-Virus-Grippe im Kindesalter	6 Monate
Manifester, auch subklinischer Diabetes	12 Monate
Cushing-Syndrom	bis Op. (12 Mon.)
3. Immunsuppressive oder cytostatische Behandlung	12 Monate
4. Vorliegen eines pulmonalen oder extrapulmonalen Minimalbefundes, unabhängig von beruflicher Tätigkeit	12 Monate
5. Vorliegen besonderer Belastungen nach behandelter, klinisch ausgeheilter Tuberkulose	
Gravidität	3 Mon. vor und 3—6 Mon. nach Entbindung
Tropenaufenthalt	max. 9 Monate
große Operationen	3—6 Monate

Tabelle 59. Mittel zur Chemoprophylaxe und präventiven Chemotherapie der Tuberkulose

Mittel	Tagesdosen (mg/kg)			
	Alter			
	1—5 J.	6—9 J.	10—14 J.	> 14 J.
Isoniazid	10—8	8—7	7—6	(7)—5
Rifampicin	15	10	10	10—(8)
Prothionamid	25	20	15	15
Ethambutol	—	35	30—25	25

Verabfolgung täglich; Isoniazid, Rifampicin, Ethambutol in 1 Dosis, Prothionamid in 3 Einzeldosen.
Nur Isoniazid für relative Indikationen geeignet.
© Springer-Verlag Berlin · Heidelberg 1974

Tabelle 60. Antimykotica gegen tiefe und generalisierende Mykosen

Cryptococcose	5-Fluorcytosin, Wochen bis Monate Amphotericin B i.v. [4, 5]
Nordamerik. Blastomykose	2-Hydroxystilbamidin, 7 Wochen Amphotericin B i.v. [6—8]
Südamerikan. Blastomykose	Ultralangzeitsulfonamide ($\geq$ 2 Jahre), Amphotericin B i.v. [9, 10]
Coccidioidomykose	Amphotericin B i.v. [11]
Histoplasmose	Amphotericin B i.v. (Sulfonamide [a]) [12, 13]
Candidose chron. muco-cut. Form	Nystatin, Mundwaschung mit mehreren Mega mehrmals täglich, dazu Nystatin-Dragées, oral tgl. 1,5—3 Mega (E). Falls diese lokale Therapie versagt: 5 Fluorcytosin oral, tgl. 4—6 g (E) für 3—6 Wochen, evtl. + Amphotericin B, lokal [14], evtl. Clotrimazol oral tgl. [27]
bronchopulmon. Form	Nystatin-Aerosol; 5-Fluorcytosin oral; Amphotericin B i.v. mehrere Wochen, evtl. Clotrimazol oral tgl. 60 mg/kg [28]
andere Formen	5-Fluorcytosin oral; Amphotericin B i.v. mehrere Wochen [15, 16], evtl. Clotrimazol oral tgl. 60 mg/kg [29]
Aspergillose	Amphotericin B i.v. [17], evtl. Clotrimazol oral tgl. 60 mg/kg [30]
Sporotrichose	Amphotericin B i.v. [18—20], oral Kaliumjodid mehrere Monate bei extracutanen Formen
Phykomykose	Amphotericin B i.v. [21]
Chromomykose	Versuch mit lokaler Infiltration von Amphotericin B [22]. Lokale Überwärmung für Monate [23], 5-Fluorcytosin oral, Thiabendazol oral [26]
Mycetome	Bei Actinomyceten: Sulfonamide, evtl. + Trimethoprim für Monate [24], bei anderen Erregern von Chemotherapie nichts zu erwarten; chirurgische Maßnahmen

[a] Sulfonamide dürfen nur bei leichten Fällen versucht werden (Sulformethoxin, oral 1mal wöch. 1—1,5 g (E), mehrere Monate [9].

Literatur siehe S. 264.

© Springer-Verlag Berlin · Heidelberg 1974

Tabelle 61. Angriffspunkte der Malariamittel

Medikament	Präerythrocytäre Phase Kausale Prophylaxe	Ungeschlechtl. Ery-Formen Suppressive Ther. Klin. Prophylaxe	Geschlechtl. Ery-Formen P. vivax P. malariae	Geschlechtl. Ery-Formen P. falciparum	Exoerythroc. Phase Anti-Rezidiv-Mittel	Verhütung der Sporogonie in Anopheles
Chinin	—	+++	++	i. W.	—	—
9-Aminoacridine	—	+++/++++	++	i. W.	—	—
4-Aminochinoline	—	++++	++	i. W.	—	—
8-Aminochinoline	++++ P. falciparum	(+)	++++	++++	++++	++
Biguanide	++++ (P. vivax +)	+	—	—	— (P. vivax +)	++++
Diaminopyrimidine	++++ P. falciparum	+	—	—	— (P. vivax +)	++++
Sulfonamide	—	—	+	++	—	Störung der Sporozoitenbildg.

i. W. = indirekte Wirkung

© Springer-Verlag Berlin · Heidelberg 1974

Tabelle 62. Chemotherapie der Malaria

Medikament	Klinische + radikale Heilung Dosierung bei Erwachsenen			
	1. Tag	2. Tag	3. Tag	> 3. Tag
Mittel der Wahl:				
Chloroquin, Base oder	600 mg, nach 6 Std 300 mg	300 mg	300 mg	
Amodiaquin, Base (Camoquin u. a.)	600 mg	400 mg	400 mg	
kombiniert mit Primaquin	—	15 mg	15 mg	bis 14×15 mg
Als Reserve:				
Mepacrin, Salz (Atebrin u. a.)	5×200 mg	300 mg	300 mg	bis 7. Tag

Mepacrin nicht in Kombination mit Primaquin (erhöhte Toxicität durch gegenseitige Behinderung der Elimination)

Bei Chemoresistenz der Erreger gegen Mittel der Wahl

1. Chinin, Salz + Sulfalen	6×300 mg 1 g	6×300 mg —	6×300 mg —	bis 7.(14.)Tag —
2. Sulfalen (a) + Trimethoprim (b)	a+b=0,75 g+0,5 g	—	—	—
3. Sulfalen (a) + Pyrimethamin (b)	a+b=0,5 g+25 mg	—	—	alle 14 Tage wiederholen
4. Sulformethoxin (a) + Pyrimethamin (b)	a+b=1 g+50 mg	—	—	—

Sulfalen = Longum   Sulformethoxin = Fanasil
Sulfonamide bei sensiblen Stämmen nur schwach wirksam

© Springer-Verlag Berlin · Heidelberg 1974

Tabelle 63. Chemoprophylaxe der Malaria (Dosierung in mg bei Erwachsenen)

Kausale Prophylaxe

Proguanil (Paludrin u. a.)	100—200 tgl.	als Salz
Pyrimethamin (Daraprim u. a.)	25— 50 1× wöch.	als Base
Cycloguanilpamoat (Camolar)	2,5—5 mg/kg i.m.	alle 3—6 Monate

Möglich vor allem in Gebieten mit M. tropica, falls Stämme dort sensibel

Klinische Prophylaxe-Chemosuppression

Chloroquin (Resochin u. a.)	300 1× wöch.
Amodiaquin (Camoquin u. a.)	400 1× wöch.

Überholt, aber bei Chemoresistenz in Betracht kommend:

Mepacrin (Atebrin u. a.)	100 tgl.
Chinin	500—650 tgl.

Nach Verlassen des Malariagebietes:

Fortführung der Behandlung
a) bei kausaler Prophylaxe für 1 Woche
b) bei klinischer Prophylaxe für 1 Monat
   oder Abschluß mit
   Chloroquin (2×300 wöch.) + Primaquin (15 tgl.) 2 Wochen
   bzw. Chloroquin 300 + Primaquin 45, 1× wöch. für 8 Wochen

Tabelle 64. Infektionserreger und ihre Chemotherapie. Schwere Systeminfektionen s. S. 285.
Teil 1: Stäbchenbakterien (ohne Mykobakterien).
Abkürzungen s. S. XIX.

Erreger	Mittel der Wahl	Reservemittel
grampositiv		
Anthrax	PCG	T, EM, CAP
Clostrid. tetani	PCG	T, EM, LM
Clostrid., andere	PCG	T, LM
C. diphtheriae	PCG, EM	LM
anaerobe C.	PCG [a]	T
Listeria monocytogenes	AC	PCG [a], T, EM, CAP
Erysipelothrix	PCG	T, EM, SM
gramnegativ		
H. influenzae	AC, T	CAP
B. pertussis	AC	T, EM, CAP
Koch Weeks	SA	T, CAP
H. ducreyi	SA	T, EM
Bartonella	CAP	PCG, T
E. coli	AC, SA [b]	T, C, CAP, GM, POM, PCG [a], NF [b], NA [b]
Pr. mirabilis	AC, SA [b]	C, SMZ+TMP, CAP, PCG [a], NA [b]
Pr. andere Spez.	CBC+GM	SMZ+TMP, CAP, NA [b]
Klebsiella/Aerob.	CT+GM, SA [b]	C, SMZ+TMP, POM, CAP, PCG [a] NF [b], NA [b]
S. typhi	CAP	SMZ+TMP, AC
Salmonellen	CAP	SMZ+TMP, AC, SA, PCG [a]
Shigellen	SMZ+TMP	AC, T
Serratia	GM	KM
Brucellen	SM+T oder +EM	SMZ+TMP, CAP
P. pestis	SM	T, CAP
P. tularensis	SM	T, CAP
P. pseudotuberculos.	KM	SM, T, CAP
P. multocida	PCG	T, EM, CAP
Ps. mallei	SM+T	CAP
Ps. pseudomallei	CAP+KM +Novobiocin	
Ps. aeruginosa	CBC+GM	POM
Aeromon. liquef.	T	SM, CAP
Bacteroides	T falls PCG empf., PCG	PCG [a], LM (EM)

[a] in hohen Dosen.
[b] nur bei Harnwegsinfekten.

© Springer-Verlag Berlin · Heidelberg 1974

Tabelle 64. Infektionserreger und ihre Chemotherapie. Schwere Systeminfektionen s. S. 285.
Teil 2: Übrige Mikroorganismen.
Abkürzungen s. S. XIX.

Erreger	Mittel der Wahl	Reservemittel
1. Kokken		
grampositiv		
Staph., Penase−	PCG, Oral-P.	C, EM, LM/CLM, NF [b]
Penase+	Isoxazolyl-P.	C, EM, LM/CLM, FS, GM, VCM, Peptolid, NF [b]
häm. Streptokokken	PCG, Oral-P.	C, EM, LM/CLM, SA, NF [b]
Strep. viridans	PCG, Oral-P.	C, EM, LM/CLM, SM, VCM, NF [b]
Enterokokken	AC	EM, KM, CAP, NF [b]
Pneumokokken	PCG, Oral-P.	AZC, C, EM, LM/CLM
gramnegativ		
N. gonorrhoeae	PCG	SPM, T, EM, CLM
N. meningitidis	PCG/AC	CAP, T, SA, EM
übrige Neisserien	T	SA, CAP
Mima, Herrellea	T	KM, POM
Flavob. meningosept.	RMP+FS	EM, VNM
2. Vibrionen		
V. cholerae, El Tor	T	SA, SMZ+TMP
V. fetus	T	CAP, PCG [a]
3. Spirillen		
Spirillum minus	PCG	T
4. Treponemen	PCG	T, EM
5. Borrelien	T	PCG, SM, CAP
Fusospirochätose	PCG	T
6. Leptospiren	PCG	
7. Strahlenpilze		
Nocardia	SA	T
Actinomyces	AC	T, PCG [a]
8. Fadenpilze	s. S. 263 und Tabelle 61, S. 309	
9. Rickettsien	T	CAP
10. Donovania gran.	T, SA	CAP
11. Mycoplasmen	T	
M. pneumoniae	EM	T
12. Chlamydien		
TRIC-Gruppe	SA	T
Psittacose-Gruppe	T	CAP, PCG [a]
13. Toxoplasma	SA (+Pyrimeth.)	
14. Pneumocystis carinii	SA+Pyrimethamin	Pentamidine-isäthionat

[a] in hohen Dosen.   [b] nur bei Harnwegsinfektionen.

© Springer-Verlag Berlin · Heidelberg 1974

**Diagnose
und Therapie
in der Praxis**
Nach der amerikanischen Ausgabe von
M. A. Krupp,
M. J. Chatton, S. Margen et al., übersetzt, bearbeitet und ergänzt unter der wissenschaftlichen Leitung von K. Huhnstock und W. Kutscha
2., verbesserte Aufl.
25 Abb. XI, 1421 S. 1973. Geb. DM 78,— US $32.00
ISBN 3-540-06223-8
Die Darstellung von Diagnostik und Therapie nach neuestem internationalen Stand für den niedergelassenen Arzt, die Klinik und Studenten der klinischen Semester umfaßt nahezu alle Gebiete der Medizin; sie enthält übersichtliche Präparate- und Dosierungstabellen.

**Therapie innerer
Krankheiten**
Herausgeber:
E. Buchborn, H. Jahrmärker, H. J. Karl, G. A. Martini, W. Müller, G. Riecker, H. Schwiegk, W. Siegenthaler, W. Stich
32 Abb. XXXI, 650 S. 1973. Geb. DM 48,— US $19.70
ISBN 3-540-05971-7
Die in 96 Einzelbeiträgen dargestellten Behandlungsmethoden entsprechen dem neuesten Stand gesicherter wissenschaftlicher Erkenntnis. Sie sind nach Fachgebieten geordnet; eigene Kapitel behandeln allgemeintherapeutische Methoden.
Neben dem Sachregister enthält das Buch ein solches für Pharmaka.

E. Jawetz, J. L. Melnick, E. A. Adelberg
Medizinische Mikrobiologie
Übersetzer: G. Maass, R. Thomssen
3., überarb. und erw. Aufl. 209 Abb.
XV, 815 S. 1973
DM 48,—; US $19.70
ISBN 3-540-06201-7
In dieser 3., erweiterten und verbesserten Auflage sind vor allem diejenigen Gebiete der Mikrobiologie abgehandelt, die für die Infektionskrankheiten und ihre Chemotherapie bedeutsam sind. Ausführlich wird auf die zum Verständnis notwendigen Grundlagen aus Genetik, Immunologie, Biochemie und Virologie eingegangen. Für die Studenten ein Lehrbuch und eine Ergänzung zum Praktikum, für Ärzte und Wissenschaftler ein Nachschlagewerk.

G. Piekarski
**Medizinische
Parasitologie**
in Tafeln
2., revidierte und erw. Aufl. 31 meist farbige Tafeln, 25 Schwarz-Weiß-Abb.
VIII, 256 S. 1973
DM 48,—; US $19.70
ISBN 3-540-05994-6
Erst die genaue Kenntnis von Morphologie, Entwicklungszyklus, Epidemiologie, Symptomatologie, Nachweisverfahren und Chemotherapie der beim Menschen auftretenden parasitischen Protozoen und Wurmarten ermöglicht — neben der Behandlung — auch den Schutz vor solchen Erkrankungen.

Preisänderungen vorbehalten

■ Lassen Sie sich die Bücher von Ihrem Buchhändler zeigen!

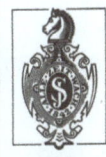

**Springer-Verlag
Berlin
Heidelberg
New York**
München Johannesburg
London New Delhi Paris
Rio de Janeiro Sydney
Tokyo Wien

Lehrbücher

Infektionskrankheiten

In 4 Bänden

Herausgeber:
O. Gsell, W. Mohr

1. Band: **Krankheiten durch Viren**
Teil 1: Krankheiten durch nachgewiesene Viren.
Teil 2: Wahrscheinlich virusbedingte und virusähnliche Krankheiten.
2 Teile, die nur zusammen abgegeben werden.
243 z. Tl. farb. Abb.
XVI, XII, 1198 S. 1967
Gebunden DM 245,—
US $100.50
Bei Subskription
auf das Gesamtwerk
Gebunden DM 196,—
US $80.40
ISBN 3-540-03880-9

2. Band: **Krankheiten durch Bakterien**
2 Teile, die nur zusammen abgegeben werden.
239 Abb.
XII, XII, 1034 S. 1968
Gebunden DM 245,—
US $100.50
Bei Subskription
auf das Gesamtwerk
Gebunden DM 196,—
US $80.40
ISBN 3-540-04200-8

3. Band: **Mykosen, Aktinomykosen und Nocardiosen, Pneumokokken- und Klebsiellenerkrankungen**
Bearbeiter: G. H. Arzt, O. Gsell, M. Hartung, K. Klütsch, U. Krech, H. Modde, K. Salfelder, H. P. Seeliger, W. Sonnabend, T. Wegmann. 73 Abb.
XI, 311 S. 1969
Gebunden DM 88,—
US $36.10
Bei Subskription
auf das Gesamtwerk
Gebunden DM 70,40
US $28.90
ISBN 3-540-04568-6

4. Band: **Rickettsiosen und Protozoenkrankheiten**
Bearbeiter: E. Asshauer, E. W. Bücken, M. Fernex, O. Gsell, J. Haas, M. G. Hartmann, J. Herrmann, F. O. Höring, L. Jaffé, F. Köberle, E. Königk, W. Mohr, G. Piekarski, H. Ruge, F. Sagher, R. D. Watler, F. Weyer.
156 Abb., davon 11 mehrfarb.
XV, 705 S. 1972
Gebunden DM 245,—
US $100.50
Bei Subskription
auf das Gesamtwerk
Gebunden DM 196,—
US $80.40
ISBN 3-540-05905-9

Septischer Abort und bakterieller Schock

Herausgeber:
J. Zander

11 Abb. 6 Farbtafeln
VIII, 118 S. 1968
Gebunden DM 36,—
US $14.80
ISBN 3-540-04329-2

Preisänderungen vorbehalten

■ Lassen Sie sich die Bücher von Ihrem Buchhändler zeigen!

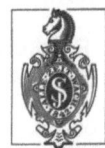

**Springer-Verlag
Berlin
Heidelberg
New York**
München Johannesburg
London New Delhi Paris
Rio de Janeiro Sydney
Tokyo Wien

MIX
Papier aus verantwortungsvollen Quellen
Paper from responsible sources
FSC® C105338

If you have any concerns about our products,
you can contact us on
ProductSafety@springernature.com

In case Publisher is established outside the EU,
the EU authorized representative is:
**Springer Nature Customer Service Center GmbH
Europaplatz 3, 69115 Heidelberg, Germany**

Printed by Libri Plureos GmbH
in Hamburg, Germany